循证儿科重症医学

Evidence Based Pediatric Critical Medicine

蒙来成　禤永淼　编著

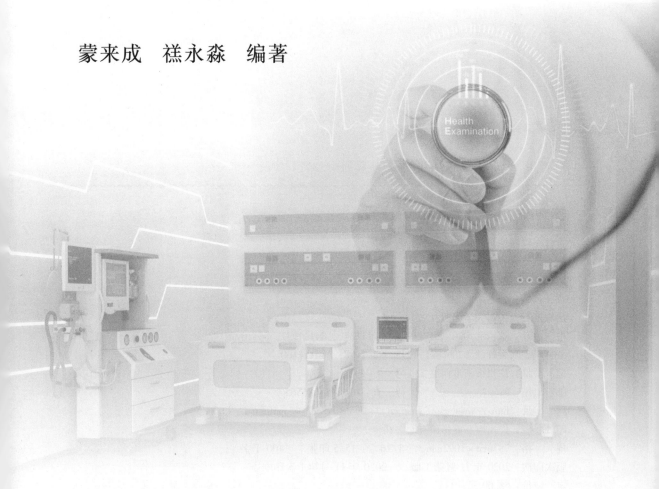

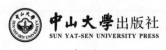
中山大学出版社
SUN YAT-SEN UNIVERSITY PRESS

·广州·

图书在版编目（CIP）数据

循证儿科重症医学/蒙来成，禤永淼编著. —广州：中山大学出版社，2020.11

ISBN 978 - 7 - 306 - 06934 - 4

Ⅰ. ①循… Ⅱ. ①蒙…②禤… Ⅲ. ①小儿疾病—险症—诊疗 Ⅳ. ①R720.597

中国版本图书馆 CIP 数据核字（2020）第 152284 号

XUNZHENG ERKE ZHONGZHENG YIXUE

出 版 人：王天琪
策划编辑：谢贞静
责任编辑：谢贞静
封面设计：曾　斌
责任校对：罗永梅
责任技编：何雅涛
出版发行：中山大学出版社
电　　话：编辑部 020 - 84111996，84113349，84111997，84110779
　　　　　发行部 020 - 84111998，84111981，84111160
地　　址：广州市新港西路 135 号
邮　　编：510275　　　　传　真：020 - 84036565
网　　址：http://www.zsup.com.cn　　E-mail：zdcbs@ mail. sysu. edu. cn
印 刷 者：广州市友盛彩印有限公司
规　　格：787mm×1092mm　1/16　15.5 印张　400 千字
版次印次：2020 年 11 月第 1 版　　2020 年 11 月第 1 次印刷
定　　价：58.00 元

内 容 简 介

　　本书的主要内容是儿科常见危重症及相关技术的循证医学证据，如脓毒症、弥漫性血管内凝血、酮症酸中毒、细菌性脑膜炎、呼吸机辅助通气、体外膜肺氧合、液体复苏、镇静等。本书具有以下特点：①权威性，本书汇集了世界最具代表性的专业机构指南或/和知名刊物发表的研究成果；②内容新，本书收集的内容主要是近几年发表的相关专业观点；③信息全，各指南或研究对于某个临床问题所持观点可能存在差异，甚至相左，但为了方便读者了解有关临床问题的全面信息，该书也把各观点一一列出；④实用性，该书内容主要是有关疾病诊疗和相关技术的循证医学观点，而病理生理的相关内容则较少，具有非常强的临床实用性。本书适用于从事儿科及重症医学相关专业的医务人员。

前　　言

　　循证医学的核心是有科学依据的证据。循证医学和其他学科一样迅猛地发展，每天都有新的临床研究证据出现。儿科与内科在诊疗上虽然各有其特殊性，但在原则上有很大程度的相似性，因此，在循证医学领域往往可以见到两个学科的证据相互借鉴，敬请读者注意鉴别。本书编者尽自己所能，尽量广泛地查阅国内外的最新文献，特别是引用了大量的国外研究成果，并予以有机地综合，力求完善，希望为我国的医学事业奉上一些微薄之力。如读者对本书内容有疑问，请根据参考文献查找原文，以原文为准。循证医学从不对个人经验有所偏见，正是由于个人经验才使得循证医学的内容变得越来越丰富。

一、证据的来源

　　本书证据主要来源于 Medline 数据库、Cochrane 图书馆、DynaMed Plus 循证医学数据库、中文文献数据库等。

二、推荐级别及证据质量

　　本书参考文献较多，其中专业机构指南占据非常大的部分，主要是国际上有代表性的专业机构指南，各指南有其独立的推荐和证据质量分级系统。本书引用的指南推荐保留了原始指南使用的分级系统，目的是使读者快速地知道哪个指南做出的推荐及其引用的证据水平，同时方便读者了解指南之间及指南与现有证据之间的差别。在引用中，注明了推荐机构名称、推荐级别及证据水平，如"BTS C 级"，BTS 是 British Thoracic Society（英国胸科协会）的英文缩写，推荐的级别为 C，对应的证据水平为 Ⅳa（专家观点的正式综合）；又如"PIDS/IDSA 强推荐，高质量证据"，PIDS/IDSA 是 Pediatric Infectious Diseases Society/the Infectious Diseases Society of America（儿科感染性疾病协会/美国感染性疾病协会）的英文缩写，推荐的级别是强推荐（strong recommendation），证据水平是高质量证据（high-quality evidence）。有关专业机构指南关于推荐及证据分级系统举例如下：

（一）美国变态反应哮喘及免疫学会/美国变态反应哮喘免疫学学院（American Academy of Allergy, Asthma, and Immunology/American College of Allergy, Asthma, and Immunology, AAAAI/ACAAI）联合工作小组实践手册（2015）推荐分级[①]

1. 推荐强度

强推荐（strong recommendation）：推荐的方法益处明确超过伤害（如果是反推荐，反之亦然），并且其支持证据质量优秀（A 或 B 级），或当没有高质量证据时，有稍少证据的情况。

推荐（recommendation）：推荐的方法益处超过伤害（反之亦然），但其支持证据并非强大（B 或 C 级），或当高质量证据不能获得时，有较少证据的情况。

弱推荐（weak recommendation）：现有证据的质量可疑（D 级），或是高质量的证据（A、B 或 C 级）证明相较于其他方法不具有优势的情况。

无推荐（no recommendation）：缺乏相关的证据（D 级）及不清楚益处与伤害之间关系的情况。

2. 证据强度

A 级：直接根据设计很好的 I 类证据。

B 级：直接根据 II 类证据或设计不是很好的 I 类证据。

C 级：直接根据 III 类证据或设计不是很好的 II 类证据。

D 级：直接根据 IV 类证据或设计不是很好的 III 类据。

LB 级：仅根据实验室研究。

NR 级：未分类。

3. 证据分类

I a：证据来源于随机对照研究的荟萃分析。

I b：证据来源于≥1 项设计很好的随机对照研究。

I c：证据来源于≥1 项设计不是很好的随机对照研究。

II a：证据来源于≥1 项非随机的对照研究。

II b：证据来源于≥1 项准实验研究。

II c：证据来源于 1 项设计不是很好的准实验研究。

III a：证据来源于设计很好的非实验描述性研究（如对比研究）。

III b：证据来源于设计不是很好的非实验描述性研究（如对比研究）。

IV a：证据来源于专家委员会报告和/或权威部门的临床经验或观点。

[①] Lieberman P, Nicklas R A, Randolph C, et al, "Anaphylaxis-a practice parameter update 2015," *Annals of Allergy, Asthma & Immunology* 5, no. 115 (2015): 341–384.

（二）美国心脏病学院基金会/美国心脏协会（American College of Cardiology Foundation/American Heart Association，ACCF/AHA）推荐分级[①]

1．推荐分级

Ⅰ级：优先选择或采用的程序或治疗。

Ⅱa级：执行程序或采取治疗是合理的，但仍需要额外的针对性研究。

Ⅱb级：可以考虑的程序或治疗；需要补充广泛而有针对性的研究，完善相关数据。

Ⅲ级：不应首选执行或采用的程序或治疗，因为没有帮助，或者有害。还可细分类为Ⅲ级 no benefit（无益），Ⅲ级 harm（有害）。

2．证据水平

A水平：资料来源于多个随机对照临床研究或荟萃分析。

B水平：资料来源于单个随机对照研究或数个非随机对照研究。

C水平：仅为专家观点，个案研究，或诊疗标准。

（三）儿科感染性疾病协会/美国感染性疾病协会（Pediatric Infectious Diseases Society/Infectious Diseases Society of America，PIDS/IDSA）推荐分级[②]

1．推荐强度

强推荐：预期效果很显然超过非预期效果，反之亦然。

弱推荐：如果是高质量或中等质量的证据，预期效果与非预期效果接近平衡。如果是低质量的证据，对效果、伤害或费用的预期不确定，或预期的效果、伤害、费用可能接近。如果是极低质量的证据，对预期效果、伤害、费用存在重要的不确定性，或预期的效果、伤害、费用可能非常接近。

2．证据质量

高质量证据：其一致性的证据来源于很好的随机对照研究（randomized controlled trials，RCTs）或无偏倚的观察性研究。

中等质量证据：其证据来源于存在重要缺陷的RCTs（如结论不一致、方法学缺陷、间接证据或不精确的证据等），或是来源于无偏倚的观察性研究的特别有力的证据。

低质量的证据：≥1项关键性结论的证据来源于观察性研究、有重要缺陷的RCTs或间接证据。

---

① Levine G N, Bates E R, Blankenship J C, et al, "2011 ACCF/AHA/SCAI guideline for percutaneous coronary intervention: a report of the american college of cardiology foundation/american heart association task force on practice guidelines and the society for cardiovascular angiography and interventions," *Catheterization and Cardiovascular Interventions* 4, no. 82 (2013): E266-355.

② Bradley J S, Byington C L, Shah S S, et al, "The management of community-acquired pneumonia in infants and children older than 3 months of age: clinical practice guidelines by the pediatric infectious diseases society and the infectious diseases society of america ," *Clinical Infectious Diseases* 7, no. 53 (2001): e25-76.

极低质量证据：≥1 项关键性结论的证据来源于非系统性的临床观察或非常间接的证据。

（四）美国卫生保健流行病学协会/美国感染性疾病协会（Society for Healthcare Epidemiology of America/Infectious Diseases Society of America，SHEA/IDSA）证据质量水平分级[①]

1. Ⅰ级

高质量的证据。高度相信真实效果与预期效果在规模和方向上接近。广泛而无重要缺陷的研究，研究之间变异度极少，置信区间窄。

2. Ⅱ级

中等质量的证据。真实效果与预期效果在规模和方向上很可能接近，但可能存在较大差异。仅有少量研究，并且其中有些缺陷，但不是重要缺陷，研究之间存在变异，或置信区间宽。

3. Ⅲ级

低质量的证据。真实的效果与预期效果在规模和方向上可能存在较大差异。支持性的研究存在重要的缺陷，各研究之间存在重要的变异，置信区间很宽，或是没有严格的研究，仅仅是专家共识。

（五）英国胸科协会（British Thoracic Society，BTS）对证据水平及指南声明级别的分级[②]

A⁺级，证据Ⅰa：对要回答的、感兴趣的问题的相关研究所进行的良好的及最新的系统性综述。

A⁻级，证据Ⅰb：≥1 项严谨的针对性研究，但不是综述。

B⁺级，证据Ⅱ：≥1 项前瞻性临床研究，但并不是严谨地回答问题。

B⁻级，证据Ⅲ：≥1 项回顾性临床研究，但并不是严谨地回答问题。

C 级，证据Ⅳa：专家观点的正式综合。

D 级，证据Ⅳb：其他信息资料。

本书引用指南以外的其他证据，采用 SHEA/IDSA 的证据质量水平分级系统，即分为Ⅰ、Ⅱ、Ⅲ级，并在文中标明。例如："据报道，小于 60 天的婴儿如果发生腰穿损伤，采用 RBC∶WBC 比值（1 000∶1 或 500∶1）校正 CSF 白细胞计数，可提高特异度（−63%～82%），但降低了敏感度（61%～67%）（Ⅱ）。"上述"（Ⅱ）"是指得出该结论的研究文献，其证据水平为Ⅱ级，为中等质量的证据。

需要特别说明的是，本书仅列举部分循证医学证据，更多地采用了国外出版物的证

① Bish E K，Bl-amine H，Steighner L A，et al，"A socio-technical，probabilistic risk assessment model for surgical site infections in ambulatory surgery centers，" *Infection Control and Hospital Epidemiology* suppl 3，no. 35（2014）：S133 − 141.

② Harris M，Clark J，Coote N，et al "British thoracic society guidelines for the management of community acquired pneumonia in children：Update 2011，" *Thorax* suppl 2，no. 66（2011）：ii1 − 23.

据，供读者参考。国内有些观点与国外有一定的差异，如《国家抗微生物治疗指南》（第 2 版）（2017）指出喹诺酮类抗菌药物应避免用于 18 岁以下的未成年人，儿童应尽量避免使用氨基糖苷类抗菌药物，四环素类抗菌药物不可用于 8 岁以下患儿。而相同的药物在其他一些国家儿科领域普遍使用，编者也列出了相关指南（或出版物）的观点，仅供读者参考，国内读者不可应用于国内临床实践中。因此，敬请读者遵循国内相关指南及国内最新权威出版物（如《儿科学》《中华人民共和国药典》《国家抗微生物治疗指南》等）的相关诊疗规定、药物用法用量等。

在临床实践中，病情千变万化，医务人员应以安全有效作为医疗活动的根本出发点，因人因地而异地采用循证医学证据。医学发展突飞猛进，知识浩如烟海，日新月异，鉴于编者思想与学术水平有限，书中难免出现错漏之处，欢迎业界专家及读者批评指正。

蒙来成

南方医科大学顺德医院

目　录

第一章　基本生命支持 ……………………………………………………………… 1
　　第一节　顺序 ……………………………………………………………………… 1
　　第二节　心肺复苏 ………………………………………………………………… 2
　　第三节　特殊情况的心肺复苏 …………………………………………………… 2
　　第四节　预后 ……………………………………………………………………… 3

第二章　高级生命支持 …………………………………………………………… 5
　　第一节　心肺复苏 ………………………………………………………………… 5
　　第二节　特殊情况复苏 …………………………………………………………… 7
　　第三节　中毒急救 ………………………………………………………………… 8
　　第四节　复苏后治疗 ……………………………………………………………… 9

第三章　血管升压药和正性肌力药 …………………………………………… 12
　　第一节　适应证、禁忌证及药理作用 …………………………………………… 12
　　第二节　在出血性/低血容量性休克的应用 …………………………………… 14
　　第三节　在心源性休克的应用 …………………………………………………… 14
　　第四节　在分布性休克的应用 …………………………………………………… 15
　　第五节　在肾上腺功能不全或衰竭的应用 ……………………………………… 18
　　第六节　在梗阻性休克的应用 …………………………………………………… 18
　　第七节　在休克相关性急性肾损伤的应用 ……………………………………… 19
　　第八节　在非休克情况下的应用 ………………………………………………… 19
　　第九节　副作用 …………………………………………………………………… 20

第四章　液体复苏 ………………………………………………………………… 24
　　第一节　复苏液体的种类及成分 ………………………………………………… 24
　　第二节　循证医学证据 …………………………………………………………… 26
　　第三节　专业机构推荐 …………………………………………………………… 28

第五章　人体白蛋白 ……………………………………………………………… 31

第六章　机械通气 ……………………………………………………………… 33
　第一节　机械通气策略 ………………………………………………………… 33
　第二节　机械通气并发症 ……………………………………………………… 37
　第三节　减少并发症的辅助治疗 ……………………………………………… 38
　第四节　机械通气期间的镇静 ………………………………………………… 40
　第五节　机械通气期间的其他治疗 …………………………………………… 41
　第六节　辅助治疗的疗效比较 ………………………………………………… 42
　第七节　相关疾病机械通气特点 ……………………………………………… 43

第七章　体外膜肺氧合 ………………………………………………………… 49
　第一节　适应证和禁忌证 ……………………………………………………… 49
　第二节　转送 ECMO 中心 ……………………………………………………… 51
　第三节　呼吸衰竭的处理 ……………………………………………………… 51
　第四节　心力衰竭的处理 ……………………………………………………… 53
　第五节　呼吸机管理 …………………………………………………………… 54
　第六节　药物治疗 ……………………………………………………………… 54
　第七节　并发症 ………………………………………………………………… 55
　第八节　国内外开展现状比较 ………………………………………………… 55

第八章　心肌炎 ………………………………………………………………… 58
　第一节　心肌炎分类 …………………………………………………………… 58
　第二节　临床表现 ……………………………………………………………… 58
　第三节　诊断 …………………………………………………………………… 59
　第四节　鉴别诊断 ……………………………………………………………… 64
　第五节　治疗 …………………………………………………………………… 64
　第六节　并发症及预后 ………………………………………………………… 70

第九章　急性肾损伤 …………………………………………………………… 74
　第一节　定义与分类 …………………………………………………………… 74
　第二节　病因 …………………………………………………………………… 77
　第三节　病史特点 ……………………………………………………………… 77
　第四节　鉴别诊断 ……………………………………………………………… 78
　第五节　辅助检查 ……………………………………………………………… 78
　第六节　治疗 …………………………………………………………………… 83
　第七节　并发症和预后 ………………………………………………………… 87
　第八节　预防 …………………………………………………………………… 88

第十章　呼吸机相关性肺炎 ································· 96
　第一节　定义 ··· 96
　第二节　预防 ··· 97

第十一章　社区获得性肺炎 ····························· 108
　第一节　定义 ··· 108
　第二节　病原学 ··· 108
　第三节　实验室检查 ·· 110
　第四节　治疗 ··· 111
　第五节　出院指征 ·· 116
　第六节　预防 ··· 117

第十二章　急性呼吸窘迫综合征 ······················· 119
　第一节　儿童急性肺损伤会议共识推荐 ··················· 119
　第二节　循证医学证据 ······································ 126

第十三章　侵袭性念珠菌病 ····························· 131
　第一节　流行病学 ·· 131
　第二节　病因和发病机理 ···································· 132
　第三节　临床表现 ·· 133
　第四节　诊断与鉴别诊断 ···································· 134
　第五节　治疗 ··· 135
　第六节　并发症和预后 ······································ 138
　第七节　预防 ··· 138

第十四章　急性细菌性脑膜炎 ·························· 145
　第一节　流行病学 ·· 145
　第二节　病因学和发病机理 ·································· 146
　第三节　实验室检查 ·· 147
　第四节　诊断与鉴别诊断 ···································· 150
　第五节　治疗 ··· 151
　第六节　随访 ··· 161
　第七节　并发症和预后 ······································ 162

第十五章　弥散性血管内凝血 ·························· 167
　第一节　类型及发病率 ······································ 167
　第二节　实验室检查 ·· 168
　第三节　诊断 ··· 168

第四节　治疗 …………………………………………………………… 170

第五节　并发症和预后 ………………………………………………… 173

第十六章　脓毒症 ……………………………………………………… 175

第一节　定义 …………………………………………………………… 175

第二节　治疗 …………………………………………………………… 178

第三节　并发症 ………………………………………………………… 180

第四节　预后 …………………………………………………………… 180

第十七章　癫痫发作 …………………………………………………… 184

第一节　定义 …………………………………………………………… 184

第二节　分类 …………………………………………………………… 185

第三节　病因 …………………………………………………………… 187

第四节　辅助检查与诊断 ……………………………………………… 187

第五节　鉴别诊断 ……………………………………………………… 190

第六节　治疗 …………………………………………………………… 191

第七节　随访 …………………………………………………………… 194

第八节　预后 …………………………………………………………… 195

第十八章　吉兰－巴雷综合征 ………………………………………… 198

第一节　分类 …………………………………………………………… 198

第二节　高危因素 ……………………………………………………… 199

第三节　临床特点 ……………………………………………………… 199

第四节　诊断与鉴别诊断 ……………………………………………… 200

第五节　治疗 …………………………………………………………… 201

第六节　并发症和预后 ………………………………………………… 204

第七节　预防 …………………………………………………………… 204

第十九章　糖尿病酮症酸中毒 ………………………………………… 208

第一节　病因及发病机理 ……………………………………………… 208

第二节　临床表现 ……………………………………………………… 209

第三节　实验室检查 …………………………………………………… 209

第四节　诊断及鉴别诊断 ……………………………………………… 210

第五节　治疗 …………………………………………………………… 211

第六节　随访 …………………………………………………………… 214

第七节　并发症和预后 ………………………………………………… 214

第二十章　过敏反应……………………………………………………………218
　　第一节　实验室检查……………………………………………………218
　　第二节　诊断…………………………………………………………220
　　第三节　治疗…………………………………………………………221
　　第四节　随访…………………………………………………………225
　　第五节　预后…………………………………………………………225
　　第六节　预防…………………………………………………………226

第三章 民法总则 216

第一节 民事主体 216

第二节 法律行为 220

第三节 代理 222

第四节 时效 225

第五节 诉讼时效 225

第六节 物权 228

第一章　基本生命支持

基本生命支持（basic life support，BLS）是指非专业人员（经培训或未经培训）和/或医务人员对院外心脏骤停患者给予的复苏措施，直到受过儿科高级生命支持专业训练的医务人员和设备到达现场为止[1,2]。在婴儿，继发于窒息的心脏骤停比原发性心脏骤停更多见[1,3]。心肺复苏（cardiopulmonary resuscitation，CPR）包括胸廓按压和人工呼吸（AHA Ⅰ级，B-NR 水平）[1-3]。

第一节　顺　　序

BLS 顺序[1-3]详见表 1-1。

表 1-1　BLS 顺序

顺序	专业人员	非专业人员
1	确保周围环境安全	
2	检查患者反应	
3	同时检查呼吸、脉搏并进行相应处理	
3	（1）如果可以摸到脉搏，≥60 次/分，但呼吸不好，则给予人工呼吸 12～20 次/分（3～5 秒/次），并每 2 分钟评估 1 次，直到恢复自主呼吸。 （2）经吸氧及通气支持后，脉搏仍 <60 次/分，并且灌注不足（皮肤花斑、发绀或苍白），则立即 CPR。 （3）如果没有脉搏、呼吸，或仅有喘息，立即 CPR	如果没有呼吸或仅有喘息，立即 CPR*
4	AED 的使用	
4	（1）>8 岁儿童：使用成人 AED。 （2）1～8 岁儿童：优先选用儿科剂量衰减型 AED，其次选择无剂量衰减型 AED。 （3）<1 岁婴儿： A. 医务人员优先使用手动除颤仪。 B. 也可使用儿科剂量衰减型 AED。 C. 如果上述两者均不适用，则使用 AED	

续表 1 - 1

顺序	专业人员	非专业人员
5	继续 CPR，直到高级生命支持专业人员到达，或患者可以自行活动或呼吸	

注：＊根据患者心脏骤停最可能的病因，调整 CPR 的顺序（AHA Ⅱa 级，C 水平）。单人施救时按压次数∶呼吸次数为 30∶2，2 人或以上施救时按压次数∶呼吸次数为 15∶2。AED, automated external defibrillator, 自动体外除颤仪。

第二节　心肺复苏

高质量 CPR 的特征包括[1,2]：

（1）胸廓按压的频率和深度要适当（AHA Ⅱa 级，C-LD 水平），频率：100 ～ 120 次/分，深度：婴儿为 4 cm，儿童为 5 cm。

（2）每次胸廓按压后应确保胸廓完全复原，保证心脏的血液充盈（AHA Ⅱb 级，B 水平）。

（3）尽量减少中断胸廓按压的次数。

（4）避免过度通气。

第三节　特殊情况的心肺复苏

1. 特殊疾病复苏

若气管套管堵塞、呼吸机失灵导致呼吸支持失败，这时可能需要急救措施处理一些慢性疾病的并发症，鼓励家长或学校员工记录患者的医疗用药情况，以备急用[2]。

2. 气管切开通气不足

经气道分泌物吸引后还不能改善通气时，应拔除并更换气管套管；拔除气管套管后，采取其他的通气方法，如口 - 切口通气、面罩通气[2]。

3. 外伤

当出现牙齿碎裂、血块或其他碎块时，应防止气道阻塞；压迫止血；可疑脊髓损伤时，尽量减少移动颈椎和头颈部；前推下颌，尽量不要倾斜头部，如果气道未打开，采取仰头抬颏法；（至少）确保大腿、骨盆和肩膀固定在木硬板上以限制脊柱的活动；如果有条件，转运到儿科专业创伤治疗中心治疗[2]。

4. 淹溺

把患者救出水；在水中不要进行胸廓按压；如果施救者为 1 人，首先做 5 个循环的 CPR，然后启动应急管理系统和进行自动体外除颤；如果施救者为 2 人，1 人开始行 CPR，另 1 人启动应急管理系统及准备 AED[2]。

第四节 预 后

1 项回顾性队列研究[4]分析了 2005—2012 年共 2 244 例院前非创伤性心脏骤停患儿，年龄 3 天～19 岁，其中小于 1 岁的婴儿 1 017 例，1～11 岁的儿童 594 例，12～18 岁的青少年 633 例，其 CPR 预后结果详见表 1-2。

据研究显示，在 1～17 岁心脏骤停存活儿童的 30 天神经系统预后方面，与单纯 CPR 或无 CPR 比较，院外常规 CPR 预后更佳[6]（Ⅱ）。另 1 项回顾性队列研究结果提示[5]，共 2 564 例次心脏骤停，预后结果详见表 1-3。

表 1-2 CPR 预后

	院前恢复自主循环	存活出院
<1 岁婴儿	7.20%	3.70%
1～11 岁儿童	17.20%	9.80%
12～18 岁青少年	34.90%	16.30%
总队列	17.60%	8.90%

表 1-3 CPR 预后

	1～11 岁	12～18 岁	总体
恢复自主循环	19.20%	39.30%	31.80%
24 小时存活率	18.20%	32.90%	27.40%
出院存活率	10.50%	15.80%	13.80%

参考文献

[1] ATKINS D L, BERGER S, DUFF J P, et al. Part 11: Pediatric basic life support and cardiopulmonary resuscitation quality: 2015 American Heart Association guidelines update for cardiopulmonary resuscitation and emergency cardiovascular care [J]. Circulation, 2015, 132 (18 Suppl 2): S519-525.

[2] SRINIVASAN V, NADKARNI V M, HELFAER M A, et al. Childhood obesity and survival after in-hospital pediatric cardiopulmonary resuscitation [J]. Pediatrics, 2010, 125 (3): e481-488.

[3] MACONOCHIE I K, BINGHAM R, EICH C, et al. European resuscitation council guidelines for resuscitation 2015: section 6, paediatric life support [J]. Resuscitation, 2015, 95: 223-248.

[4] TIJSSEN J A, PRINCE D K, MORRISON L J, et al. Time on the scene and interventions are associated with improved survival in pediatric out-of-hospital cardiac arrest [J]. Resuscitation, 2015, 94: 1-7.

[5] SUTTON R M, CASE E, BROWN S P, et al. A quantitative analysis of out-of-hospital pediatric and ad-

olescent resuscitation quality — a report from the roc epistry-cardiac arrest [J]. Resuscitation, 2015, 93: 150 – 157.

[6] GOTO Y, FUNADA A. Conventional versus chest-compression-only cardiopulmonary resuscitation by bystanders for children with out-of-hospital cardiac arrest [J]. Resuscitation, 2018, 122: 126 – 134.

第二章　高级生命支持

儿科高级生命支持（pediatric advanced life support，PALS）包括争分夺秒、高质量的 CPR，以及吸氧、监护和/或除颤，并且启动应急管理系统（emergency management system，EMS），同时病因治疗（如低血容量、低氧血症、酸中毒、低体温、张力性气胸、心包填塞、中毒、肺或冠脉栓塞）。本章主要参考文献为 AHA 的 CPR 及心血管急救指南（2010，2015）[1,2]。

第一节　心肺复苏

一、高质量的 CPR

高质量的 CPR 应具备以下特征[1]：

（1）按压要有力并且迅速（100～120 次/分）。

（2）确保胸廓完全复张。

（3）按压深度应大于胸廓前后径的 1/3（婴儿约 4 cm，儿童约 5 cm）。

（4）有 1 名救援者时，30 次按压加 2 次人工呼吸为 1 个循环周期；有 2 名救援者时，15 次按压加 2 次人工呼吸为 1 个循环周期（AHA Ⅰ级，B-NR 水平）。

（5）避免过度通气。

（6）尽量减少中断胸廓按压的次数。

（7）如果旁观者不愿或不能提供人工呼吸，可以仅做胸外按压（AHA Ⅰ级，B-NR 水平）。

（8）建立高级气道后，救援者不必中断胸廓按压，呼吸 8～10 次/分，并且每 2 分钟检查 1 次心律，同时轮换按压者。

（9）如果心脏骤停时已经有侵入性血流动力学监测，可根据血压指导 CPR（AHA Ⅱb 级，C-EO 水平）[1]。

由于缺乏相关证据资料，因此，各指南推荐的 CPR 顺序有一定差异[3-5]。AHA 推荐的 CPR 顺序是按压－气道－呼吸（"CAB"）（AHA Ⅱb 级，C-EO 水平），目的是保证儿童与成人 CPR 顺序的一致性，不推荐在开始 CPR 前进行人工呼吸（CPR 先胸廓按压，后人工呼吸）。欧洲复苏委员会推荐的顺序是气道－呼吸－按压（"ABC"），因为他们一直以来都是这样培训医务人员和非专业人员的，并且推荐在开始 CPR 前首先进行 5 次人工呼吸。模拟状态下，在开始通气和按压及完成首个 CPR 循环（30 次按压，2 次呼吸）方面，CAB 顺序较 ABC 快[6,7]（Ⅲ）。

二、可电击复律的心律失常

对于可电击复律的心律失常，如心室颤动和室性心动过速，可使用除颤仪。

1. 使用除颤仪进行电击

（1）小于 1 岁婴儿。

1）应首选手动除颤仪：第 1 次 2 J/kg，第 2 次 4 J/kg，第 3 次以后 ≥4 J/kg（AHA Ⅱa 级，C-LD 水平）。

2）如果没有手动除颤仪，可用儿科剂量衰减型除颤仪。

3）如果上述两种设备都没有，可用 AED。

（2）1～8 岁儿童。

1）应首选手动除颤仪：第 1 次 2 J/kg，第 2 次 4 J/kg，第 3 次以后 ≥4 J/kg（AHA Ⅱa 级，C-LD 水平）。

2）儿科剂量衰减型除颤仪。

3）如果上述两种设备都没有，可用 AED。

（3）大于 8 岁儿童：使用成人 AED。

2. 重复 CPR 2 分钟，重新检查心律

（1）如果第 2 次电击后，心律无好转，应用肾上腺素（AHA Ⅱa 级，C-LD 水平）。

1）静脉注射/骨髓输液（iv/io）：0.01 mg/kg（1∶10 000 稀释液）。

2）气管内注入：0.1 mg/kg（1∶1 000 稀释液，0.1 mL/kg）。

3）每 3～5 分钟重复 1 次。

（2）考虑建立高级气道。

3. CPR 2 分钟后，检查心律

（1）如果心律无好转，予以第 3 次电击，然后给予胺碘酮（AHA Ⅱb 级，C-LD 水平）。

（2）iv/io：5 mg/kg，可重复 2 次，总量达 15 mg/kg，最大单次剂量 300 mg。

（3）如果胺碘酮不适用，则用利多卡因 1 mg/kg，iv/io。

（4）硫酸镁：对于尖端扭转型室速，不管何种病因，均可予硫酸镁 25～50 mg/kg（最大用量 2 g）[8]。

三、非电击复律的心律失常

对于非电击复律的心律失常如心脏骤停、无脉电活动，若使用电击复律无效，可进行以下步骤。

（1）持续 CPR 并每 2 分钟检查心律 1 次。

（2）肾上腺素，每 3～5 分钟重复 1 次。

1）iv/io：0.01 mg/kg（1∶10 000 稀释液）。

2）气管内注入：0.1 mg/kg（1∶1 000 稀释液，0.1 mL/kg）。

（3）考虑建立高级气道。

第二节　特殊情况复苏

一、气管切开的通气

对于气管切开的患儿，父母、学校护理员或家庭医生应该做到：评估气道、清理气道、更换气管套管、使用人工气道实施心肺复苏。父母及救助者应该能够使用气管套管通气，掌握评估胸廓运动以确定有效通气。如果经吸痰后胸廓不能随着通气而扩张，则应拔除气管套管并换管[8]。如果没有新管可用，则给予口-切口或面罩-切口通气[8]。如果上呼吸道是通畅的，可以人工堵塞气管切口，经口鼻给予面罩通气[8]。

二、先天性心脏病

对于Ⅰ期手术后单心室畸形婴儿和儿童或单心室并分流肺血增多的新生儿，遵循标准的心脏骤停前或心脏骤停复苏规范。对于体循环-肺动脉分流或右心室-肺动脉分流的患儿，考虑应用肝素。在心脏骤停复苏后，予以调节氧浓度以平衡体循环和肺循环血流的平衡，目标血氧饱和度（oxygen saturation，SPO_2）是80%。因心脏骤停复苏期间肺循环血流变化快且不能体现心输出量，所以呼气末二氧化碳分压（partial pressure of end-tidal carbon dioxide，$PETCO_2$）不是评价心肺复苏质量的可靠指标。Qp∶Qs 为肺循环血流量与体循环血流量比值，当患者 Qp∶Qs 过大时，考虑予米力农或硝普钠以降低体循环阻力（AHA Ⅱa 级，B 水平）。对于已经进行心脏Ⅰ期姑息手术的患者，心肺骤停期间可进行体外膜肺氧合（extracorporeal membrane oxygenation，ECMO）（AHA Ⅱa 级，B 水平）。对于行心脏 Fontan 手术的心肺骤停的患者，考虑 ECMO（AHA Ⅱa 级，C 水平）。对于行心脏 Fontan 或半-Fontan 手术，或双向 Glenn 分流手术（bidirectional Glenn shunt，BDG）的患者，考虑给予低通气，以促进氧气的输送（AHA Ⅱa 级，B 水平）；或考虑给予负压通气，以改善心输出量（AHA Ⅱa 级，C 水平）[8]。

三、体外膜肺氧合

对于暴发性心肌炎并有心脏停搏高风险的患儿，考虑静脉-动脉通路 ECMO 治疗（AHA Ⅱb 级，C-EO 水平）。在已经具备 ECMO 治疗方案、专业团队和设备的条件下，对于有院内心脏停搏病史的心脏病儿童考虑应用 ECMO 进行 CPR（AHA Ⅱb 级，C-LD

水平），详细请参阅第七章"体外膜肺氧合"。

第三节　中　毒　急　救

一、局麻中毒

局麻中毒主要是因为药物过量或意外经血管注入导致，可出现神志改变、心律失常、抽搐、心脏停搏[8]等症状。据报道，静脉注射脂肪乳剂可治疗局麻中毒[8]。

二、可卡因中毒

可卡因中毒可引起急性冠脉综合征，表现为胸痛和心律不齐，如室性心动过速和心室颤动，也可出现动作电位和QRS间期延长，并损害心肌收缩力[8]。

由于发热可加重其毒性，所以应积极处理发热。对于冠状动脉痉挛患者，可应用硝酸甘油（AHA Ⅱa级，C水平），或酚妥拉明（一种α受体阻滞剂）（AHA Ⅱb级，C水平）。不能使用β受体阻滞剂（AHA Ⅲ级，C水平）。对于室性心律失常，在常规治疗基础上，给予碳酸氢钠（1～2 mEq/kg）（AHA Ⅱb级，C水平）。利多卡因先静脉注射后，可考虑继续输注，以防心梗后心律失常（AHA Ⅱb级，C水平）[8]。

三、三环类抗抑郁药和其他钠通道阻滞剂中毒

三环类抗抑郁药和其他钠通道阻滞剂中毒可表现为意识障碍、抽搐、心血管系统异常（如心脏传导阻滞、室内传导阻滞、心动过缓、QT间期延长、室性心律失常如尖端扭转型室速）、低血压。其治疗包括：予碳酸氢钠1～2 mEq/kg，iv，直到动脉血pH > 7.45，然后，每升5%葡萄糖加入150 mEq碳酸氢钠，静滴，以碱化血液。严重中毒者，提升pH达7.50～7.55。禁用加重心脏毒性的抗心律失常药（AHA Ⅲ级，C水平），如Ⅰa类（如奎尼丁、普鲁卡因酰胺、丙吡胺）、Ⅰc类（如氟卡尼、普罗帕酮）、Ⅲ类（钾通道阻滞剂，如胺碘酮、索他洛尔）[8]。

低血压的治疗为：生理盐水10 mL/kg输注，可重复；如持续低血压，则予肾上腺素或去甲肾上腺素（两者较多巴胺更有效）；如果应用大剂量血管升压药无效，考虑予ECMO[8]。

四、钙通道阻滞剂中毒

钙通道阻滞剂中毒的临床表现包括：心电图改变（如QRS增宽、QT间期延长、右

束支传导阻滞）、低血压、心律失常（心动过缓、室上性心动过速、室速、尖端扭转型室速、心室颤动）、抽搐、神志改变。

出现轻度低血压时，由于心肌抑制限制了患者对液体的耐受能力，输液量要偏少，指南推荐生理盐水 5 ～ 10 mL/kg，输注（AHA Ⅱb 级，C 水平）。指南推荐可考虑补钙，但疗效不一致（AHA Ⅱb 级，C 水平）。予 10% 氯化钙 20 mg/kg（0.2 mL/kg），iv，5 ～ 10 min 推完；如果有效，则予 10% 氯化钙 20 ～ 50 mg/（kg·h）输注，需监测血钙离子，防止高钙血症。由于周围血管钙渗漏可引起组织严重损伤，因此，如果有条件可经中心静脉输注氯化钙，如无条件，可经周围静脉输注葡萄糖酸钙[8]。

如果出现心动过缓合并低血压，指南推荐考虑血管升压药和强心药，如去甲肾上腺素或肾上腺素（AHA Class Ⅱb，C 水平）[8]。

五、β 受体阻滞剂中毒

β 受体阻滞剂中毒可引起心脏传导阻滞、心动过缓、心肌收缩无力，有些药如普萘洛尔和索他洛尔可引起 QRS 时间延长及 QT 间期延长。

指南推荐可考虑推注大剂量肾上腺素（AHA Ⅱb 级，C 水平）。若考虑使用胰高血糖素（AHA Ⅱb 级，C 水平），青少年胰高血糖素用法：5 ～ 10 mg 推注（数分钟），然后静脉输注 1 ～ 5 mg/h。也可考虑输注葡萄糖和胰岛素（AHA Ⅱb 级，C 水平）。没足够证据推荐用或不用钙剂（AHA Ⅱb 级，C 水平），但当胰高血糖素和儿茶酚胺类药物无效时，可考虑钙剂（AHA Ⅱb 级，C 水平）[8]。

六、阿片类药物中毒

麻醉药中毒临床表现除反应低下外，可出现心动过缓、通气不足、呼吸暂停、低血压等。

任何原因引起的严重呼吸抑制，初始治疗均应该是通气和氧合的支持（AHA Ⅰ级）。麻醉药过量中毒致呼吸抑制，考虑纳洛酮（AHA Ⅰ级，B 水平）。对于长期成瘾者或有心血管病史者，使用纳洛酮可能出现副作用，包括心率增快、血压升高、急性肺水肿、心律失常（包括心脏骤停）、抽搐等。在使用纳洛酮前给予通气或纳洛酮肌内注射，以延缓药物起效，可减少副作用[8]。

第四节　复苏后治疗

对于复苏后患者，指南推荐应持续监测，反复评估，包括动静脉血气分析、电解质、糖、钙等[8]。检查胸片，以评估心脏大小、气管导管位置及肺部情况[8]。恢复自主循环后，应维持正常的血气值（血氧饱和度 94% ～ 100%）（AHA Ⅱb 级，B-NR 水平)[1]。代谢失衡如代谢性酸中毒是否已经纠正，乳酸是否下降，静脉血氧饱和度是否正常，都是说明灌注是否适当的临床证据[8]。动脉血氧分压（$PaCO_2$）要与患者特殊情况相适应，以避免出现高二氧化碳血症或低二氧化碳血症（AHA Ⅱb 级，C-LD 水平）[1]。监测呼出的 CO_2，特别是正在转运或在进行诊断操作的患者（AHA Ⅱa 级，B 水平）[8]。考虑留置胃管减轻或预防胃扩张，或留置导尿管监测尿量。在 2 条安全的静脉导管建立前，不要撤除骨髓腔输液（intraosseous infusion，IO）通道[8]。为控制疼痛和使患者舒适，可用镇痛药（如芬太尼或吗啡）和镇静药（如劳拉西泮或咪达唑仑）[8]。

每个医院应该有院间转运流程，当患者的治疗需要超过医院医护能力时应转院；在复苏中，尽早与三级诊疗机构儿科专业团队联系[8]。

1. 心脏骤停复苏后的体温管理

院外心脏骤停患儿复苏后如果仍处于昏迷状态，应该维持正常体温连续 5 天，或者最初 2 天采取低体温（32 ~ 34 ℃），后 3 天恢复正常体温（AHA Ⅱa 级，B-R 水平）[1]。持续监测体温（AHA Ⅰ级，B-NR 水平）。恢复自主循环后，如果体温高于 38 ℃，应该积极处理（AHA Ⅰ级，B-NR 水平）。

2. 心脏骤停复苏后液体及强心药的应用

患者复苏后，给予肠道外补液和/或强心药或血管活性药，以维持收缩压大于年龄第 50 百分位数（AHA Ⅰ级，C-LD 水平）。如果条件允许，持续监测血压，以便及时诊断和治疗低血压（AHA Ⅰ级，C-EO 水平）[1]。

3. 影响心肺复苏预后的相关因素

患儿心脏骤停复苏后 7 天内做脑电图检查，对出院患儿的预后预测有帮助，但不能作为单一预测标准（AHA Ⅱb 级，C-LD 水平）。在心脏骤停复苏的预后预测方面，因为还没有建立任何单一可靠的指标，因此，应该考虑多指标预测（AHA Ⅰ级，C-LD 水平）[1]。

根据 1 项前瞻性队列研究的亚组分析[9]（Ⅱ），4 856 例年龄 <18 岁儿童，因心脏骤停从社区医院转到三级医院，其中 37% 合并休克，比较相关预后，结果如下：

（1）休克组与非休克组死亡率比较：

总死亡率：11.4% : 2.6%（$P < 0.05$）。

创伤患者：28.3% : 1.2%（$P < 0.05$）。

非创伤患者：10.5% : 2.8%（$P < 0.05$）。

（2）转诊前休克已纠正组与未纠正组比较：

死亡率：5.1% : 16.4%（$P < 0.05$，*NNT*[①] 9）。

功能障碍发病率 1.6% : 4.1%（$P < 0.05$，*NNT* 40）。

（3）早期 PALS 干预组与无早期 PALS 干预组比较：

死亡率 8.7% : 15.0%（$P < 0.05$，*NNT* 16）。

功能障碍发病率 1.2% : 4.2%（$P < 0.05$，*NNT* 34）。

---

① NNT, number needed to treat，需治疗人数。

据研究显示，肾上腺素使用延迟、肥胖症及 CPR 期间行气管插管均可降低儿童心脏骤停出院存活率[10-13]（Ⅱ）。而将 CPR 提前至出现心动过缓而不是在发生无脉搏时进行，则与提高生存率有关[11]（Ⅱ）。

参考文献

［1］DE CAEN A R, BERG M D, CHAMEIDES L, et al. Part 12：Pediatric advanced life support：2015 American heart association guidelines update for cardiopulmonary resuscitation and emergency cardiovascular care（reprint）［J］. Pediatrics, 2015, 136（Suppl 2）：S176 - 195.

［2］BERG M D, SCHEXNAYDER S M, CHAMEIDES L, et al. Pediatric basic life support：2010 American heart association guidelines for cardiopulmonary resuscitation and emergency cardiovascular care［J］. Pediatrics, 2010, 126（5）：e1345 - 1360.

［3］ATKINS D L, BERGER S, DUFF J P, et al. Part 11：Pediatric basic life support and cardiopulmonary resuscitation quality：2015 American heart association guidelines update for cardiopulmonary resuscitation and emergency cardiovascular care［J］. Circulation, 2015, 132（18 Suppl 2）：S519 - 525.

［4］MACONOCHIE I K, BINGHAM R, EICH C, et al. European resuscitation council guidelines for resuscitation 2015：section 6, paediatric life support［J］. Resuscitation, 2015, 95：223 - 248.

［5］BERG M D, SCHEXNAYDER S M, CHAMEIDES L, et al. Part 13：pediatric basic life support：2010 American heart association guidelines for cardiopulmonary resuscitation and emergency cardiovascular care［J］. Circulation, 2010, 122（18 Suppl 3）：S862 - 875.

［6］LUBRANO R, CECCHETTI C, BELLELLI E, et al. Comparison of times of intervention during pediatric cpr maneuvers using abc and cab sequences：a randomized trial［J］. Resuscitation, 2012, 83（12）：1473 - 1477.

［7］MARSCH S, TSCHAN F, SEMMER N K, et al. Abc versus cab for cardiopulmonary resuscitation：a prospective, randomized simulator-based trial［J］. Swiss Medical Weekly, 2013, 143：w13856.

［8］KLEINMAN M E, CHAMEIDES L, SCHEXNAYDER S M, et al. Part 14：pediatric advanced life support：2010 American Heart Association guidelines for cardiopulmonary resuscitation and emergency cardiovascular care［J］. Circulation, 2010, 122（18 Suppl 3）：S876 - 908.

［9］CARCILLO J A, KUCH B A, HAN Y Y, et al. Mortality and functional morbidity after use of pals/apls by community physicians［J］. Pediatrics, 2009, 124（2）：500 - 508.

［10］ANDERSEN L W, BERG K M, SAINDON B Z, et al. Time to epinephrine and survival after pediatric in-hospital cardiac arrest［J］. JAMA, 2015, 314（8）：802 - 810.

［11］DONOGHUE A, BERG R A, HAZINSKI M F, et al. Cardiopulmonary resuscitation for bradycardia with poor perfusion versus pulseless cardiac arrest［J］. Pediatrics, 2009, 124（6）：1541 - 1548.

［12］ANDERSEN L W, RAYMOND T T, BERG R A, et al. Association between tracheal intubation during pediatric in-hospital cardiac arrest and survival［J］. JAMA, 2016, 316（17）：1786 - 1797.

［13］SRINIVASAN V, NADKARNI V M, HELFAER M A, et al. Childhood obesity and survival after in-hospital pediatric cardiopulmonary resuscitation［J］. Pediatrics, 2010, 125（3）：e481 - 488.

第三章　血管升压药和正性肌力药

血管升压药（vasopressor）和正性肌力药（inotrope）在 ICU 的应用非常具有代表性（表 3 - 1），目的是支持血流动力学。

第一节　适应证、禁忌证及药理作用

1. 血管升压药和正性肌力药适应证

适应证包括出血性休克、心源性休克、分布性休克（如脓毒性休克、过敏反应、神经源性休克、肾上腺功能不全/衰竭）、梗阻性休克（如肺栓塞），以及非休克情况（如心肺复苏后、肝肾综合征、急性肾损伤等）。

2. 血管升压药和正性肌力药的禁忌证

（1）嗜铬细胞瘤：禁用多巴胺。

（2）梗阻性肥厚型心肌病：在治疗这些患者的急性低血压时，使用多巴胺、多巴酚丁胺、去甲肾上腺素和其他静脉注射用正性肌力药物是有潜在害处的[1]。

3. 血管升压药和正性肌力药的药理作用

血管升压药及正性肌力药的主要药理作用[2,3]，详见表 3 - 1。

血管升压药和正性肌力药在临床上应用是以平均动脉压（mean arterial pressure，MAP）作为指导的，MAP = 心输出量（cardiac output，CO）× 体循环阻力（systemic vascular resistance，SVR）。常见的低血压原因包括心血管系统充盈不足、心输出量不足或血管扩张。

表 3 - 1 血管升压药及正性肌力药主要作用

药物	作用	α-1 受体激动剂	α-2 受体激动剂	β-1 受体激动剂	β-2 受体激动剂	非肾上腺素效应	主要作用于 SVR	主要作用于 CO
肾上腺素	促收缩剂	++++	+++	++++	(+)(+)(+)	非	↑	↑
去甲肾上腺素	促收缩剂	++(+)(+)	+++	++	(+)	非	↑	↑或↓
多巴胺 0.5~2 μg/(kg·min)	促扩张剂	非	(+)	+	+	多巴胺受体激动剂	非	↑
多巴胺 3~10 μg/(kg·min)	促扩张剂或促收缩剂	+	(+)	++	++	同上	↑	↑
多巴胺 >10 μg/(kg·min)	促收缩剂	+(+)(+)	(+)	++(+)(+)	+(+)	同上	↑	非
苯肾上腺素	血管收缩剂	+++(+)	非	非	非	非	↑	中性或↓
血管加压素	血管收缩剂	非	非	非	非	血管加压素受体激动剂	↑	↓
多巴酚丁胺	促扩张剂	(+)	(+)	++++	++(+)	非	↑或↓	↑
米力农	促扩张剂	非	非	非	非	磷酸二酯酶抑制剂	↓	↑
氨力农	促扩张剂	非	非	非	非	同上	↓	↑
左西孟旦	促扩张剂	非	非	非	非	钙敏感剂	↓	↑
异丙肾上腺素	促扩张剂	非	非	++++	++++	非	↓	↑

第二节 在出血性/低血容量性休克的应用

创伤出血高级处理特别工作小组（Task Force for Advanced Bleeding Care in Trauma, ABC-T）（2016）关于严重创伤后大出血及凝血障碍处理指南[4]、加拿大急诊医师协会（Canadian Association of Emergency Physicians, CAEP）（2015）关于血管升压药和正性肌力药急诊用药指南[5]、斯堪的纳维亚麻醉学与重症医学会（Scandinavian Society of Flax Intoxication and Critical Care, SSAI）（2016）关于血管升压药在低血容量性休克的临床应用指南[6]等专业机构官方推荐如下：

1. 不推荐常规应用血管升压药（CAEP 有条件的推荐）[5]

在使用正性肌力药或血管升压药之前，应进行容量复苏，以改善血压和心率，维持适当的器官灌注。如果需要用血管升压药，则考虑血管升压素（CAEP 有条件的推荐）[5]。但也有指南认为一线药物是去甲肾上腺素，而不是多巴胺（SSAI 弱推荐）。

2. 指南推荐的目标血压是 80 ～ 90 mmHg（ABC-T 1C 级）（成人）

指南认为应予以容量复苏以达到目标血压，直至出血或血容量损失控制为止（ABC-T 1B 级）。尽管仍在进行扩容，但低血容量尚未纠正，一旦出现致命的低血压，在扩容的同时，可以应用血管升压药（去甲肾上腺素）以维持目标血压（ABC-T 1C 级）。一旦出现心肌收缩功能不全，可考虑注射正性肌力药（多巴酚丁胺、肾上腺素）（ABC-T 1C 级）。正性肌力药可用于支持血压，直至容量复苏成功[4]。

3. 血管活性药物剂量

在出血性休克治疗方面，没有血管活性药物剂量的官方指南推荐，但通常的建议是：去甲肾上腺素从 0.05 μg/（kg·min）开始，每次增加 0.05 μg/（kg·min），最大量 0.2 μg/（kg·min）[7]；多巴酚丁胺开始剂量为 5 μg/（kg·min），每次增加 2.5 μg/（kg·min），最大量为 20 μg/（kg·min）[2]；多巴胺作为辅助药，5 ～ 15 μg/（kg·min）[2]。

第三节 在心源性休克的应用

加拿大急诊医师协会（CAEP）（2015）关于血管升压药和正性肌力药急诊用药指南[5]、美国心脏病学院基金会/美国心脏协会（ACCF/AHA）（2013）心衰指南[8]、欧洲心脏病协会（European Society of Cardiology, ESC）（2016）急性或慢性心衰诊疗指南[9]、英国国家健康与临床卓越研究所（National Institute for Clinical Excellence, NICE）（2014）心衰指南[10]、斯堪的纳维亚麻醉学与重症医学会（SSAI）（2016）关于血管升压药在心源性休克的临床应用指南[6]等专业机构官方推荐：心源性休克的一线血管升压药应当是去甲肾上腺素（CAEP 强推荐），而不是多巴胺（SSAI 弱推荐，低质量证据）。当需要增强心肌收缩力及增加心排出量（强心）时，考虑多巴酚丁胺（CAEP强推荐）。肾上腺素仅限用于心脏充盈压适当，并且应用其他血管活性药物后仍持续低血压的患者，或是心肺复苏的患者。

血管升压药在治疗心源性休克的剂量如下：

1. 去甲肾上腺素

如果收缩压 <70 mmHg，或平均压 <65 mmHg 时，0.1 ～ 1 μg/（kg·min）[11]。

2. 多巴胺

（1）一般认为：5 ～ 10 μg/（kg·min）为强心效应；>10 μg/（kg·min）为血管升压效应[1]；欧洲心脏病协会认为 3 ～ 5 μg/（kg·min）即有强心效应，>5 μg/（kg·min）则有血管加压效应[9]。

（2）剂量：

1）开始剂量 2 ～ 5 μg/（kg·min），即有强心支持作用。

2）在重症患者，开始剂量为 5 μg/（kg·min），每次增加 5 ～ 10 μg/（kg·min），最大剂量为 20 ～ 50 μg/（kg·min）；如果剂量达到 50 μg/（kg·min），则应监测尿量。

（3）如果收缩压为 70 ～ 90 mmHg，推荐的剂量为 15 μg/（kg·min）[2]。

（4）如果收缩压为 >90 mmHg，推荐多巴酚丁胺 2 ～ 20 μg/（kg·min）[2]。

3. 肾上腺素

推荐的开始剂量是 0.01 ～ 0.03 μg/（kg·min），最大量为 0.1 ～ 0.3 μg/（kg·min）[12]。

4. 左西孟旦

负荷量为 12 ～ 24 μg/kg（iv 时间 >10 min），如心源性休克对儿茶酚胺耐药，则 0.05 ～ 0.20 μg/（kg·min）[11]。

5. 磷酸二酯酶抑制剂

作为二线药，不推荐用于心肌梗死。

（1）米力农：负荷量 50 μg/kg，然后 0.375 ～ 0.750 μg/（kg·min）（根据肾功能调整）[12]。

（2）氨力农：负荷量 0.75 mg/kg，然后 5 ～ 10 μg/（kg·min）[2]。

第四节　在分布性休克的应用

拯救脓毒症运动（Surviving Sepsis Campaign，SSC）（2016）关于血管活性药物应用推荐[13]、加拿大急诊医师协会（CAEP）（2015）关于脓毒性休克血管升压药和正性肌力药急诊用药指南[5]、加拿大急诊医师协会脓毒症指南（2008）[14]、斯堪的纳维亚麻醉学与重症医学会（SSAI）（2016）关于血管升压药在脓毒性休克的临床应用指南[6]、脊髓医学联合会（CSCM）成人脊髓损伤早期紧急处理临床指南（2008）关于休克/神经源性休克的推荐[15]等专业机构官方推荐：首先予液体复苏，以改善血压和心率，确保器官灌注。

一、脓毒性休克

在使用正性肌力药和血管升压药前，应进行理想的液体复苏。去甲肾上腺素是一线血管升压药（SCCM 强推荐，中等质量证据；CAEP 强推荐），而不是多巴胺（SSAI 强推荐，中等质量证据）。如果需要加用血管升压药以达到目标血压时，除去甲肾上腺素外，可考虑肾上腺素［重症医学协会（Society of Critical Care Medicine，SCCM）弱推荐，低质量证据］。在去甲肾上腺素基础上加用血管升压素（达 0.03 U/min），可以升高平均血压，可减少去甲肾上腺素的用量（SCCM 弱推荐，中等质量证据）。在某些特殊患者（如快速心律失常低风险的患者，绝对或相对心动过缓的患者）建议应用多巴胺，以作为除去甲肾上腺素外的备选药。在适当的液体负荷和使用血管升压药后仍持续低灌注时，推荐多巴酚丁胺输注（SCCM 弱推荐，低质量证据）。如果已经使用多巴酚丁胺，滴定血管升压药剂量，以达到终末器官灌注，一旦灌注或心律失常恶化，应减少或停止给药。

血管升压药治疗脓毒性休克的剂量：

1. 去甲肾上腺素

常规起始剂量为 0.01 ~ 0.04 μg/（kg·min），最终剂量为 0.04 ~ 0.1 μg/（kg·min）[2,3]。应根据患者血压、尿量等情况调整剂量[5]。

2. 血管升压素

通常剂量为 0.01 ~ 0.04 U/min[3]，可与去甲肾上腺素联合使用，剂量达 0.03 U/min，以升高平均血压，或减少去甲肾上腺素的用量（SCCM 弱推荐，中等质量证据）。

3. 多巴酚丁胺

起始剂量为 2.5 ~ 5 μg/（kg·min），通常最终剂量为 2.5 ~ 10 μg/（kg·min）[2,3]，2 ~ 28 μg/（kg·min）可有效地增加心排出量[5]。

4. 多巴胺

治疗脓毒性休克，推荐剂量为 1 ~ 25 μg/（kg·min）[5]。常规剂量范围是 2 ~ 20 μg/（kg·min）。有剂量依赖效应[2,3]：5 ~ 10 μg/（kg·min）具有强心效应，> 10 μg/（kg·min）具有收缩血管效应。

5. 肾上腺素

可作为二线药，0.02 μg/（kg·min）[2]。

二、在过敏反应的应用

加拿大急诊医师协会（CAEP）关于血管升压药和正性肌力药对过敏性休克的急诊用药指南（2015）[5]、美国变态反应哮喘和免疫性疾病学会（AAAAI）、美国变态反应哮喘和免疫学学院（ACAAI）[16]、世界变态反应组织（World Allergy Organization, WAO）的过敏性休克诊疗指南（2011）[17]、欧洲变态反应学和临床免疫学学会（European Society of Allergy and Clinical Immunology, EAACI）食物变态反应和过敏反应指南（2014）等专业机构官方推荐：肾上腺素为一线治疗药物（AAAAI/ACAAI 强推荐，B级；WAO B-C级；EAACI C级，Ⅳ水平）。如果对肾上腺素治疗无反应，可应用去甲肾上腺素。当患者已经使用 β 受体阻滞剂，且肾上腺素疗效不好时，考虑使用胰高血糖素（AAAAI/ACAAI 中等推荐，B级；WAO B-C级）。当患者已经使用 β 受体阻滞剂，对使用肾上腺素治疗无效的支气管痉挛，考虑阿托品（WAO B-C级）。

血管升压药治疗过敏反应的剂量如下：

1. WAO 推荐的剂量[17]

（1）肾上腺素，0.01 mg/kg（1 mg/mL），大腿前外侧，肌内注射（im）（WAO B-C级）。最大剂量：成人 0.5 mg，儿童 0.3 mg，5～15 min，可重复。

（2）如果肾上腺素肌内注射无反应，肾上腺素（1 mg/mL）以 1 μg/min，iv，根据心率和心功能监测进行滴定，最大剂量为 10 μg/min。儿童开始剂量为 0.1 μg/（kg·min）。

（3）如果患者使用了 β 受体阻滞剂，会使血管升压药治疗变得复杂化，此时可考虑使用胰高血糖素：成人 1～5 mg（儿童 20～30 μg/kg，最大量 1 mg），iv（>5 min），然后根据临床反应进行滴定，剂量范围 5～15 μg/min。

2. 对肾上腺素和扩容无反应，或出现心跳骤停，考虑其他血管升压药[18]

（1）多巴胺 2～20 μg/（kg·min）滴定维持收缩压。儿童：多巴胺总剂量（mg）＝体质量（kg）× 6，加入 100 mL 生理盐水，然后以 1 mL/h，iv，相当于 1 μg/(kg·min)。为维持收缩压，常需要剂量 >10 μg/（kg·min）。

（2）也可应用去甲肾上腺素。

3. 对肾上腺素无效

如果对肾上腺素无效，考虑去甲肾上腺素 0.1～1.0 μg/（kg·min）（0.5～30.0 μg/min）[2]。

三、在神经源性休克的应用

加拿大急诊医师协会（CAEP）关于血管升压药和正性肌力药对神经源性休克的急诊用药指南（2015）[5]、神经外科医师大会（Congress of Neurological Surgeons, CNS）颈髓损伤处理指南（2013）关于低血压治疗会后推荐[19]、脊髓医学联合会（Federation of Spinal Cord Medicine, CSCM）成人脊髓损伤早期紧急处理临床指南（2008）关于休克/神经源性休克的推荐[15]、斯堪的纳维亚麻醉学与重症医学会（SSAI）（2016）关于血管升压药在除脓毒性和心源性休克以外休克的临床应用指南等专业机构官方推荐[6]：如果液体复苏后仍持续低灌注，考虑血管升压药（去甲肾上腺素、苯肾上腺素、多巴胺）。血管升压药的选择原则为应尽量避免加重心动过缓（CSCM C，Ⅲ/Ⅳ水平，专家组意见为强度 5）。应根据疾病特点及对治疗的反应选用血管升压药（CAEP 有条件的推荐）。考虑选择去甲肾上腺素，而不是多巴胺、肾上腺素、血管升压素等（SSAI 弱推荐，极低质量证据），或选择苯肾上腺素（SSAI 弱推荐，极低质量证据）。如果低血压同时合并心动过缓，则需要具有变时性、变力性和血管收缩作用的药物（如多巴胺、去甲肾上腺素）（CSCM NA 级，NA 水平，专家组意见为强度 4）。如果考虑低血压主要是由周围血管扩张引起，可考虑单纯给予血管收缩剂治疗（如苯肾上腺素）（CSCM NA级，NA 水平，专家组意见强度为 4）。

在血管升压药治疗神经源性休克方面，没有官方推荐的剂量，文献报道的常用剂量如下[2,20]：

1. 多巴胺

$5 \sim 10$ μg/（kg·min），iv，强心并轻度血管扩张作用；>10 μg/（kg·min），iv，强心及周围血管收缩作用。

2. 苯肾上腺素

$10 \sim 20$ μg/（kg·min）。

3. 去甲肾上腺素

$0.1 \sim 1$ μg/（kg·min）。

4. 肾上腺素

$1 \sim 10$ μg/（kg·min）。

5. 多巴酚丁胺

$5 \sim 15$ μg/（kg·min）。

6. 血管升压素

$0.01 \sim 0.04$ U/min。

7. 米力农

$0.3 \sim 1.5$ μg/（kg·min）。

第五节　在肾上腺功能不全或衰竭的应用

加拿大急诊医师协会（CAEP）关于血管升压药和正性肌力药对肾上腺功能不全或衰竭的急诊用药指南（2015）推荐[5]：应尽快进行液体复苏和类固醇激素替代治疗（氢化可的松），对激素替代治疗无反应的患者，如何选用血管升压药还不清楚，但应以患者对治疗的反应为依据（CAEP 有条件的推荐）。文献认为血管升压药是临时性的，常用的一线药物是去甲肾上腺素，如无效，可考虑其他药物[6]。

第六节　在梗阻性休克的应用

加拿大急诊医师协会（CAEP）血管升压药和正性肌力药急诊用药指南（2015）[5]、

欧洲呼吸协会（European Respiratory Society，ERS）急性肺栓塞诊疗指南（2014）[21]、斯堪的纳维亚麻醉学与重症医学会（SSAI）（2016）关于血管升压药在除脓毒性和心源性休克以外休克的临床应用指南[6]等专业机构官方推荐：一线血管升压药是去甲肾上腺素（而不是多巴胺、肾上腺素）或是血管升压素类似物（SSAI 弱推荐，低质量证据）。考虑去甲肾上腺素为一线药物，而不是苯肾上腺素（SSAI 弱推荐，极低质量证据）。如治疗后无好转，可考虑全身血管升压药以保证脑和心的灌注（CAEP 有条件的推荐）。如果是肥厚型梗阻性心肌病或动力性流出道梗阻，应避免使用强心制剂（CA-EP 有条件的推荐），同时应避免利尿和血容量不足。

1．肺栓塞的治疗

当患者出现低心脏指数、组织低灌注而血压正常时，可考虑应用多巴酚丁胺或/和多巴胺。去甲肾上腺素仅适用于肺栓塞合并低血压患者。急性大面积肺栓塞合并右心衰竭、低血压时的用药如下：

（1）一线药物：多巴酚丁胺，5 μg/（kg·min）；去甲肾上腺素 0.1～1 μg/（kg·min）[2]。

（2）二线药物：苯肾上腺素 10～20 μg/（kg·min）[2]。

2．其他梗阻性休克

对于其他病因的梗阻性休克患者，没有推荐的剂量策略。

第七节　在休克相关性急性肾损伤的应用

改善全球肾脏病预后组织（Kidney Disease：Improving Global Outcomes，KDIGO）急性肾损伤临床指南推荐：对于血管舒缩性休克合并急性肾损伤或有急性肾损伤高风险者，可考虑补液的同时应用血管升压药（KDIGO 1 水平，C 级）。不推荐低剂量多巴胺预防或治疗急性肾损伤（KDIGO 1 水平，A 级）。无证据支持有护肾的特别的血管升压药。血管升压药滴定的依据是平均压、心输出量、尿量及全身氧合参数[22]。

第八节　在非休克情况下的应用

1．心肺复苏术后

美国心脏协会（AHA）心脏骤停后处理指南（2015）[23]及落基山危重症会议（Rocky Mountain Critical Care Conference，RMCCC）（2003）关于心脏骤停复苏后处理推荐[24]：恢复自主循环后，可考虑血管活性药物支持心输出量，特别是心脑灌注；如果扩容无效或因肺水肿而限制液体时（RMCCC E 级），亦可考虑血管活性药物。应注意床边滴定血管活性药物，确保预期效果，同时避免副作用。如果血管升压药或正性肌力药使用超过 2 ～ 3 小时，要考虑评估中心血压和心输出量（RMCCC E 级）。

2. 肝肾综合征

美国肝病研究学会（American Association for the Study of Liver Diseases，AASLD）成人肝硬化腹水（肝肾综合征）治疗指南（2009）[25]、欧洲肝脏研究学会（European Association for the Study of Liver Diseases，EASL）（2010）血管升压药对肝肾综合征的应用指南[26]等官方推荐：对于 I 型肝肾综合征，可考虑联合使用血管活性药物和白蛋白（AASLD IIa 级，B 水平）。

（1）为降低血清肌酐，可联合应用特利加压素和白蛋白（EASL A1 水平）。

1）如果血肌酐不降低，则停用特利加压素。

2）在缺血性心血管病中，不要使用特利加压素。

3）当 I 型肝肾综合征在停用特利加压素后复发时，应重复使用特利加压素。

（2）考虑去甲肾上腺素或米多君 + 奥曲肽，两者与白蛋白联合应用，可替代特利加压素（EASL B1 水平）。

第九节　副　作　用

加拿大急诊医师协会（CAEP）关于血管升压药和正性肌力药急诊应用副作用分级报告指南（2015）[5]：

1. 多巴胺

（1）与去甲肾上腺素比较，发生快速心律失常的风险更高（CAEP A 级）。

（2）在治疗脓毒性休克方面，与去甲肾上腺素相比，死亡率更高（CAEP A 级）。

2. 肾上腺素

（1）与去甲肾上腺素相比，代谢异常发生率增加（CAEP A 级）。

（2）在治疗非急性心肌缺血的心源性休克方面，与去甲肾上腺素/多巴酚丁胺相比，代谢异常发生率更高（CAEP B 级）。

3. 血管升压素

与细胞缺血和皮肤坏死有关，特别是联合去甲肾上腺素持续输注时（CAEP C 级）。

文献报道，血管升压药和正性肌力药的常见副作用包括[27]：

（1）心律失常。由于 β 受体效应（快速心律失常）或反射性心动过缓，使用多巴胺、去甲肾上腺素、肾上腺素、异丙肾上腺素、多巴酚丁胺、米力农、苯肾上腺素可致副作用发生风险增加[27]。

（2）心肌缺血。由于心肌氧耗增加，特别与使用正性肌力药（主要为多巴胺、去甲肾上腺素、肾上腺素、异丙肾上腺素、多巴酚丁胺）有关[27]。

（3）低灌注。由于血管收缩过强和/或过长，特别与使用血管升压素和肾上腺素有关[27]。

（4）低血压。主要与血管过度扩张有关，与使用米力农、左西孟旦及大剂量多巴酚丁胺有关[27]。

1 项 *Cochrane natabase Syst Rev* 刊登的综述[28] （Ⅱ）分析了共 28 项随机对照研究，其中 18 项研究为脓毒性休克，3 项研究为围手术期休克，2 项研究为儿科患者，共 3 497例，评价去甲肾上腺素、多巴胺、肾上腺素、苯肾上腺素或特利加压素在低血压性休克的应用。结果显示多巴胺增加心律失常的风险 [*RR* 2.34，95% 置信区间（confidence interval，CI）1.46 ～ 3.78]。

1 项回顾性队列研究[29]（Ⅱ）评价血管升压药在脊髓损伤患者的应用及副作用，共 131 例，结果显示：在治疗脊髓损伤方面，多巴胺及苯肾上腺素不能改善神经系统疗效，并发症发生率为 74%，应用多巴胺优势比（odds ratio，*OR*）8.97，苯肾上腺素 *OR* 5.92。多巴胺与苯肾上腺素比较：副作用发生率 69.2%∶46.5%（*P* = 0.001 2），心动过速 35.5%∶15.8%（*P* = 0.001 2），心动过缓 10.3%∶20.8%（*P* = 0.036），房颤 14%∶0%（*P* = 0.0015），酸中毒 0%∶4%（*P* = 0.038）。

1 项随机对照研究[30]（Ⅱ）将 280 例重症患者随机分为去甲肾上腺素组和肾上腺素组，随访 90 天，其中 158 例诊断严重脓毒症，结果显示：两组 28 天死亡率相似；在代谢副作用方面的比较，去甲肾上腺素组与肾上腺素组发生率 2.8%∶12.9%（*P* = 0.002）。

另据报道，治疗重度脓毒性休克，肾上腺素较去甲肾上腺素和多巴胺更易引起内脏循环障碍[31]，血管升压素与 ICU 患者压疮有关[32]。

参考文献

[1] GERSH B J, MARON B J, BONOW R O, et al. 2011 ACCF/AHA guideline for the diagnosis and treatment of hypertrophic cardiomyopathy: executive summary: a report of the american college of cardiology foundation/american heart association task force on practice guidelines [J]. Circulation, 2011, 124 (24): 2761 - 2796.

[2] ELLENDER T J, SKINNER J C. The use of vasopressors and inotropes in the emergency medical treatment of shock [J]. Emergency Medicine Clinics of North America, 2008, 26 (3): 759 - 786, ix.

[3] JENTZER J C, COONS J C, LINK C B, et al. Pharmacotherapy update on the use of vasopressors and inotropes in the intensive care unit [J]. Journal of Cardiovascular Pharmacology and Therapeutics, 2015, 20 (3): 249 - 260.

[4] ROSSAINT R, BOUILLON B, CERNY V, et al. The European guideline on management of major bleeding and coagulopathy following trauma: fourth edition [J]. Critical Care (London, England), 2016, 20: 100.

[5] DJOGOVIC D, MACDONALD S, WENSEL A, et al. Vasopressor and inotrope use in canadian emergency departments: evidence based consensus guidelines [J]. CJEM, 2015, 17 (1): 1 - 2.

[6] MOLLER M H, CLAUDIUS C, JUNTTILA E, et al. Scandinavian ssai clinical practice guideline on choice of first-line vasopressor for patients with acute circulatory failure [J]. Acta Anaesthesiol Scand, 2016, 60 (10): 1347 - 1366.

[7] MOORE F A, MCKINLEY B A, MOORE E E, et al. Inflammation and the host response to injury, a large-scale collaborative project: Patient-oriented research core—standard operating procedures for clinical care. [J]. The Journal of Trauma, 2006, 61 (1): 82 - 89.

［8］YANCY C W, JESSUP M, BOZKURT B, et al. 2013 ACCF/AHA guideline for the management of heart failure: a report of the american college of cardiology foundation/american heart association task force on practice guidelines ［J］. Circulation, 2013, 128 (16): e240 – 327.

［9］PONIKOWSKI P, VOORS A A, ANKER S D, et al. 2016 ESC guidelines for the diagnosis and treatment of acute and chronic heart failure: the task force for the diagnosis and treatment of acute and chronic heart failure of the European Society of Cardiology (ESC). Developed with the special contribution of the Heart Failure Association (HFA) of the ESC ［J］. European Journal of Heart Failure, 2016, 18 (8): 891 – 975.

［10］DWORZYNSKI K, ROBERTS E, LUDMAN A, et al. Diagnosing and managing acute heart failure in adults: summary of nice guidance ［J］. BMJ, 2014, 349: g5695.

［11］WERDAN K, RUSS M, BUERKE M, et al. Cardiogenic shock due to myocardial infarction: diagnosis, monitoring and treatment: A german-austrian s3 guideline ［J］. Deutsches Arzteblatt International, 2012, 109 (19): 343 – 351.

［12］NATIVI-NICOLAU J, SELZMAN C H, FANG J C, et al. Pharmacologic therapies for acute cardiogenic shock ［J］. Curr Opin Cardial, 2014, 29 (3): 250 – 257.

［13］RHODES A, EVANS L E, ALHAZZANI W, et al. Surviving sepsis campaign: international guidelines for management of sepsis and septic shock: 2016 ［J］. Intensive Care Med, 2017, 43 (3): 304 – 377.

［14］GREEN R S, DJOGOVIC D, GRAY S, et al. Canadian association of emergency physicians sepsis guidelines: the optimal management of severe sepsis in canadian emergency departments ［J］. CIEM, 2008, 10 (5): 443 – 459.

［15］WING P, DAISEY W, ALVAREZ E. Early acute management in adults with spinal cord injury: a clinical practice guideline for health-care professionals ［J］. The Journal of Spinal Cord Medicine, 2008, 31 (4): 403 – 479.

［16］CAMPBELL R L, LI J T, NICKLAS R A, et al. Emergency department diagnosis and treatment of anaphylaxis: a practice parameter ［J］. Annals of Allergy, Asthma & Immunology, 2014, 113 (6): 599 – 608.

［17］SIMONS F E, ARDUSSO L R, BILO M B, et al. World allergy organization guidelines for the assessment and management of anaphylaxis ［J］. The World Allergy Organization Journal, 2011, 4 (2): 13 – 37.

［18］LIEBERMAN P, NICKLAS R A, OPPENHEIMER J, et al. The diagnosis and management of anaphylaxis practice parameter: 2010 update ［J］. The Journal of Allergy and Clinical Immunology, 2010, 126 (3): 477 – 480, e471 – 442.

［19］HURLBERT R J, HADLEY M N, WALTERS B C, et al. Pharmacological therapy for acute spinal cord injury ［J］. Neurosurgery, 2013, 72 (Suppl 2): 93 – 105.

［20］PLOUMIS A, YADLAPALLI N, FEHLINGS M G, et al. A systematic review of the evidence supporting a role for vasopressor support in acute sci ［J］. Spinal Cord, 2010, 48 (5): 356 – 362.

［21］KONSTANTINIDES S V, TORBICKI A, AGNELLI G, et al. 2014 ESC guidelines on the diagnosis and management of acute pulmonary embolism ［J］. European Heart Journal, 2014, 35 (43): 3033 – 3069, 3069a – 3069k.

［22］KHWAJA A. Kdigo clinical practice guidelines for acute kidney injury ［J］. Nephron Clinical practice, 2012, 120 (4): c179 – 184.

[23] CALLAWAY C W, DONNINO M W, FINK E L, et al. Part 8: Post-cardiac arrest care: 2015 American Heart Association guidelines update for cardiopulmonary resuscitation and emergency cardiovascular care [J]. Circulation, 2015, 132 (18 Suppl 2): S465 - 482.

[24] BELL D D, BRINDLEY P G, FORREST D, et al. Management following resuscitation from cardiac arrest: recommendations from the 2003 rocky mountain critical care conference [J]. Canadian Journal of Anaesthesia, 2005, 52 (3): 309 - 322.

[25] RUNYON B A. Management of adult patients with ascites due to cirrhosis: an update [J]. Hepatology (Baltimore, Md), 2009, 49 (6): 2087 - 2107.

[26] European Association for the Study of the Liver. Easl clinical practice guidelines on the management of ascites, spontaneous bacterial peritonitis, and hepatorenal syndrome in cirrhosis [J]. Journal of Hepatology, 2010, 53 (3): 397 - 417.

[27] KANTER J, DEBLIEUX P. Pressors and inotropes [J]. Emergency medicine clinics of North America, 2014, 32 (4): 823 - 834.

[28] GAMPER G, HAVEL C, ARRICH J, et al. Vasopressors for hypotensive shock [J]. Cochrane Database Syst Rev, 2016, 2: Cd003709.

[29] INOUE T, MANLEY G T, PATEL N, et al. Medical and surgical management after spinal cord injury: vasopressor usage, early surgerys, and complications [J]. Journal of Neurotrauma, 2014, 31 (3): 284 - 291.

[30] MYBURGH J A, HIGGINS A, JOVANOVSKA A, et al. A comparison of epinephrine and norepinephrine in critically ill patients [J]. Intensive Care Med, 2008, 34 (12): 2226 - 2234.

[31] DE BACKER D, CRETEUR J, SILVA E, et al. Effects of dopamine, norepinephrine, and epinephrine on the splanchnic circulation in septic shock: which is best? [J]. Crit Care Med, 2003, 31 (6): 1659 - 1667.

[32] COX J, ROCHE S. Vasopressors and development of pressure ulcers in adult critical care patients [J]. American Journal of Critical Care, 2015, 24 (6): 501 - 510.

第四章　液体复苏

液体复苏（fluid resuscitation）的目的是重建并维持血容量，确保组织正常灌注，是失代偿患者血流动力学综合复苏策略的组成部分。复苏液体根据分子量大体上可分为晶体液和胶体液；应与其他静脉用药一样看待和使用[1,2]。

第一节　复苏液体的种类及成分

常用晶体液种类及成分，详见表4-1。
常用胶体液种类及成分，详见表4-2。

一、晶体液特点

晶体液具有以下特点[1,2]：

1. 晶体液张力

由钠和氯浓度决定，其所含离子可自由通过毛细血管膜。

2. 生理盐水

生理盐水是最常用的晶体液。

（1）富氯溶液，强离子差为0。

（2）大量输注可致高氯性代谢性酸中毒，降低血清强离子差，并可导致酸碱失衡；可损害免疫系统，并可导致肾功能不全。

（3）输注大量的含钠溶液，可导致复苏后间质水钠潴留。

3. 平衡盐溶液

平衡盐溶液接近生理溶液。

（1）与细胞外液比较，钠浓度较低，张力相对较低。

（2）由于含碳酸氢盐溶液，在塑料包装中不稳定，故使用其他阴离子（如乳酸盐、醋酸盐、葡萄糖酸盐或苹果酸盐）。

（3）大量输注可导致高乳酸血症、代谢性碱中毒。

（4）含钙液与红细胞混合输注可导致微血栓。

（5）平衡盐溶液常是创伤、烧伤、糖尿病酮症酸中毒或手术患者的一线复苏液体。

4．5%葡萄糖和5%糖盐

不应用于复苏，原因如下：

（1）两者能快速稀释血浆钠。

（2）两者能快速分布于所有液体间隙，仅可轻微增加血容量。

表4-1　晶体溶液的种类及成分

	液体	OS†	pH	钠‡	氯‡	钾‡	钙‡
高含氯液	0.9%生理盐水	308	4.5～7.0	154	154	0	0
	林格氏液	310	6	147	155	4	4
平衡液	乳酸林格氏液☆	274	6.0～7.5	130	109	4	1.4
	醋酸林格氏液※	276	6～8	130	112	5	1
	哈特曼氏液☆	278	5～7	131	111	5	2
	血浆溶解物※	294	4～8	140	98	5	0

注：†OS，渗透浓度，单位为mOsm/L；‡钠、氯、钾、钙，单位为mmol/L；☆乳酸林格氏液、哈特曼氏液，含乳酸；※醋酸林格氏液，含醋酸27 mmol/L。

二、胶体液特点

胶体液具有以下特点[1,2]：

（1）胶体液含有大分子量的分子，大部分不能通过毛细血管膜。

（2）价格更昂贵、没有晶体液应用广泛。

（3）胶体保留在血管腔中，并维持胶体渗透压。

1）理论上，扩充血容量较晶体液更有效。

2）维持血容量，用量更少。

表4-2　胶体复苏液种类及成分

	溶液*	OS†	钠‡	氯‡	OP#	半衰期
	人体白蛋白	291	135～145	94～111	—	—
	5%白蛋白	309	145	145	20	20 天
	25%白蛋白	312	145	145	100	20 天
羟乙基淀粉	6% 130/0.4	286～308	137～154	110～154	36	12 小时
	6% 450/0.7	308	143～154	124～154	27.5	3 天
	10% 260/0.45	308	154	154	57.5	12 小时

续表 4 – 2

	溶液*	OS†	钠‡	氯‡	OP#	半衰期
明胶	4%琥珀酰化改性液体明胶	275	155	121	不适用	不适用
	3.5%二肽明胶	301	154	154	不适用	不适用

注：*溶液，不同品牌溶液成分可能有所不同；†OS，渗透浓度，单位为 mOsm/L；‡ 钠、氯，单位为 mmol/L；#OP，胶体渗透压，单位为 mmHg。

第二节　循证医学证据

下列复苏常用液体相关研究的对象包括成人和儿童，供参考，详见表 4 – 3。

表 4 – 3　液体复苏相关研究及主要结论

试验组	对照组	病例特征及例数	结论（试验组例数∶对照组例数）
高含氯晶体液[3]	低含氯晶体液	急症或手术需液体复苏 6 253	死亡率（NS*）；肾脏副作用*：RR 1.64（95% CI 1.27 ～ 2.13）
高渗盐水[4]	等渗盐水	创伤性休克 1 254	死亡率（NS）
高渗盐水[5]	等渗盐水	创伤、烧伤、手术 956	死亡率（NS）
平衡晶体液[6]	生理盐水	重症 15 802	死亡率 10.3%∶11.1%（$P = 0.06$），第 30 天肾副作用：14.3%∶15.4%（$P = 0.04$，NNT 99）
生理盐水[7]	平衡晶体液	ICU 974	死亡率 9.7%∶8.7%（NS）；第 30 天肾副作用：24.7%∶24.6%（NS）
高渗液 +/ – 右旋糖酐[8]	等渗液	重症 2 932	死亡率（NS）
平衡液 ÷ 非平衡液[9]	非平衡液	成人 53 448	死亡率 19.6%∶22.8%（$P = 0.001$，NNT 32），肾副作用（NS）
低剂量低渗液[10]	乳酸林格氏液	>6 个月儿童 61	死亡率 58%∶45%（NS），第 8 小时无尿 41%∶12%（$P = 0.02$，NNH 3），第 24 小时心动过速 44%∶16%（$P = 0.04$，NNT 4）

续表 4 – 3

试验组	对照组	病例特征及例数	结论（试验组例数：对照组例数）
人体白蛋白[11]	晶体液	烧伤 205	死亡率 RR 2.93（95% CI 1.28～6.72）
		低蛋白血症 757	死亡率（NS）
		低血容量 9 880	死亡率（NS）
白蛋白[12]	生理盐水	ICU 6 997	28 天死亡率 20.9%：21.1%（NS）
患者血浆白蛋白≤25g/L[13]	患者血浆白蛋白 >25 g/L	ICU 6 045	28 天死亡率（NS）
白蛋白[14]	晶体液	脓毒症 4 190	死亡率（NS）
白蛋白[15]	晶体液	脓毒性休克 2 186	90 天死亡率 OR 0.81（95% CI 0.47～0.97）
		严重脓毒症 3 650	90 天死亡率 OR 0.88（95% CI 0.76～1.01）（NS）
羟乙基淀粉[17]	其他	液体复苏 11 399	肾副作用 RR 1.59（95% CI 1.26～2）
羟乙基淀粉[18]	林格氏液	严重脓毒症 804	死亡率 51%：43%（P = 0.03，NNH 12），肾副作用 22%：16%（P = 0.04，NNH 16）
羟乙基淀粉		9 147	死亡率 RR 1.1（95% CI 1.02～1.19）
白蛋白或血浆蛋白组分[19]	晶体液	液体复苏 9 920	死亡率（NS）
改性明胶		506	死亡率（NS）
右旋糖酐		834	死亡率（NS）
		扩容 16 648	死亡率（NS），肾副作用 OR 1.21（95% CI 1.07～1.37）
胶体液[21]	晶体液	低血容量休克 2 857	28 天死亡率 25.4%：27%（NS）；肾副作用 11%：12.5%（NS）；第 28 天平均存活撤机时间 14.6 天：13.5 天（P = 0.01）

续表 4 - 3

试验组	对照组	病例特征及例数	结论（试验组例数：对照组例数）
高渗性盐水 + 右旋糖酐[20]	林格氏液	外伤 209	90 天死亡率，30.7%：34.2%（$P = 0.03$，NNT 29）
			第 28 天平均存活撤机时间 16.2 天：15.2 天（$P = 0.03$）
			28 天死亡率，29.1%：22.2%（NS）；ARDS，22.7%：16.2%（NS）
平衡胶体液[22]	高分子羟乙基淀粉	严重脓毒症或休克 6 664	肾副作用 OR 0.5（95% CI 0.34 ～ 0.74）
以血红蛋白为主的血液代用品[23]	全血，盐水、RBC，羟乙基淀粉等	心脏骤停、外伤、手术 3 711	死亡率 RR 1.3（95% CI 1.05 ～ 1.61）；心肌梗死 RR 2.71（95% CI 1.67 ～ 4.4）

注：*NS，差异无显著性；*肾脏副作用为急性肾损伤或暂时性肾替代治疗。

第三节 专业机构推荐

相关指南推荐的依据大多是专家共识或低质量的证据[2]，概括为：对于需要静脉液体复苏的患者，推荐晶体液作为初始治疗，不推荐羟乙基淀粉，因其有急性肾损伤的风险。极少推荐使用其他液体，但有些机构建议在需要大量晶体液复苏的脓毒症或脓毒性休克患者可以使用 4% ～ 5% 白蛋白。

一、国家健康与临床卓越研究所推荐

英国国家健康与临床卓越研究所（NICE）（2015）关于住院儿童静脉补液的推荐：

（1）如果儿童需进行液体复苏，使用无糖晶体液，其含钠 131 ～ 154 mmol/L。10 分钟内，快速输注 20 mL/kg，应考虑到原发疾病情况（如心脏病或肾脏病），因为这些情况下，所需液体量可能少些。不要使用羟乙基淀粉制剂进行复苏。

（2）糖尿病酮症酸中毒儿童的液体复苏，请参阅"糖尿病酮症酸中毒"相关章节。

（3）当足月儿、儿童快速输液结束后，应再次评估，以决定是否需要更多液体量。

（4）如果初始液体复苏中，输液量达 40 ～ 60 mL/kg 或更多时，应咨询专家（如儿科重症监护团队）。

二、急性肾衰防治联合声明推荐

美国胸科协会（The American Thoracic Society，ATS）、欧洲呼吸协会（ERS）、欧洲重症医学协会（The European Society of Intensive Care Medicine，ESICM）、重症医学协会（SCCM）等专业机构关于液体复苏的联合声明（2010）推荐：使用晶体液体复苏，与低张胶体液（4%白蛋白和明胶）一样有效；不推荐使用高张胶体液（20%～25%白蛋白、羟乙基淀粉、右旋糖酐）作为常规复苏液体，因其有肾功能障碍的风险[24]。

参考文献

[1] MCGUIRE M D，HEUNG M. Fluid as a drug：Balancing resuscitation and fluid overload in the intensive care setting [J]. Advances in Chronic Kidney Disease，2016，23（3）：152 – 159.

[2] MYBURGH J A，MYTHEN M G. Resuscitation fluids [J]. The New England Journal of Medicine，2013，369（13）：1243 – 1251.

[3] KRAJEWSKI M L，RAGHUNATHAN K，PALUSZKIEWICZ S M，et al. Meta-analysis of high-versus low-chloride content in perioperative and critical care fluid resuscitation [J]. The British Journal of Surgery，2015，102（1）：24 – 36.

[4] WANG J W，LI J P，SONG Y L，et al. Hypertonic saline in the traumatic hypovolemic shock：Meta-a-nalysis [J]. The Journal of Surgical Research，2014，191（2）：448 – 454.

[5] BUNN F，ROBERTS I，TASKER R，et al. Hypertonic versus near isotonic crystalloid for fluid resuscita-tion in critically ill patients [J]. Cochrane Database Syst Rev，2004，3：Cd002045.

[6] SEMLER M W，SELF W H，WANDERER J P，et al. Balanced crystalloids versus saline in critically ill adults [J]. N Engl J Med，2018，378（9）：829 – 839.

[7] SEMLER M W，WANDERER J P，EHRENFELD J M，et al. Balanced crystalloids versus saline in the intensive care unit. The salt randomized trial [J]. Am J Respir Crit Care Med，2017，195（10）：1362 – 1372.

[8] WU M C，LIAO T Y，LEE E M，et al. Administration of hypertonic solutions for hemorrhagic shock：A systematic review and meta-analysis of clinical trials [J]. Anesth Analg，2017，125（5）：1549 – 1557.

[9] RAGHUNATHAN K，SHAW A，NATHANSON B，et al. Association between the choice of iv crystalloid and in-hospital mortality among critically ill adults with sepsis* [J]. Crit Care Med，2014，42（7）：1585 – 1591.

[10] AKECH S O，KARISA J，NAKAMYA P，et al. Phase ii trial of isotonic fluid resuscitation in kenyan children with severe malnutrition and hypovolaemia [J]. BMC Pediatr，2010，10：71.

[11] ROBERTS I，BLACKHALL K，ALDERSON P，et al. Human albumin solution for resuscitation and volume expansion in critically ill patients [J]. Cochrane Database Syst Rev，2011，11：Cd001208.

[12] FINFER S，BELLOMO R，BOYCE N，et al. A comparison of albumin and saline for fluid resuscitation in the intensive care unit [J]. N Engl J Med，2004，350（22）：2247 – 2256.

[13] FINFER S，BELLOMO R，MCEVOY S，et al. Effect of baseline serum albumin concentration on out-come of resuscitation with albumin or saline in patients in intensive care units：Analysis of data from the saline versus albumin fluid evaluation（safe）study [J]. BMJ，2006，333（7577）：1044.

［14］PATEL A, LAFFAN M A, WAHEED U, et al. Randomized trials of human albumin for adults with sepsis: Systematic review and meta-analysis with trial sequential analysis of all-cause mortality ［J］. BMJ, 2014, 349: g4561.

［15］XU J Y, CHEN Q H, XIE J F, et al. Comparison of the effects of albumin and crystalloid on mortality in adult patients with severe sepsis and septic shock: A meta-analysis of randomized clinical trials ［J］. Critical Care (London, England), 2014, 18 (6): 702.

［16］CAIRONI P, TOGNONI G, MASSON S, et al. Albumin replacement in patients with severe sepsis or septic shock ［J］. N Engl J Med, 2014, 370 (15): 1412 – 1421.

［17］MUTTER T C, RUTH C A, DART A B. Hydroxyethyl starch (HES) versus other fluid therapies: Effects on kidney function ［J］. Cochrane Database Syst Rev, 2013, 7: Cd007594.

［18］PERNER A, HAASE N, GUTTORMSEN A B, et al. Hydroxyethyl starch 130/0. 42 versus ringer's acetate in severe sepsis ［J］. N Engl J Med, 2012, 367 (2): 124 – 134.

［19］PEREL P, ROBERTS I, KER K. Colloids versus crystalloids for fluid resuscitation in critically ill patients ［J］. Cochrane Database Syst Rev, 2013, 2: Cd000567.

［20］QURESHI S H, RIZVI S I, PATEL N N, et al. Meta-analysis of colloids versus crystalloids in critically ill, trauma and surgical patients ［J］. The British Journal of Surgery, 2016, 103 (1): 14 – 26.

［21］ANNANE D, SIAMI S, JABER S, et al. Effects of fluid resuscitation with colloids vs crystalloids on mortality in critically ill patients presenting with hypovolemic shock: The cristal randomized trial ［J］. JAMA, 2013, 310 (17): 1809 – 1817.

［22］ROCHWERG B, ALHAZZANI W, GIBSON A, et al. Fluid type and the use of renal replacement therapy in sepsis: A systematic review and network meta-analysis ［J］. Intensive Care Med, 2015, 41 (9): 1561 – 1571.

［23］NATANSON C, KERN S J, LURIE P, et al. Cell-free hemoglobin-based blood substitutes and risk of myocardial infarction and death: A meta-analysis ［J］. JAMA, 2008, 299 (19): 2304 – 2312.

［24］BROCHARD L, ABROUG F, BRENNER M, et al. An official ATS/ERS/ESICM/SCCM/SRLF statement: Prevention and management of acute renal failure in the ICU patient: An international consensus conference in intensive care medicine ［J］. American Journal of Respiratory and Critical Care Medicine, 2010, 181 (10): 1128 – 1155.

第五章　人体白蛋白

一、适应证及剂量

1. 低血容量
首选 5% 白蛋白，需要渗透压或胶体渗透压效应（如水肿）时首选 25% 白蛋白。

2. 烧伤合并低血容量
在 12～16 岁儿童，剂量取决于血浆渗透压、蛋白浓度或生命体征，输注的同时应充分水化。

3. 心肺分流手术
12～16 岁儿童给予的白蛋白剂量 =（预期蛋白浓度 – 实际蛋白浓度）× 血浆容量 ×2。血浆容量约 40 mL/kg。

4. 血液透析
辅助用药：12～16 岁，25 g，iv。

5. 低血容量性休克
新生儿、婴儿、婴幼儿初始剂量：0.5～1.0 g/kg（5% 溶液 10～20 mL/kg），iv，后续剂量根据临床疗效、血压、贫血情况而定。年长儿初始剂量：12.5～25.0 g（250～500 mL），iv，可每 15～30 分钟重复 1 次，后续剂量应个体化。

6. 新生儿高胆红素血症
25% 白蛋白 1 g/kg，换血前 1 小时输注。

7. 卵巢过度刺激综合征
50～100 g，iv（超过 4 小时），如果必要，间隔 4～12 小时重复 1 次，或每次 10～15 g。

二、禁忌证

白蛋白的禁忌证包括循环过负荷风险的患者（如充血性心力衰竭、肾衰、稳定的慢性贫血患者等）及有白蛋白过敏病史者。

三、注意事项

可能出现循环过负荷、血压升高，推荐进行相关监测；免疫学方面，可能传播感染原，如病毒等。

四、作用机制

1. 血容量扩张剂

白蛋白是循环血量重要的调节剂，占血浆胶体渗透压的 70% ~ 80%，5% 白蛋白与同量血浆的渗透压相等，5% 白蛋白输注后增加的血容量与输注量相等；25% 白蛋白的渗透压是等量人体血浆的 5 倍，可从循环外汲取的液体量约是输注量的 3.5 倍。白蛋白可临时增加血容量，同时减少血红蛋白浓度和血液黏稠度。

2. 抗高胆红素血症

白蛋白是一种转运蛋白，可以可逆性地结合内源性或外源性物质，如胆红素、脂肪酸、激素、酶、药物、染料及微量金属等。

五、半衰期

白蛋白的半衰期为 15 ~ 20 天。

六、用法

（1）静脉滴注：25% 白蛋白可不稀释，也可用生理盐水或 5% 葡萄糖稀释；不能用无菌注射用水稀释，因为可能导致溶血和急性肾衰；不能与水解蛋白或含酒精溶液混合使用。

（2）用 16 号针头。

（3）用滤网针头。

（4）大量输注时，加温至室温。

（5）开瓶后 4 小时内使用。

（6）出现显性休克时，输注速度要尽快。

（7）有心血管疾病史者，输注速度不大于 5 ~ 10 mL/min。

（8）轻度低血容量或血容量正常者，输注速度不超过 1 ~ 2 mL/min。

（9）由于高血压者，低速输注，建议 10 g/h。注意根据患者情况及治疗反应，调整输注速度。

（10）每次使用，记录生产厂商及批号。

（11）监测对象为循环过负荷、肺水肿患者，特别是心衰患者。

第六章 机械通气

呼吸衰竭是机械通气（mechanical ventilation）的最常见指征，侵入性机械通气主要有2种通气模式：容量控制通气和压力控制通气。

第一节 机械通气策略

一、肺保护性最佳潮气量

1. 低潮气量

美国胸科协会/欧洲重症医学协会/美国重症医学协会（ATS/ESICM/SCCM）推荐（2017）：限制潮气量（tidal volume，VT）（4～8 mL/kg 理想体质量）和吸气峰压（平台压 <30 cmH$_2$O）（ATS/ESICM/SCCM 强推荐，中等置信度）[1]。

2. 循证医学证据

低潮气量＋肺保护性通气策略可能降低急性呼吸窘迫综合征（acute respiratory distress sydrome，ARDS）死亡率（有关证据详见本书第十二章）。对于非 ARDS 患者，低潮气量＋肺保护性通气策略可减少肺损伤，但是否可以降低死亡率，研究结论尚不一致。

1 项随机对照研究[2]（Ⅰ），研究对象为非 ARDS 成年患者，共 961 例，与中等潮气量（10 mL/kg）比较，低潮气量（4～6 mL/kg）不能改善 28 天及 90 天的生存率，也不能缩短 ICU 滞留时间，两者并发症发生率相似。Ann Surg[3] 2016 年刊登的一篇综述（共 1 063 例成年患者）显示（Ⅰ）：在术前有肺部疾病的外科手术患者，与常规通气（潮气量≥9 mL/kg）相比，保护性肺通气（潮气量 6～8 mL/kg＋呼气末正压，以及肺复张策略）可减少手术后肺不张、肺部感染和急性肺损伤。Cochrane[4] 的综述显示（Ⅱ），在外科手术非急性肺损伤患者（共 1 548 例）中，与潮气量≥10 mL/kg 比较，潮气量 <10 mL/kg 可降低术后肺炎发生率，并降低术后通气需求。

二、最佳呼气末正压

1. 美国胸科协会/欧洲重症医学协会/美国重症医学协会（ATS/ESICM/SCCM）推荐

中到重度 ARDS 患者，采取较高的而不是较低的呼气末正压（PEEP）（ATS/ES-ICM/SCCM 有条件的推荐，中等置信度）[1]。

2. ARDS 协作组（ARDSNet）推荐的最佳 PEEP

呼气末正压通气（positive end expiratory pressure，PEEP）和吸入浓气中的氧浓度分数（fraction of inspiration oxygen，FiO_2）联合调节，以达到最佳的血氧分压（partial pressure of oxygen，PaO_2），同时保持平台压 ≤ 30 cmH_2O 及潮气量 6 mL/kg[5]，详见表 6-1。

3. 循证医学证据

Cochrane Databose Syst Rev 刊登的综述对 2 565 例急性肺损伤或 ARDS 成年患者进行分析[6]（Ⅱ），结果显示，高水平 PEEP 可降低机械通气死亡率。1 项包括前瞻性和回顾性资料的队列研究[7]（Ⅱ），研究对象为 ARDS 机械通气儿童，共 1 134 例（平均 3.9 岁），结果显示：与等于或大于 ARDSNet 推荐的 PEEP 值相比，较低水平的 PEEP 与死亡率升高有关。

表 6-1 联合调节 PEEP 和 FiO_2 的肺保护性通气策略

$PEEP/cmH_2O$	5	8	10	12	14	16	18 ~ 24
FiO_2	0.3 ~ 0.4	0.4 ~ 05	0.5 ~ 0.7	0.7	0.7 ~ 0.9	0.9	1

三、目标氧饱和度

1 项对 16 037 例成人患者进行分析的综述显示[2]（Ⅱ），与保守氧疗（FiO_2 0.21 ~ 0.50）比较，宽松氧疗（FiO_2 0.28 ~ 1.00）增加急性病成人患者的死亡率。

另 1 项随机对照研究结果显示[8]（Ⅱ），研究对象为预计 ICU 滞留超过 72 小时的成年患者，共 480 例，随机分配到 2 个氧疗策略组中。保守氧疗组采用尽可能低的 FiO_2，以维持 PaO_2 70 ~ 100 mmHg，或 SpO_2 94% ~ 98%；常规氧疗组采用 FiO_2 ≥ 0.4，并允许 PaO_2 高达 150 mmHg 或 SpO_2 97% ~ 100%。研究结果如下：

1. 保守氧疗与常规氧疗

（1）保守氧疗与常规氧疗比较。

1）ICU 死亡率：11.6% : 20.2%（*P* = 0.03，*NNT* 12）。

2）新出现休克：3.7% : 10.6%（*P* = 0.006，*NNT* 15）。

3）新出现肝衰竭：1.9% : 6.4%（*P* = 0.02，*NNT* 23）。

4）菌血症：5.1%∶10.1%（$P = 0.049$，NNT 20）。

5）每天加权中位 PaO_2 值：87 mmHg∶102 mmHg（$P < 0.001$）。

（2）保守氧疗与常规氧疗析因分析比较。

1）住院死亡率：24.2%∶33.9%（$P = 0.03$，NNT 11）。

2）中位机械通气时间：72 小时∶48 小时（$P = 0.02$）。

（3）在新出现的呼衰、新出现的呼吸道感染（微生物学证实）、ICU 滞留时间或住院时间方面，差异无显著性。

1 项随机对照研究[9]（Ⅱ），研究对象为行侵入性机械通气患者（平均年龄 62 岁），共 104 例，随机分为保守氧合组（目标 SpO_2 为 88%～92%）和宽松氧合组（目标 SpO_2 为 96%），疗程 7 天，随访期 90 天。

2. 保守氧合组与宽松氧合组

（1）保守氧合组与宽松氧合组比较：

1）ICU 死亡率：25%∶24%（差异无显著性）。

2）90 天死亡率：40%∶37%（差异无显著性）。

3）中位 ICU 留滞天数：9∶7（差异无显著性）。

4）中位住院天数：20∶16（差异无显著性）。

（2）两组在新出现的器官功能障碍方面差异无显著性。

（3）保守氧合与较低的氧合参数有关，$P < 0.001$。

另 1 项随机对照研究[10]（Ⅱ），研究对象为脓毒性休克对液体复苏无效的机械通气成人患者，共 442 例，与以 SpO_2 88%～95% 为目标值的治疗相比，第一个 24 小时吸氧浓度为 100% 的治疗增加了 28 天死亡率。

四、高频振荡通气

美国胸科协会/欧洲重症医学协会/重症医学协会（ATS/ESICM/SCCM）不推荐中至重度 ARDS 患者常规使用高频振荡通气（ATS/ESICM/SCCM 强推荐，高置信度）[1]。有关证据详见第十二章。

五、撤机

（一）撤机拔管的一般原则

（1）每天评估自主呼吸试验（spontaneous breathing trial，SBT）（ACCP/AARC/ACCM A 级）。

（2）如果患者满足撤机准备条件，尝试改为压力支持通气、CPAP、T 形管通气进行自主呼吸试验。如果 SBT 成功（自主呼吸≥30 分钟），则评估拔管后气道保护的能力，如咳嗽力量、气道分泌物多少、管周是否漏气及精神状态等。如果条件适当，则拔管；如果条件不适当，则恢复呼吸支持通气，继续评估撤机条件。如果 SBT 失败，恢复呼吸支持。

（3）如果患者没有撤机准备，恢复呼吸支持并继续每天评估撤机条件。

（二）撤机成败判断

快速降低呼吸参数是判断撤机成败的最准确的方法。

（三）SBT 的方法

（1）把呼吸机完全支持模式转为部分支持模式，如压力支持模式、持续正压通气模式、T 管通气（无呼气末正压）。

（2）SBT 成功的标准包括：有自主呼吸，极少甚至没有呼吸支持，而且没有以下情况（成人）：呼吸频率 >30 次/分且持续 5 分钟、血氧饱和度 <90%、心率 ≥140 次/分、心率波动 >20%、收缩压 >180 mmHg 或 <90 mmHg，以及焦虑、出汗。

（3）对于 SBT 失败的呼吸衰竭患者，应查明并纠正导致 SBT 失败可逆转的病因，并进行每 24 小时 1 次自主呼吸试验（ACCP/AARC/ACCCM A 级），给予稳定的、不易造成疲倦而舒适的呼吸支持方式（ACCP/AARC/ACCCM B 级）。

（4）研究显示，对于侵入性机械通气 ≥24 小时的呼吸衰竭成年患者，压力支持通气及 T 管通气有相似的 ICU 死亡率和撤机成功率（Ⅱ），30 分钟 SBT 与 120 分钟 SBT 有相似的拔管成功率和重插管率（Ⅰ）。

（四）辅助治疗

1. 高流量鼻导管吸氧

对于撤机后再插管低风险的重症患者，与常规氧疗相比，高流量鼻导管吸氧可降低再插管率和拔管后呼吸衰竭发生率（1 水平，可能的可靠证据）。

2. 非侵入性通气

美国胸科协会（AST）等专业机构推荐非侵入性通气适用于通过了 SBT、通气超过 24 小时，但拔管失败风险高的患者（ATS/ACCP 强推荐，中等质量证据）。因为拔管后有出现上呼吸道梗阻的危险，因此，专业机构认为在确认呼吸道通畅并且患者有保护气道的能力后才能决定拔管（ACCP/AARC/ACCCM C 级）。

3. 全身激素

对于导管漏气试验失败但准备拔管的患者，可考虑于拔管前 4 小时内给予全身激素，而应用激素后则不必进行导管漏气试验（ATS/ACCP 有条件的推荐，中等质量证据）。

长期机械通气患者的撤机策略应该是缓慢的，包括逐渐延长 SBT（ACCP/AARC/ACCCM C 级）。

研究显示，对于很难撤机的患者，拔管后行非侵入性通气可增加住院生存率并降低呼吸机相关肺炎发生率（Ⅱ）。对于拔管 48 小时内的呼吸衰竭患者，非侵入性正压通气不能预防再插管或降低死亡率（Ⅰ）。据一些文献报道，程序化撤机能否减少机械通气时间及重插管还不清楚。有报道显示，在重症成人患者，与非自动化撤机策略比较，自动化撤机及 SBT 策略可缩短撤机时间（Ⅱ），其拔管失败与死亡率升高有关。

第二节　机械通气并发症

据报道，呼吸机相关性疾病很常见，估计发生率为4%～7%（机械通气例数），或10‰～15‰（通气天数），呼吸机相关性疾病与死亡率、机械通气时间、重症监护病房（ICU）滞留时间及抗菌药物使用增加有关，主要的不良事件是肺炎、液体超负荷、肺不张、ARDS[11]。

一、呼吸机相关肺炎

世界范围内，成人呼吸机相关肺炎发生率为10%～20%[12]。据1项队列研究显示[13]，2004—2009年，上海地区呼吸机相关肺炎发生率为20.8‰（ICU滞留天数）。

二、呼吸机相关肺损伤

呼吸机相关肺损伤的临床表现包括肺水肿、ARDS、气胸、皮下气肿、多器官功能障碍等[14]。所有机械通气的患者都有呼吸机相关肺损伤的风险，但合并脓毒症、大手术、创伤者，损伤风险更高[15]。

三、呼吸机相关肺损伤的机制

（一）经典机制

1．气压伤

气压伤是由高跨肺压引起。在胸腔负压极低情况下，较低的气道压力也可引起气压伤。

2．容量伤

容量伤是由肺泡过度膨胀引起，与气压伤密切相关。

3．肺不张伤

肺不张伤是由在一个潮气通气周期中不张、可再复张的肺单元周期性张开和萎陷所产生的高剪切力引起。高剪切力是在不张肺泡复张过程中所形成的含气部分与萎陷气道之间的交界面产生的。

4．生物伤

机械性肺损伤激活了促炎、促损伤反应，引起肺及肺外器官损伤，易致患者多器官损伤。

（二）局部机制

1. 肺的不均质性和剪切应变

由于相邻肺泡的依赖特性，肺区域性结构差异引起机械应力（力学应力）。1个肺单元的萎陷或膨胀，可产生邻近含气肺泡的剪切应变。

2. 肺毛细血管应力衰竭

超高肾上腺素张力或试图达到通气/血流比例，将增加肺局部血流，并增加毛细血管壁张力。肺血流增加可能加重肺损伤。

3. 应力频率及允许性高碳酸血症

肺泡伸张的强度及频率影响肺损伤，当持续潮气量及呼吸频率不足时就会产生允许性高碳酸血症，从而限制应力频率。

四、呼吸机相关鼻窦炎

1项对31项研究的综述[16]显示，机械通气超过48小时，呼吸机相关鼻窦炎发生率为27%，与呼吸机相关肺炎及血液感染风险增高有关。

五、拔管后吞咽困难

急性呼吸衰竭患者拔管后吞咽困难发生率为3%～62%，病因可能与插管时间、导管直径、脑创伤和重症引起的功能障碍、麻醉剂和抗焦虑药副作用有关[17]。1项前瞻性队列分析显示[18]，拔管后吞咽困难增加呼吸机通气ICU成年患者28天和90天的死亡率。治疗一般包括进食浓稠食物、体位技术、治疗性练习、神经肌肉刺激等[17]。

第三节　减少并发症的辅助治疗

一、俯卧位

机械通气辅以俯卧位可改善肺泡复张（特别是背部肺泡）、减少肺分流（改善通气/血流比例失调）、改善呼吸力学、促进分泌物排出、减少并改善有害性机械力分布[19]。重度ARDS患者每天采取俯卧位的时间应大于12小时（ATS/ESICM/SCCM强推荐，中–高等置信度），相关证据详见第十二章。

二、复张策略

复张策略包括短暂地升高跨肺压以张开萎陷的肺泡，尤其是对改善肺不张特别有用[1]。ARDS 患者考虑复张策略（ATS/ESICM/SCCM 有条件的推荐，低 – 中等置信度）。

根据 1 项随机对照研究[20]（Ⅱ），研究对象为中至重度 ARDS 成年患者，平均年龄 51 岁，病程 <72 小时，共 1 010 例，随机分为 ARDSNet 推荐的低 PEEP 策略组和肺复张 + PEEP 滴定策略组。肺复张 + PEEP 滴定策略为：应用大剂量神经肌肉阻滞剂，同时补液维持血流动力学稳定。步骤如下：第一步复张为升高 PEEP，并滴定到 45 cmH$_2$O，随后调低，并滴定到 11 cmH$_2$O；接着进行第二步复张，进一步调至 45 cmH$_2$O；如果达到了一定的条件，每 24 小时可进行一次复张。在容量控制模式时，PEEP 值为取得呼吸系统最大顺应性值可增加 2 cmH$_2$O，当血氧分压：吸氧浓度（PaO$_2$：FiO$_2$）稳定后或逐渐上升≥24 小时，PEEP 每 8 小时降低 2 cmH$_2$O。ARDSNet 推荐的低 PEEP 策略（ARDSNet 策略）包括：联合调节 PEEP 和 FiO$_2$，以达到理想的 PaO$_2$，同时维持平台压 ≤30 cmH$_2$O，和潮气量 4 ～6 mL/kg。随机分组前，所有患者都经过 3 小时以上低潮气量通气后，PaO$_2$：FiO$_2$≤200。最初 7 天，两组最大 PEEP 差为 4.2 cmH$_2$O（肺复张 + PEEP 滴定组平均 PEEP 为 16.2 cmH$_2$O，低 PEEP 组为 12 cmH$_2$O，$P <$ 0.001）。

肺复张 + PEEP 滴定策略与低 PEEP 策略比较：
(1) 28 天死亡率：55.3%：49.3%（$P = 0.041$，NNH 16）。
(2) 6 个月死亡率：65.3%：59.9%（$P = 0.04$，NNH 18）。
(3) 需要用血管升压药或增加其剂量，或使 1 小时内平均动脉压 < 65 mmHg [34.8%：28.3%（$P = 0.03$，NNH 15）]。
(4) 7 天内气压伤：5.6%：1.6%（$P = 0.001$，NNH 25）。
(5) 气胸：3.2%：1.2%（$P = 0.03$，NNH 50）。
(6) 住院时间：差异无显著性。

三、气管切开

美国胸内科医师协会/美国呼吸治疗协会/美国重症医学会（American College of Chest Physicians/American Association for Respiratory Care/SCCM，ACCP/AARC/SCCM）工作小组推荐（ACCP/AARC/SCCM B 级）[21]：当认为患者明显需要长期机械通气，并且通气后病情稳定可考虑气管切开，气管切开适应证包括需要高水平镇静才能耐受经喉部插管的患者；明显气促的患者，气管切开可降低呼吸肌超负荷；气管切开的患者能经口进食、通过清晰的语言进行沟通、增加活动量，从而得到心理满足；患者通过增加活动有助于进行理疗。

有关重症患者气管切开时机的早晚对临床预后影响的相关研究结论缺乏一

致性[22-25]。

第四节 机械通气期间的镇静

一、镇静深度

日本、加拿大、澳大利亚等多国专业机构推荐对机械通气患者应采取浅镇静，除非有深镇静的特殊需要[26]（SCCM 有条件的推荐，低质量证据）。

二、镇静策略

每天中断注射镇静剂对死亡率等临床预后的影响还没有一致的研究结论。

JAMA 2016 年刊登了 1 项对机械通气≥3 天共 5 539 例患者进行分析的回顾性队列研究[27]（Ⅱ），患者平均年龄为 61 岁，每天中断镇静剂注射与下列预后有关：

（1）机械通气死亡率（adjusted *HR* 0.51，95% *CI* 0.38～0.68）。

（2）住院死亡率（adjusted *HR* 0.92，95% *CI* 0.88～0.96）。

（3）生存拔管时间（adjusted *HR* 1.81，95% *CI* 1.54～2.12）。

（4）生存出院时间（adjusted *HR* 1.09，95% *CI* 0.05～1.14）。

JAMA 于 2015 年刊登了 1 项集群随机试验[28]（Ⅱ），研究对象为重症儿童，平均年龄 1.7 岁，共 2 449 例，随机分为程序化镇静方案组和常规治疗组。程序化镇静方案包括：镇静目标、觉醒评估、拔管准备试验、每 8 小时调整镇静一次及镇静撤离。程序化镇静方案与常规治疗比较结果如下：

（1）机械通气时间中位数（天）：6.5∶6.5（差异无显著性）。

（2）呼吸衰竭康复时间（天）：2.9∶2.4（差异无显著性）。

（3）住院时间中位数（天）：14∶16（差异无显著性）。

（4）90 天死亡率：5%∶7%（差异无显著性）。

（5）镇静相关副作用发生率（差异无显著性）。

2014 年 *Cochrane Database Syst Rev* 刊登的对 9 项随机对照研究（共 1 282 例）综述显示[29]，每天中断注射镇静剂不能减少重症成年患者的死亡率、住院时间、机械通气时间、ICU 滞留时间。

三、镇静剂种类

美国重症医学协会（SCCM）关于机械通气重症成年患者镇静剂使用的推荐[26]：考虑异丙酚或右美托咪定，而不是苯二氮䓬类（SCCM 有条件的推荐，低质量证据）。

根据 *Cochrane Database Syst Rev* 刊登的对 6 个随机对照研究（共 1 624 例）的综述显示，在机械通气的重症成年患者，与传统镇静剂（咪达唑仑、异丙酚、劳拉西泮）相比，右美托咪定可减少机械通气时间与 ICU 滞留时间，但增加心动过缓发生率[30]。但也有证据显示[31]，在脓毒症机械通气的成年患者，与常规镇静剂相比，右美托咪定不能降低 28 天死亡率或机械通气时间。

1 项综述显示[32]（Ⅱ），在 1 235 例机械通气患者中，使用非苯二氮䓬类镇静剂比苯二氮䓬类镇静剂的 ICU 住院时间和机械通气时间短。

1 项对长时间机械通气共 1 001 例成年患者进行的随机对照研究[33]，详细结果如下：

（1）右美托咪定组患者唤醒能力更好、更合作、疼痛交流更好。

（2）右美托咪定与咪达唑仑比较：

1）拔管时间（小时）：101∶147（$P < 0.01$）。

2）机械通气时间中位数（小时）：123∶164（$P = 0.03$）。

3）无效停药：9%∶4%（$P = 0.02$，*NNH* 20）。

4）死亡率、补充镇静、ICU 滞留时间：差异无显著性。

5）高血压：20.6%∶11.6%（$P = 0.007$ *NNH* 11）。

6）心动过缓：14.2%∶5.2%（$P < 0.001$ *NNH* 11）。

（3）右美托咪定与异丙酚比较：

1）拔管时间（小时）：69∶93（$P = 0.04$）。

2）无效停药：14%∶5%（$P < 0.001$，*NNH* 11）。

3）神经认知副作用：18%∶29%（$P = 0.008$，*NNT* 9）。

4）死亡率、达到目标镇静时间、中位机械通气时间及 ICU 滞留时间：差异无显著性。

第五节 机械通气期间的其他治疗

1. 神经肌肉阻滞剂

对于 $PaO_2/FiO_2 < 150$ 的早期 ARDS 患者，考虑持续静脉注射神经肌肉阻滞剂（ACCM/SCCM 弱推荐，中等质量证据）[34]。儿童用药详见第十二章。

2. 气体湿化

Cochrane Database Syst Rev 刊登的综述[35]（Ⅱ）显示，加热湿化转换器和加热温化器对于机械通气成人患者有相似的死亡率、自发性呼吸道梗阻和肺炎风险。

3. 音乐疗法

Cochrane Database Syst Rev 刊登的综述[36]（Ⅱ）显示，音乐疗法可改善机械通气患者的焦虑。

4. 胃肠出血的预防

机械通气大于 48 小时，出现应激性溃疡和胃肠出血的风险即上升[37]。

（1）组胺 2（H2）受体拮抗剂：可降低大部分患者胃肠出血的风险，但对死亡率的影响的相关研究结论缺乏一致性[38]（Ⅱ）。对于已经接受肠道营养的重症患者，H2受体拮抗剂不能降低上消化道出血风险，并有可能增加死亡率和院内感染性肺炎发生率[39]（Ⅱ）。

（2）硫糖铝：与 H2 受体拮抗剂一样可减少胃肠出血，并可降低肺炎的风险[40]（Ⅰ）。

（3）质子泵抑制剂：与 H2 受体拮抗剂比较，质子泵抑制剂可减少重症患者胃肠出血的风险[41]（Ⅱ）。

（4）肠道营养：肠道营养是重症患者常规治疗的一部分，不予单纯肠道营养与单用抑酸剂对预防胃肠出血的比较的随机对照研究。大部分肠道营养的患者也许不需要抑酸剂预防，但对于某些患者（如烧伤、颅脑损伤或大出血），单纯肠道营养还不足够。另有报道，加用 H2 受体拮抗剂或其他酸抑制剂作预防，可增加重症患者胃肠出血的风险[42]。

第六节　辅助治疗的疗效比较

1 项回顾性队列研究（共 5 539 例）显示[27]（Ⅱ），SBT 与机械通气超过 3 天的患者的呼吸机相关死亡率和其他不良预后发生率降低有关，研究结论如下：

（1）自主呼吸试验与下列情况有关：

1）呼吸机相关死亡率（校正 HR 0.28，95% CI 0.20～0.38）。

2）呼吸机相关事件（校正 HR 0.55，95% CI 0.40～0.76）。

3）感染性呼吸机相关并发症（校正 HR 0.6，95% CI 0.37～1.00）。

4）存活拔管时间（校正 HR 2.48，95% CI 2.23～2.76）。

（2）床头抬高与减少生存拔管时间有关［校正 HR 1.38，95% CI 1.14～1.68］。

（3）血栓预防与减少生存拔管时间有关（校正 HR 2.57，95% CI 1.80～3.66）。

（4）洗必泰口腔护理与下列有关：

1）增加呼吸机相关死亡率（校正 HR 1.63，95% CI 1.15～2.31）。

2）降低感染性呼吸机相关并发症发生率（校正 HR 0.6，95% CI 0.36～1.00）。

（5）应激性溃疡预防与呼吸机相关肺炎风险增加有关（校正 HR 7.69，95% CI 1.44～41.1）。

第七节 相关疾病机械通气特点

一、儿童急性呼吸窘迫综合征

详见第十二章相关内容。

二、高碳酸血症呼吸衰竭

（一）专业机构相关推荐

英国胸科协会/重症监护协会（BTS/Intensive Care Society，BTS/ICS）关于急性高碳酸性呼吸衰竭通气治疗指南有关推荐[43]：

1. 侵入性机械通气模式

尽早开始自主呼吸，尽早从控制通气转为辅助通气（BTS/ICS C 级）。但严重气流梗阻、慢性高碳酸血症或因肌无力触发不足的患者仍应继续控制通气（BTS/ICS C 级）；对于梗阻性疾病患者，应选择控制通气模式，直到气道阻力降低为止（BTS/ICS 良好的做法）。

2. 机械通气策略

（1）在控制通气期间，应尽量减少肺动态过度膨胀（BTS/ICS C 级）。延长呼气时间［即呼吸比（I：E）≥ 1：3］，减少呼吸频率（10 ～ 15 次/分）（成人）。在控制通气模式时，只有采取深度镇静才能达到通气目标。

（2）对于严重梗阻性疾病，有必要采取允许性高碳酸血症（目标 pH 7.20 ～ 7.25），以避免高气道压力（BTS/ICS D 级）。

（3）不推荐常规使用碳酸酐酶抑制剂（BTS/ICS C 级）。

（4）外源性 PEEP 通常不超过 12 cmH_2O（BTS/ICS C 级），外源性 PEEP 高于内源性 PEEP 也许是有害的。

（5）急性发作患者，其高碳酸性呼吸衰竭治疗的目标氧饱和度是 88% ～ 92%（BTS/ICS A 级）。

（6）对于所有高碳酸性呼吸衰竭患者，其治疗的目标氧饱和度是 88% ～ 92%（BTS/ICS 良好的做法）。

3. 滴定镇静

滴定镇静以达到特定的清醒水平（BTS/ICS B 级）。

4. 避免呼吸机不同步

对于所有烦躁不安的患者，均应考虑呼吸机不同步（BTS/ICS C 级）。

5. 及时调整呼吸机参数

对呼吸机需求可因病情改善而发生改变，应常规调整呼吸机参数（BTS/ICS C 级）。

6. 气管切开

在机械通气 7 天内，不推荐常规气管切开（BTS/ICS A 级）。气管切开的适应证及时机因人而异（BTS/ICS D 级）。对于急性高碳酸性呼吸衰竭的慢性阻塞性肺疾病（chronic obstructive pulmonary diseases，COPD）患者以及大部分神经肌肉性疾病或肥胖低通气综合征患者，应考虑拔管后非侵入性支持通气，而不是气管切开（BTS/ICS 良好的做法）。对于神经肌肉性疾病的患者，气管切开前应考虑多学科因素，并应与患者和家庭护理人员讨论后才能决定（BTS/ICS 良好的做法）。

（二）危重哮喘综合征通气策略

1. 允许性高碳酸血症

美国国家心肺血液研究所（National Heart, Lung, and Blood Institute，NHLBI）推荐允许性高碳酸血症或控制性低通气（NHLBI C 级证据）。

给予足够的呼气时间，以减少气闭及内源性呼气末压力。要治疗的临床问题首先是肺动态过度膨胀，其次是气体交换异常。要经常评估内源性 PEEP 和肺动态过度膨胀。建议初始呼吸机参数设置为：潮气量 6 ～ 8 mL/kg、呼吸频率 8 ～ 12 次/分，并根据患者呼吸力学个体化设置（成人）；分钟通气量 8 ～ 10 L/分；吸呼比（I：E）1：3 ～1：4，甚至更低；吸气流量 100 L/分，若平台压 <30 cmH_2O，则是安全的；为防止气压伤，尽量维持平台压 <35 cmH_2O；外源性 PEEP 5 ～ 10 cmH_2O；FiO_2 100%，但数小时后应快速降低到 50%。如果 pH≥7.2，患者可较好地耐受高碳酸血症（如 $PaCO_2$ <100 mmHg）。1 项研究报道，2 名 $PaCO_2$ >150 mmHg 及 pH <7 的危重哮喘持续状态患者成功地进行了机械通气[44]。但对于心肺骤停的患者，如果可能，应该维持 $PaCO_2$ 在正常范围，以防止脑血管扩张和脑水肿。

2. 氧气支持

吸入氧 FiO_2 为 30% ～ 50% 在最初数小时通常是足够的。如果需要较高的吸氧浓度，则提示可能存在其他的情况，如气胸、肺炎、气管异物等。

（三）儿童哮喘急性恶化通气策略

NHLBI 关于哮喘危重状态的相关推荐[45]：

1. 哮喘危重状态需气管插管

表现为呼吸暂停及昏迷的患者，应进行气管插管（这是气管插管的绝对指征），其他气管插管指征则依临床判断而定（NHLBI D 级证据）。对于先兆呼吸衰竭的患者，如果认为需要，即应进行插管（NHLBI D 级证据）。由于哮喘患者插管困难，因此，应选择在呼吸停止危机出现前插管。先兆呼吸衰竭的临床表现为：持续或进行性高碳酸血症、疲惫、神志改变，强烈提示需呼吸支持（NHLBI D 级）。由于呼吸衰竭进展快并且很难逆转，因此，早期诊治极为重要。应由熟悉气管插管和气道管理的医生进行插管。一般认为如有必要插管，就不应延误，因此插管常在急诊室或病房内进行。然后患儿应转入儿童重症监护室（pediatric intensive care unit，PICU）或有 PICU 的医疗机构。病情危重或疗效缓慢即使没有插管的患者，转入 ICU 也是有好处的，在 ICU 可进行密切监测并在必要时进行插管。开始正压通气后常并发低血压，因此，临床医生必须注意维持或补充血容量。

2. 允许性高碳酸血症

推荐"允许性高碳酸血症"或"控制性低通气"策略（NHLBI C 级证据）。允许性高碳酸血症可给予适当的氧合和通气，同时最小化气道高压力和气压伤。为满足适当的氧合，可按需使用较高吸氧浓度，接受高碳酸血症，调节潮气量、呼吸频率和呼吸比，以最小化呼吸道压力。酌情请有关呼吸机专家会诊或共同处理。

3. β-2 受体激动剂

推荐机械通气患者继续使用短效 β-2 受体激动剂，但无足够的证据支持或反对这样做。

小　结

没有哪一种通气模式比另一种更有优势。急性呼吸窘迫综合征或急性肺损伤患者应考虑肺保护性通气策略：应用较低的潮气量（4 ～ 8 mL/kg）和平台压（<30 cmH$_2$O）。中重度 ARDS 患者，不推荐常规使用高频振荡通气。肺保护性通气策略可降低 ARDS 死亡率。考虑保守的氧合策略：采取较低的目标 SpO$_2$（94% ～ 98%），而不是较高的 SpO$_2$（如97% ～ 100%），可降低机械通气重症患者的死亡率及并发症发生率。注意评估血流动力学是否稳定、通气是否适当，每天评估撤机准备试验（自主呼吸试验）。对于机械通气患者，与其他措施相比，"快速降低呼吸参数"方法可最准确预测撤机成败。

参考文献

[1] FAN E，DEL SORBO L，GOLIGHER E C，et al. An official American Thoracic Society/European Society of Intensive Care Medicine/Society of Critical Care Medicine Clinical practice guideline：mechanical ventilation in adult patients with acute respiratory distress syndrome [J]. Am J Respir Crit Care Med，2017，195（9）：1253 – 1263.

[2] SIMONIS F D，SERPA NETO A，BINNEKADE J M，et al. Effect of a low vs intermediate tidal volume strategy on ventilator-free days in intensive care unit patients without ards：a randomized clinical trial [J]. JAMA，2018，320（18）：1872 – 1880.

[3] YANG D，GRANT M C，STONE A，et al. A meta-analysis of intraoperative ventilation strategies to prevent pulmonary complications：is low tidal volume alone sufficient to protect healthy lungs？ [J]. Ann Surg，2016，263（5）：881 – 887.

[4] GUAY J，OCHROCH E A，KOPP S. Intraoperative use of low volume ventilation to decrease postoperative mortality，mechanical ventilation，lengths of stay and lung injury in adults without acute lung injury [J]. Cochrane Database Syst Rev，2018，7：Cd011151.

［5］ BROWER R G, MATTHAY M A, MORRIS A, et al. Ventilation with lower tidal volumes as compared with traditional tidal volumes for acute lung injury and the acute respiratory distress syndrome ［J］. N Engl J Med, 2000, 342 (18): 1301 – 1308.

［6］ SANTA CRUZ R, ROJAS J I, NERVI R, et al. High versus low positive end-expiratory pressure (PEEP) levels for mechanically ventilated adult patients with acute lung injury and acute respiratory distress syndrome ［J］. Cochrane Database Syst Rev, 2013, 6: Cd009098.

［7］ KHEMANI R G, PARVATHANENI K, YEHYA N, et al. Positive end-expiratory pressure lower than the ards network protocol is associated with higher pediatric acute respiratory distress syndrome mortality ［J］. Am J Respir Crit Care Med, 2018, 198 (1): 77 – 89.

［8］ GIRARDIS M, BUSANI S, DAMIANI E, et al. Effect of conservative vs conventional oxygen therapy on mortality among patients in an intensive care unit: the oxygen-icu randomized clinical trial ［J］. JAMA, 2016, 316 (15): 1583 – 1589.

［9］ PANWAR R, HARDIE M, BELLOMO R, et al. Conservative versus liberal oxygenation targets for mechanically ventilated patients: a pilot multicenter randomized controlled trial ［J］. American Journal of Respiratory and Critical Care Medicine, 2016, 193 (1): 43 – 51.

［10］ ASFAR P, SCHORTGEN F, BOISRAME-HELMS J, et al. Hyperoxia and hypertonic saline in patients with septic shock (hypers2s): a two-by-two factorial, multicentre, randomized, clinical trial ［J］. The Lancet Respiratory Medicine, 2017, 5 (3): 180 – 190.

［11］ KLOMPAS M. Potential strategies to prevent ventilator-associated events ［J］. Am J Respir Crit Care Med, 2015, 192 (12): 1420 – 1430.

［12］ KOLLEF M H, CHASTRE J, FAGON J Y, et al. Global prospective epidemiologic and surveillance study of ventilator-associated pneumonia due to pseudomonas aeruginosa ［J］. Crit Care Med, 2014, 42 (10): 2178 – 2187.

［13］ TAO L, HU B, ROSENTHAL VD, et al. Device-associated infection rates in 398 intensive care units in Shanghai, China: International Nosocomial Infection Control Consortium (INICC) findings ［J］. International Journal of Infectious Diseases, 2011, 15 (11): e774 – 780.

［14］ SLUTSKY A S, RANIERI V M. Ventilator-induced lung injury ［J］. N Engl J Med, 2013, 369 (22): 2126 – 2136.

［15］ BEITLER J R, MALHOTRA A, THOMPSON B T. Ventilator-induced lung injury ［J］. Clinics in Chest Medicine, 2016, 37 (4): 633 – 646.

［16］ AGRAFIOTIS M, VARDAKAS K Z, GKEGKES I D, et al. Ventilator-associated sinusitis in adults: systematic review and meta-analysis ［J］. Respiratory Medicine, 2012, 106 (8): 1082 – 1095.

［17］ RASSAMEEHIRAN S, KLOMJIT S, MANKONGPAISARNRUNG C, et al. Postextubation dysphagia ［J］. Proceedings (Baylor University Medical Center), 2015, 28 (1): 18 – 20.

［18］ SCHEFOLD J C, BERGER D, ZURCHER P, et al. Dysphagia in mechanically ventilated icu patients (dynamics): a prospective observational trial ［J］. Crit Care Med, 2017, 45 (12): 2061 – 2069.

［19］ FAN E, NEEDHAM D M, STEWART T E. Ventilatory management of acute lung injury and acute respiratory distress syndrome ［J］. JAMA, 2005, 294 (22): 2889 – 2896.

［20］ CAVALCANTI A B, SUZUMURA E A, LARANJEIRA L N, et al. Effect of lung recruitment and titrated positive end-expiratory pressure (PEEP) vs low peep on mortality in patients with acute respiratory distress syndrome: a randomized clinical trial ［J］. JAMA, 2017, 318 (14): 1335 – 1345.

［21］ MACINTYRE N R, COOK D J, ELYEW J R, et al. Evidence-based guidelines for weaning and discontinuing ventilatory support: a collective task force facilitated by the american college of chest physicians; the american association for respiratory care; and the american college of critical care medicine [J]. Chest, 2001, 120 (6 Suppl): 375s – 395s.

[22] HOSOKAWA K, NISHIMURA M, EGI M, et al. Timing of tracheotomy in ICU patients: a systematic review of randomized controlled trials [J]. Critical Care (London, England), 2015, 19: 424.

[23] ANDRIOLO B N, ANDRIOLO R B, SACONATO H, et al. Early versus late tracheostomy for critically ill patients [J]. Cochrane Database Syst Rev, 2015, 1: Cd007271.

[24] LIU C C, LIVINGSTONE D, DIXON E, et al. Early versus late tracheostomy: a systematic review and meta-analysis [J]. Otolaryngology—Head and Neck Surgery, 2015, 152 (2): 219 – 227.

[25] GESSLER F, MUTLAK H, LAMB S, et al. The impact of tracheostomy timing on clinical outcome and adverse events in poor-grade subarachnoid hemorrhage [J]. Crit Care Med, 2015, 43 (11): 2429 – 2438.

[26] DEVLIN J W, SKROBIK Y, GELINAS C, et al. Clinical practice guidelines for the prevention and management of pain, agitation/sedation, delirium, immobility, and sleep disruption in adult patients in the ICU [J]. Crit Care Med, 2018, 46 (9): e825 – e873.

[27] KLOMPAS M, LI L, KLEINMAN K, et al. Associations between ventilator bundle components and outcomes [J]. JAMA, 2016, 176 (9): 1277 – 1283.

[28] CURLEY M A, WYPIJ D, WATSON R S, et al. Protocolized sedation vs usual care in pediatric patients mechanically ventilated for acute respiratory failure: a randomized clinical trial [J]. JAMA, 2015, 313 (4): 379 – 389.

[29] BURRY L, ROSE L, MCCULLAGH I J, et al. Daily sedation interruption versus no daily sedation interruption for critically ill adult patients requiring invasive mechanical ventilation [J]. Cochrane Database Syst Rev, 2014, 7: Cd009176.

[30] CHEN K, LU Z, XIN Y C, et al. Alpha-2 agonists for long-term sedation during mechanical ventilation in critically ill patients [J]. Cochrane Database Syst Rev, 2015, 1: Cd010269.

[31] KAWAZOE Y, MIYAMOTO K, MORIMOTO T, et al. Effect of dexmedetomidine on mortality and ventilator-free days in patients requiring mechanical ventilation with sepsis: a randomized clinical trial [J]. JAMA, 2017, 317 (13): 1321 – 1328.

[32] FRASER G L, DEVLIN J W, WORBY C P, et al. Benzodiazepine versus nonbenzodiazepine-based sedation for mechanically ventilated, critically ill adults: a systematic review and meta-analysis of randomized trials [J]. Crit Care Med, 2013, 41 (9 Suppl 1): S30 – S38.

[33] JAKOB S M, RUOKONEN E, GROUNDS R M, et al. Dexmedetomidine vs midazolam or propofol for sedation during prolonged mechanical ventilation: two randomized controlled trials [J]. JAMA, 2012, 307 (11): 1151 – 1160.

[34] MURRAY M J, DEBLOCK H, ERSTAD B, et al. Clinical practice guidelines for sustained neuromuscular blockade in the adult critically ill patient [J]. Crit Care Med, 2016, 44 (11): 2079 – 2103.

[35] GILLIES D, TODD D A, FOSTER J P, et al. Heat and moisture exchangers versus heated humidifiers for mechanically ventilated adults and children [J]. Cochrane Database Syst Rev, 2017, 9: Cd004711.

[36] BRADT J, DILEO C. Music interventions for mechanically ventilated patients [J]. Cochrane Database Syst Rev, 2014, 12: Cd006902.

[37] ALHAZZANI W, ALSHAHRANI M, MOAYYEDI P, et al. Stress ulcer prophylaxis in critically ill patients: review of the evidence [J]. Polskie Archiwum Medycyny Wewnetrznej, 2012, 122 (3):

107 - 114.

[38] TOEWS I, GEORGE A T, PETER J V, et al. Interventions for preventing upper gastrointestinal bleeding in people admitted to intensive care units [J]. Cochrane Database Syst Rev, 2018, 6: Cd008687.

[39] MARIK P E, VASU T, HIRANI A, et al. Stress ulcer prophylaxis in the new millennium: a systematic review and meta-analysis [J]. Crit Care Med, 2010, 38 (11): 2222 - 2228.

[40] HUANG J, CAO Y, LIAO C, et al. Effect of histamine-2-receptor antagonists versus sucralfate on stress ulcer prophylaxis in mechanically ventilated patients: a meta-analysis of 10 randomized controlled trials [J]. Critical Care (London, England), 2010, 14 (5): R194.

[41] ALSHAMSI F, BELLEY-COTE E, COOK D, et al. Efficacy and safety of proton pump inhibitors for stress ulcer prophylaxis in critically ill patients: a systematic review and meta-analysis of randomized trials [J]. Critical care (London, England), 2016, 20 (1): 120.

[42] HURT R T, FRAZIER T H, MCCLAVE S A, et al. Stress prophylaxis in intensive care unit patients and the role of enteral nutrition [J]. JPEN J Parenter Enteral Nutr, 2012, 36 (6): 721 - 731.

[43] DAVIDSON A C, BANHAM S, ELLIOTT M, et al. BTS/ICS guideline for the ventilatory management of acute hypercapnic respiratory failure in adults [J]. Thorax, 2016, 71 Suppl 2: ii1 - 35.

[44] MUTLU G M, FACTOR P, SCHWARTZ D E, et al. Severe status asthmaticus: Management with permissive hypercapnia and inhalation anesthesia [J]. Crit Care Med, 2002, 30 (2): 477 - 480.

[45] BUSSE W W. Expert panel report 3 (epr-3): Guidelines for the diagnosis and management of asthma-summary report 2007 [J]. The Journal of Allergy and Clinical Immunology, 2007, 120 (5 Suppl): S94 - 138.

第七章　体外膜肺氧合

体外膜肺氧合（extracorporeal membrane oxygenation，ECMO）是从患者静脉系统引出血液，经氧合后送回静脉系统（VV-ECMO）或动脉系统（VA-ECMO），是对经过最佳常规治疗无效的心力衰竭（简称心衰）、呼吸衰竭或心肺衰竭患者的支持疗法（图7-1）。VV-ECMO用于对呼吸衰竭患者的支持，VA-ECMO用于对心衰或心肺衰竭患者的支持。

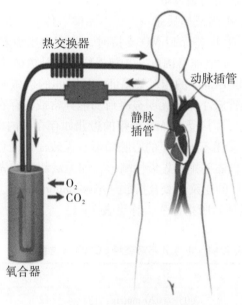

图7-1　ECMO疗法示意

第一节　适应证和禁忌证

一、适应证

1. **体外生命支持组织（Extracorboreal Life Support Organization，ELSO）关于体外生命支持综合指南**

体外生命支持适用于急性重度心力衰竭或肺衰竭、常规治疗失败的患者：死亡风

险 >80% 的大部分患者；死亡风险 >50% 的患者也可考虑。

2．文献报道的适应证

其他 ECMO 适应证因指南而异，文献报道的适应证包括[1-3]：

（1）心脏术后不能撤离心肺旁路的患者。

（2）低氧性呼吸衰竭（$PaO_2/FiO_2 < 150$ mmHg，且 $FiO_2 > 0.9$，Murray 评分 2 ～ 3 分）。

（3）ARDS（可能需要体外氧合和/或体外二氧化碳移除）。

（4）任何原因重度心衰。

（5）心肺移植后原发性移植器官功能衰竭。

3．过渡治疗措施

ECMO 可用作心脏移植前或心脏机械辅助设备放置前的过渡治疗措施[1,2]。

4．新生儿 ECMO 呼吸支持适应证

适应证为：①孕周 >34 周或体质量 >2 kg。胎龄、体质量是进行 ECMO 支持前需要考虑的。胎龄 <34 周新生儿进行 ECMO 支持时，脑室内出血发生率非常高；体质量 <2kg 患儿，动静脉纤细，插管非常困难。②肺损伤可逆且机械通气时间 <10 ～ 14 天。机械通气 >10 ～ 14 天也是 ECMO 的相对禁忌证，长时间的机械通气和高浓度氧引起的肺损伤，肺功能恢复可能性较小。③无明显凝血功能异常或不存在不能控制的出血。患儿的凝血功能状态非常重要，接受 ECMO 治疗的患儿如存在颅内出血，ECMO 期间全身肝素化会加重颅内出血。④无不可纠正的心脏畸形、无致命性染色体畸形、无不可逆的大脑损伤。ECMO 支持前也需要排除先天性畸形，如无法纠正的先天性心脏病、致命性染色体畸形等。根据 ELSO 的建议，氧合指数（oxygenation index，OI）是目前衡量肺功能并作为决定 ECMO 的具体呼吸指标[4]，详见表 7 -1。

表 7 -1　新生儿呼吸衰竭 ECMO 入选指标①

呼吸支持指标	标准
$AaDO_2$②	>605 ～ 620 mmHg，持续 4 ～ 12 h
OI③	>35 ～ 60，持续 0.5 ～ 6 h
PaO_2	< 35 mmHg 或 60 mmHg，持续 2 ～ 12 h
酸中毒或休克	pH <7.25 持续 2 h 或伴有低血压
低氧血症迅速恶化	$PaO_2 < 30$ ～ 40 mmHg

注：①50% 的 ECMO 治疗中心采用 1 个以上的呼吸衰竭指标。②$AaDO_2$ 是指肺泡和动脉氧分压之间的差值，在海平面条件下，$AaDO_2 =$（大气压强 $- 47 - PaCO_2 - PaO_2$）$/FiO_2$。③$OI =$（$MAP \times FiO_2 \times 100$）$/PaO_2$。

5．儿童 ECMO 呼吸支持适应证

ECMO 非新生儿期儿科患者呼吸支持的地位仍无法确定，目前并没有随机对照研究资料支持 ECMO 疗效优于常规治疗方法。但从新生儿及成人资料来看，对于内科治疗无效的呼吸衰竭患儿，ECMO 支持具有积极的临床意义。对于儿童呼吸衰竭 ECMO 应用时机和指征把握与成人及新生儿基本一致[4]。

6. 儿童 ECMO 循环支持适应证

大部分为复杂先天性心脏病术后低心排出量综合征及暴发性心肌炎[4]。

当考虑 ECMO 时，要进行充分的病情评估和穿刺置管，必要时转送其他医疗机构，并应注意防止并发症（如采取肺保护性通气以避免呼吸机相关肺损伤），同时还应考虑器官康复的可能性，如果认为器官衰竭经治疗和休息可以逆转的，进行 ECMO 治疗可能是适当的。对于呼衰患者，ECMO 治疗的目标是恢复肺功能。对于心衰患者，如果认为器官功能不能恢复，应适当考虑心脏移植或机械辅助装置作为过渡措施或终点治疗[1,2]。

二、禁忌证

文献报道的禁忌证包括：不可治愈和/或恶性肿瘤转移、重度功能障碍、不能控制的出血或有抗凝治疗禁忌证、颅内出血、坏死性肺炎、考虑 ECMO 前高压力的正压通气≥1周、重度脑损伤、无人发现的心脏骤停或长时间的心脏骤停、移植物抗宿主病、主动脉瓣关闭不全[1,2,5]。

第二节　转送 ECMO 中心

根据对转运至美国密歇根州 ECMO 中心的 ECMO 成年患者共 221 例（转运组）分析综述显示[6]（Ⅲ），与所有体外生命支持组织（ELSO）登记在册病例（非转运组）进行比较，两组生存率无显著差异，但初始呼吸指征的转运组儿科患者生存率较高（79%：56%，$P = 0.012$）。但另 1 项研究对象为 A 型 H1N1 流感并呼衰患者的回顾性研究显示[7]（Ⅱ），与非转运患者（平均年龄为 37 岁，共 75 例）比较，转运到 ECMO 中心的患者（平均年龄为 36 岁，共 80 例）死亡率较低。

第三节　呼吸衰竭的处理

一、VV-ECMO

VV-ECMO 用于呼吸衰竭的支持[1,2,8]，文献报道根据呼吸指征需要 ECMO 治疗的成人患者生存率为 55% ~ 57%[9,10]，ELSO 登记处报道的死亡率为 56%。

根据 1 项随机对照研究[11]，研究对象为极重度 ARDS 成年患者，共 249 例，治疗包括气管插管、机械通气 < 7 天，随机分为 VV-ECMO 组和常规治疗组，随访期为 60 天。常规治疗包括：遵循肺复张策略的机械通气、神经肌肉阻滞剂及长时间俯卧位等。常规治疗组的患者如果出现顽固性低氧血症（氧饱和度 < 80% 持续 6 小时）可接受 ECMO 治疗，作为拯救治疗措施。符合以下 3 条标准之一者，即可诊断为极重度 ARDS：$PaO_2：FiO_2 < 50$ mmHg 持续 3 小时；$PaO_2：FiO_2 < 80$ mmHg 持续 6 小时；动脉血 pH < 7.25，并且 $PaCO_2 \geqslant 60$ mmHg 持续 > 6 小时。治疗失败的定义是：ECMO 组死亡，常规治疗组死亡或转至 ECMO 治疗。常规治疗组有 28% 的患者平均治疗 6.5 天后转至 ECMO 治疗。ECMO 与常规治疗比较：

（1）60 天死亡率：35%：46%（RR 0.76，95% CI 0.55 ～ 1.04）（差异无显著性）。

（2）60 天治疗失败率：35%：58%（P < 0.001，NNT 5）。

（3）缺血性中风：0%：5%（P < 0.05，NNT 20）。

（4）出血（需要输血）：46%：28%（P < 0.05，NNH 5）。

（5）血小板减少症：40%：32%（差异无显著性）。

1 项回顾性队列研究[12]（Ⅱ），对常规机械通气和 ECMO 治疗 ARDS 患者共 168 例进行评价，ICU 总死亡率为 29%。多因素分析显示，ECMO 头 3 天采取较高 PEEP 可降低死亡率（OR 0.75，95% CI 0.64 ～ 0.88）。与死亡率增加有关的因素包括：开始 ECMO 治疗前，平台压 > 30 cmH_2O（OR 5.18，95% CI 1.88 ～ 14.31）；ECMO 治疗第 3 天较低的乳酸水平（OR 4.77，95% CI 2.12 ～ 10.73）；入院到开始 ECMO 治疗的时间延长（OR 1.15，95% CI 1.06 ～ 1.26）。

据报道，ECMO 预后不良的相关因素还包括：较大年龄、ECMO 前机械通气时间较长、衰竭器官数目较多、ECMO 前呼吸系统顺应性低、免疫抑制[9]（Ⅲ）。

二、体外二氧化碳脱除

体外二氧化碳脱除（extracorporeal carbon dioxide removal，$ECCO_2R$）是通过体外气体透过膜移除人体血流中的二氧化碳，而没有提供明显氧合的一种治疗方法。通常用于不可避免高碳酸血症的治疗，如低潮气量肺保护性通气合并高碳酸血症[13]。

有学者对 14 项评价 ECMO 二氧化碳脱除研究进行了综述，其中 2 项随机对照研究和 12 项观察性研究，诊断为 ARDS 并呼吸衰竭，共 495 例，各有 7 项研究分别采取 VA-ECMO 和 VV-ECMO，结果显示体外二氧化碳脱除不改善死亡率[14]（Ⅱ）。

1 项随机对照研究[15]（Ⅱ），将经最优化治疗并高 PEEP 机械通气治疗 24 小时后的 ARDS 患者共 79 例，随机分为低潮气量（3 mL/kg）通气同时进行 $ECCO_2R$ 组和 ARDS-Net 方案无 $ECCO_2R$ 组。两组在以下方面进行比较，差异无显著性：

（1）第 28 天无机械通气天数：10：9。

（2）第 60 天无机械通气天数：33：29。

（3）住院天数：47：35。

（4）ICU 滞留天数：31：23。

（5）住院死亡率：17.5%：15.4%。

对 $PaO_2/FiO_2 \leqslant 150$ mmHg 的患者亚组进行分析，低潮气量并 $ECCO_2R$ 策略组与 ARDSNet 组在住院第 28 和 60 天时无呼吸机支持天数比较分别是 11：5（$P = 0.03$）和 41：28（$P = 0.03$）。

Am J Respir Crit Care Med 于 1994 年刊登了 1 项小样本的随机对照研究[16]（Ⅱ），研究中将 40 例重度 ARDS 患者，随机分为压力控制反比通气 + 低频正压通气 + $ECCO_2R$ 组和常规机械通气组。第 30 天两组生存率比较：33%：42%，差异无显著性。

Cochrane Database Syst Rev 于 2015 年刊登的综述未发现其他评价 $ECCO_2R$ 的研究资料[17]。

与 VA-ECMO 比较，VV-ECMO 可以减少神经系统并发症，增加冠脉氧合，因此近些年儿科领域 VV-ECMO 模式的应用增多。儿童传统的 VV-ECMO 多选择颈内静脉和股静脉置管，但改良单管双腔导管在儿科领域不断增多，其好处有：①氧合血通过中部端口回输后经三尖瓣直接注入右心室，最大限度减少再循环而降低氧合血的分流；②避免股静脉插管，仅用一根静脉，对患者损伤少；③操作简便，利于紧急实施 VV-ECMO；④方便患者活动或搬运。其缺点为：操作技术要求高、费用高[18]。

第四节　心力衰竭的处理

VA-ECMO 是从人体静脉系统引出血液并予以氧合，然后以体循环压力泵回动脉系统。用于支持心脏衰竭和呼吸衰竭[1,2]。

据报道[19,20]，原发心脏指征的成人患者，出院生存率为 21% ~ 71%，ELSO 登记报道生存率为 38%。

1 项对突发心律失常合并心源性休克的成年患者（平均年龄 52 岁，共 26 例，最佳药物治疗无效）ECMO 进行的分析显示，61.5% 在 ECMO 3 小时内恢复稳定的窦性心律，死亡率为 50%（死亡的中位时间为 4 天）[20]（Ⅲ）。

1 项研究对 212 例 ECMO 患者进行病案分析，实验组与对照组进行比较，结果显示[21]：

（1）预后不良的相关因素：

1）心脏指征（70%：39%，$P < 0.001$）。

2）年龄（岁）越大预后越差（53：47，$P = 0.007$），特别是心力衰竭患者。

3）ECMO 前需要心血管支持（99%：91%，$P = 0.02$）。

4）输血较多（48 U：24 U，$P = 0.005$）。

5）并发症（99%：87%，$P < 0.001$）。

（2）呼吸衰竭患者 ECMO 预后不良的相关因素：

1）ECMO 前更多的呼吸机支持天数（6：3，$P = 0.01$）。

2）更高吸气峰压（cmH_2O）（39：35，$P = 0.02$）。

3）更低的肺顺应性（mL/cmH$_2$O）（19∶25，$P=0.008$）。

（3）全部病例中，并发症发生率为95%，最常见的并发症（发生率>50%）包括：需要透析的肾功能衰竭（肾衰）、出血、多系统器官衰竭/休克。

第五节 呼吸机管理

1. 呼吸机管理

采取肺保护性通气策略：低平台压、低潮气量、低呼吸频率，维持PEEP在5～10 cmH$_2$O及FiO$_2$在基础设置[2]。

2. 低氧血症的处理

增加ECMO管路的血流量和FiO$_2$，而不是调节呼吸机的FiO$_2$和PEEP[2,5]。

3. 高碳酸血症的处理

增加ECMO管路的新鲜空气流量（扫气），而不是改变呼吸机的分钟通气量[2,5]。

对于VV-ECMO患者，在适中的机械通气条件下（如：潮气量6 mL/kg，平台压<30 cmH$_2$O，PEEP 5～12 cmH$_2$O，呼吸频率<25次/分，FiO$_2$<30%），患者呼吸功能可以维持适当通气时，可以尝试撤除ECMO试验[1,2,5]：撤机试验期间，可以考虑维持低扫气（流量<2 L/min）或停止扫气（流量<1 L/min）。经1～4小时观察病情稳定后，可以撤除ECMO导管。

第六节 药 物 治 疗

关于成人ECMO药物剂量调节的证据有限[8]。药动学改变包括[5,8]：分布容积增加、药物清除率降低（增加药物浓度）、ECMO管路药物附着（增加药物浓度）。德国麻醉学和重症监护医学学会/德国重症监护和急诊医学跨学科学会（German Society of Anaesthesiology and Intensive Care Medicine/German Interdisciplinary Association for Intensive Care and Emergency Medicine，DGAI/DIVI）认为，对于还没有拔管的患者，应进行浅镇静，以改善舒适度，防止套管移位和导管错位或咳嗽（防止管路内溶血）；要采取严格的目标镇静定义，包括经常监测并持续调整要求达到的镇静水平（DGAI/DIVI A级，5水平）[22]，当定义目标的躁动－镇静评分（Richmond Agitation-Sedation Scale，RASS）时，要考虑到创伤后应激障碍的高危因素，尽量保证安全的前提下RASS取0分（觉醒），维持较高的觉醒水平以便能进行体能锻炼（DGAI/DIVI B级，2b-4水平）[5,8]。如果可能，觉醒管理可以避免潜在的并发症，如过度的镇静、坠积性水肿、压疮等[5]。

第七节　并　发　症

据报道，ECMO 并发症包括[1,3,5]：

（1）心律失常（19%）。

（2）出血：可发生于插管部位、中枢神经系统、胃肠或肺、外科手术部位（29%～58%）。

（3）中枢神经系统梗塞（4.3%～9.0%）。

（4）静脉或动脉血栓栓塞（7%）。

（5）感染（43%～49%）。

（6）肾脏并发症，如肾功能不全或衰竭（34%～61%）。

（7）机械性并发症，如管路空气、血凝块、氧合器故障和管道破裂（52%）。

（8）抽搐（2.2%）。

（9）远端缺血（VA-ECMO）（14%～19%）。

据 1 项病案分析报道[23]（Ⅲ），脑部并发症发生率为 17%，包括颅内出血、脑死亡、缺血性中风、微出血、脑水肿。另 1 项病例分析报道[24]（Ⅲ）VV-ECMO 深部静脉血栓发生率为 18%。

第八节　国内外开展现状比较

据 ELSO 统计，截至 2014 年 1 月，全世界共有 58 842 例患者接受体外生命支持，其中新生儿 33 412 例（56.78%），儿童 15 004 例（25.5%），成人 10 426 例（17.72%）。在 33 412 例新生儿中，有 27 007 例因为呼吸衰竭接受 ECMO 支持。2002 年，中国大陆完成第一例 ECMO 治疗，至 2014 年中国大陆完成体外生命支持 629 例，其中，新生儿 9 例（1.43%），儿童 127 例（20.19%），成人 493 例（78.38%）。导致我国 ECMO 技术在儿童重症医学领域发展滞后的原因有以下三方面：儿童重症医学技术体系建设相对滞后；儿童重症医学科与交叉科室的协作渠道不完善；国内缺乏适用儿科 ECMO 治疗所需耗材[4]。

参考文献

[1] ALLEN S, HOLENA D, MCCUNN M, et al. A review of the fundamental principles and evidence base in the use of extracorporeal membrane oxygenation（ECMO）in critically ill adult patients [J]. Journal of Intensive Care Medicine, 2011, 26（1）：13－26.

［2］MARASCO S F, LUKAS G, MCDONALD M, et al. Review of ecmo (extra corporeal membrane oxygenation) support in critically ill adult patients ［J］. Heart, Lung & Circulation, 2008, 17 Suppl 4: S41 - S47.

［3］TURNER D A, CHEIFETZ I M. Extracorporeal membrane oxygenation for adult respiratory failure ［J］. Respir Care, 2013, 58 (6): 1038 - 1052.

［4］洪小杨, 封志纯. 体外膜肺氧合在中国儿童重症医学领域的开展现状 ［J］. 临床儿科杂志, 2015, 33 (1): 1 - 4.

［5］MACLAREN G, COMBES A, BARTLETT R H. Contemporary extracorporeal membrane oxygenation for adult respiratory failure: life support in the new era ［J］. Intensive Care Medicine, 2012, 38 (2): 210 - 220.

［6］BRYNER B, COOLEY E, COPENHAVER W, et al. Two decades' experience with interfacility transport on extracorporeal membrane oxygenation ［J］. The Annals of Thoracic Surgery, 2014, 98 (4): 1363 - 1370.

［7］NOAH M A, PEEK G J, FINNEY S J, et al. Referral to an extracorporeal membrane oxygenation center and mortality among patients with severe 2009 influenza A (H1N1) ［J］. JAMA, 2011, 306 (15): 1659 - 1668.

［8］SHEKAR K, FRASER J F, SMITH M T, et al. Pharmacokinetic changes in patients receiving extracorporeal membrane oxygenation ［J］. Journal of Critical Care, 2012, 27 (6): 741, e749 - 718.

［9］SCHMIDT M, HODGSON C, COMBES A. Extracorporeal gas exchange for acute respiratory failure in adult patients: a systematic review ［J］. Critical Care (London, England), 2015, 19: 99.

［10］ZANGRILLO A, LANDONI G, BIONDI-ZOCCAI G, et al. A meta-analysis of complications and mortality of extracorporeal membrane oxygenation ［J］. Critical Care and Resuscitation, 2013, 15 (3): 172 - 178.

［11］COMBES A, HAJAGE D, CAPELLIER G, et al. Extracorporeal membrane oxygenation for severe acute respiratory distress syndrome ［J］. The New England Journal of Medicine, 2018, 378 (21): 1965 - 1975.

［12］SCHMIDT M, STEWART C, BAILEY M, et al. Mechanical ventilation management during extracorporeal membrane oxygenation for acute respiratory distress syndrome: a retrospective international multicenter study ［J］. Crit Care Med, 2015, 43 (3): 654 - 664.

［13］COVE M E, MACLAREN G, FEDERSPIEL W J, et al. Bench to bedside review: Extracorporeal carbon dioxide removal, past present and future ［J］. Critical Care (London, England), 2012, 16 (5): 232.

［14］FITZGERALD M, MILLAR J, BLACKWOOD B, et al. Extracorporeal carbon dioxide removal for patients with acute respiratory failure secondary to the acute respiratory distress syndrome: a systematic review ［J］. Critical Care (London, England), 2014, 18 (3): 222.

［15］BEIN T, WEBER-CARSTENS S, GOLDMANN A, et al. Lower tidal volume strategy (approximately 3 mL/kg) combined with extracorporeal CO_2 removal versus 'conventional' protective ventilation (6 mL/kg) in severe ards: the prospective randomized xtravent-study ［J］. Intensive Care Medicine, 2013, 39 (5): 847 - 856.

［16］MORRIS A H, WALLACE C J, MENLOVE R L, et al. Randomized clinical trial of pressure-controlled inverse ratio ventilation and extracorporeal CO_2 removal for adult respiratory distress syndrome ［J］. American Journal of Respiratory and Critical Care Medicine, 1994, 149 (2 Pt 1): 295 - 305.

[17] TRAMM R, ILIC D, DAVIES A R, et al. Extracorporeal membrane oxygenation for critically ill adults [J]. Cochrane Database Syst Rev, 2015, 1: Cd010381.

[18] 闫钢风, 陆国平, 陆铸今, 等. 体外膜肺氧合在儿童急性呼吸窘迫综合征中的应用 [J]. 中国当代儿科杂志, 2018, 20 (09): 701 – 705.

[19] BRECHOT N, LUYT C E, SCHMIDT M, et al. Venoarterial extracorporeal membrane oxygenation support for refractory cardiovascular dysfunction during severe bacterial septic shock [J]. Crit Care Med, 2013, 41 (7): 1616 – 1626.

[20] KHORSANDI M, DOUGHERTY S, BOUAMRA O, et al. Extra-corporeal membrane oxygenation for refractory cardiogenic shock after adult cardiac surgery: a systematic review and meta-analysis [J]. Journal of Cardiothoracic Surgery, 2017, 12 (1): 55.

[21] GUTTENDORF J, BOUJOUKOS A J, REN D, et al. Discharge outcome in adults treated with extracorporeal membrane oxygenation [J]. American Journal of Critical Care: American Association of Critical-Care Nurses, 2014, 23 (5): 365 – 377.

[22] BARON R, BINDER A, BINIEK R, et al. Evidence and consensus based guideline for the management of delirium, analgesia, and sedation in intensive care medicine. Revision 2015 (das-guideline 2015) -short version [J/OL]. German Medical Science, 2015, 13: Doc19.

[23] LUYT C E, BRECHOT N, DEMONDION P, et al. Brain injury during venovenous extracorporeal membrane oxygenation [J]. Intensive Care Medicine, 2016, 42 (5): 897 – 907.

[24] COOPER E, BURNS J, RETTER A, et al. Prevalence of venous thrombosis following venovenous extracorporeal membrane oxygenation in patients with severe respiratory failure [J]. Crit Care Med, 2015, 43 (12): e581 – 584.

第八章 心 肌 炎

心肌炎（myocarditis）是继发于病理免疫过程的心肌炎症，可由感染、自身免疫性疾病或者药物反应等多种潜在病因引起。儿童心肌炎最常见类型为暴发性心肌炎和急性心肌炎[1]。儿童暴发性心肌炎较成人多见[2]。据报道，因患心肌炎发生猝死的年轻人多达14%，非致命性心肌炎的发病率未知[3]。在全球，心肌炎伴心力衰竭患病率因年龄和地区而异，为 0.5% ~ 4.0%[4]，以心肌梗死为表现的心肌炎的平均年发病率为 0.17/1 000[5]，致死性心肌炎的年发病率为 0.46/10 万，男性多见，与心肌有关的死亡中，儿童和 45 岁以下成年人的死亡率最高[6]。

第一节 心肌炎分类

心肌炎可按临床表现、细胞类型及免疫组织学进行分类[1,2]：

（1）按临床表现分类：分为非暴发性心肌炎和暴发性心肌炎。非暴发性心肌炎（最常见），又分为急性心肌炎和慢性心肌炎；暴发性心肌炎表现为急性血流动力学障碍，需要外部循环支持。

（2）按细胞类型分类：分为嗜酸细胞性、巨细胞性、淋巴细胞性、肉芽肿性心肌炎。

（3）按免疫组织学分类：CD3$^+$或 CD68$^+$细胞≥14 个/高倍镜视野、人白细胞抗原表达增加（比如 HLA-DR）、黏附分子表达增加（如细胞间黏附分子 1）。

第二节 临床表现

心肌炎的临床表现可因类型而异[1,7]。

1. 急性心肌炎

（1）为非特异性，与普通心衰和心律失常表现相似。

（2）可表现为心律失常或心源性休克。

（3）如果累及心外膜，引起心包炎，可表现为胸痛，有时还伴有心包积液。

（4）进展为慢性扩张型心肌病或晚期心力衰竭。

（5）急性病毒性心肌炎可能无症状。

2．暴发性心肌炎

（1）表现为急性、重度心力衰竭伴心源性休克。

（2）最初表现可类似于急性心肌炎。

（3）发热和纽约心脏病协会（New York Heart Disease Assocation，NYHA）心功能分级的Ⅳ级症状比急性心肌炎更常见[8]。

3．嗜酸细胞性心肌炎

（1）典型表现为心脏症状（如胸痛、呼吸困难和心悸）。

（2）约67%的患者有流感样症状（如咳嗽、发烧或咽痛）。

4．新生儿心肌炎

（1）可在出生时发病。

（2）通常，最初的表现包括无发热的心肺症状和体征。

（3）症状和体征可以是非特异性的，表现为"不佳"，如进食困难、呕吐、呼吸困难或抽搐等。

（4）大部分表现为暴发性病变。

第三节　诊　　断

加拿大心血管协会（Canadian Cardiovascular Society，CCS）推荐当出现病因不明的心衰症状时应怀疑心肌炎[9]，疑似心肌炎的临床表现包括：病因不明的左心室收缩功能不全（全心性或局部性）引起的心源性休克、原因不明的急性或亚急性左心室收缩功能不全（全心性或局部性）、非心外膜冠状动脉疾病或其他原因造成的心肌损害表现（CCS Ⅰ级，C水平）[9]。心肌炎的诊断需综合临床表现，并排除其他原因导致的心功能障碍，并进行必要的辅助检查[3,9]。

一、血清生物学标志物检测

心肌肌钙蛋白和肌酸激酶同工酶变化型（creatine kinase isoenzymes-MB，CK-MB）水平升高支持心肌炎的诊断，但不是特异性指标。如果疑似病毒性心肌炎，查急性期和恢复期（至少相隔2周）病毒滴度[1]。

1项病例诊断性对照研究[10]（Ⅱ），对53例心内膜心肌活检符合Dallas标准证实的心肌炎以及35例心衰病因未明、经心肌活检未发现心肌炎证据患者，检测心肌肌钙蛋白Ⅰ和CK-MB，结果显示：心肌肌钙蛋白Ⅰ升高（>3.1 mg/mL），诊断心肌炎的敏感度为34%、特异度为89%、阳性预测值为82%；CK-MB升高（>6.7 ng/mL），诊断心肌炎的敏感度为6%、特异度为100%。

另1项诊断队列研究[11]（Ⅱ），对可疑心肌炎患者80例（平均年龄49岁），其中

49 例（61%）经心内膜心肌活检免疫组学检查诊断为心肌炎，检测心肌肌钙蛋白 T 和 CK-MB，结果显示：心肌肌钙蛋白 T 升高（>0.1 ng/mL）诊断心肌炎的敏感度为 53%，特异度为 93.5%。组织学和/或免疫组织学证实的心肌炎患者平均心肌肌钙蛋白 T 为 0.59 ng/mL，非心肌炎患者平均心肌肌钙蛋白 T 为 0.04 ng/mL（$P < 0.001$）。

二、心电图

可以评估心脏传导系统异常和心律失常。心电图发现是非特异性的[1-3,9]，包括房室传导阻滞、心律失常（频繁早搏、心房颤动、心室颤动、室性或室上性心动过速、心脏骤停），室内传导阻滞（QRS 增宽）、ST-T 波异常、Q 波异常、窦性停搏、低电压。QRS 波群增宽伴频发室性心律失常提示暴发性心肌炎[1]。

三、超声心动图

超声心动图用于评估心室大小和功能（CCS Ⅰ级，C 水平），排除心力衰竭的其他原因（如心脏瓣膜病、先天性心脏病、心包病变等)[2,7,9]，对于心肌炎，超声心动图表现是多样的，缺乏特异性。

四、心血管核磁共振

1. 心血管核磁共振的指征

指征包括新发生或持续出现疑似心肌炎症状、有最近或持续心肌损伤的证据、疑似病毒病原、考虑心血管核磁共振（cardiac magnetic resonance，CMR）检查可能对临床处理有帮助的患者，还包括可能从事剧烈运动、出现疑似心肌炎而原因不明的新发生心电图改变的无症状患者。鉴别缺血性和非缺血性心肌病变[7]，适用于非冠状动脉疾病引起的胸痛或肌钙蛋白水平升高的患者（血管造影显示无冠状动脉阻塞)[3]。（图 8-1）

2. CMR 心肌炎诊断标准

按 Lake Louse 心肌炎诊断标准，CMR 具备以下 2 条以上时，诊断为心肌炎：

（1）在 T2 加权像，局部或全心肌信号增强。

（2）在钆增强 T1 加权像，心肌和骨骼肌早期钆增强比增加。

（3）在钆增强 T1 加权像，反转恢复显示≥1 个局部病变，呈非缺血性局灶性分布（钆延迟增强）。

3. 复查 CMR 的指征

初次 CMR 1～2 周后复查 CMR 的指征为：最初没有心肌炎症的证据，但最近新出现症状，表现出心肌炎的强烈临床证据。

据 1 项无独立验证的诊断性队列研究[12]（Ⅱ），132 例（平均 47 岁）疑似急性心肌炎（病程≤14 天）或慢性心肌炎（病程>14 天）患者行 CMR 检查，包括造影前后 T1 加权图像和 T2 加权图像；经心内膜心肌活检确诊心肌炎共 83 例（62.9%）（作为参照标准)。根据 Lake Louise 心肌炎标准，评价 CMR 对心肌炎的诊断性能，见表 8 - 1。

另 1 项回顾性诊断队列研究[13]（Ⅱ）对 83 例（平均 44 岁）疑似慢性心肌炎患者采用 3 种方法进行 CMR 检查，58% 患者经心肌活检免疫组织学检查诊断为心肌炎，作为参照标准，评价 T1 和 T2 CMR 成像对慢性心肌炎的诊断性能，见表 8 - 2。

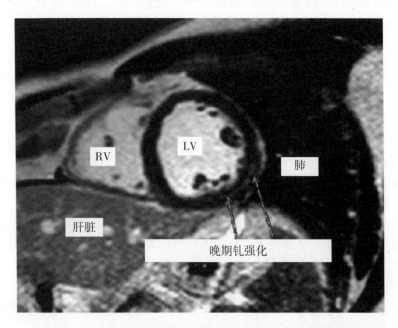

图 8 - 1　急性心肌炎的心血管磁共振图像（心脏横切面）

在心脏下方可见毗邻右心室（right ventricle, RV）和左心室（left ventricle, LV）后壁的肝脏，左心室侧壁外侧为肺。在心肌内，心肌壁后外侧中部有晚期钆强化（箭头所示的细亮条纹）。

表 8 - 1　CMR 对心肌炎的诊断性能

	敏感度	特异度	PPV①	NPV②
心肌炎	76%（95% *CI* 67% ~ 85%）	54%（95% *CI* 40% ~ 69%）	76%	54%
急性心肌炎	81%（95% *CI* 71% ~ 92%）	71%（95% *CI* 49% ~ 92%）	90%	55%
慢性心肌炎	63%（95% *CI* 46% ~ 79%）	40%（95% *CI* 22% ~ 100%）	53%	50%

注：①PPV 指阳性预测值；②NPV 指阴性预测值。

表 8 - 2　T1 和 T2 CMR 成像对慢性心肌炎的诊断性能

检测	敏感度	特异度	PPV	NPV
T2 成像	67%	69%	74%	60%
T1 成像（临界值 2）	62%	86%	86%	62%
梯度回波成像（临界值 4）	27%	80%	65%	44%

五、心内膜心肌活检

（一）美国心脏协会/美国心脏病学院/欧洲心脏病协会［（American Heart Association，AHA）/American College of Cardiology/European Society of Cardiology，AHA/ACC/ESC］关于心内膜心肌活检的科学声明[14]

1. 心内膜心肌活检可以确定在特定及罕见的临床情况下对免疫抑制治疗可能有效的患者

（1）疑似暴发性淋巴细胞性心肌炎。

（2）疑似巨细胞性心肌炎。

2. 具有以下情况的患者，可进行心内膜心肌活检

（1）新发心衰<2周，左心室大小正常或扩张，血流动力学受损（疑似暴发性淋巴细胞性心肌炎）（AHA/ACC/ESC Ⅰ级，B水平）。

（2）近2周至3个月新发心衰，合并左心室扩张、室性心律失常或Ⅱ～Ⅲ度房室传导阻滞，或常规治疗1～2周无效（怀疑为巨细胞性心肌炎）（AHA/ACC/ESC Ⅰ级，B水平）。

3. 具有以下情况者，可考虑心内膜心肌活检

（1）近2周至3个月新发心衰，合并左心室扩张，无新发室性心律失常或Ⅱ～Ⅲ度房室传导阻滞，常规治疗1～2周有效（AHA/ACC/ESC Ⅱb级，B水平）。

（2）心衰超过3个月，合并左心室扩张、新发室性心律失常、Ⅱ～Ⅲ度房室传导阻滞，或常规治疗1～2周无效（AHA/ACC/ESC Ⅱa级，C水平）。

（3）心衰超过3个月，合并左心室扩张，无新发室性心律失常、Ⅱ～Ⅲ度房室传导阻滞，常规治疗1～2周有效（AHA/ACC/ESC Ⅱb级，C水平）。

（4）持续时间不详的心力衰竭，合并有以下情况者：

1）持续任何时间的扩张型心肌病，怀疑有过敏反应和/或嗜酸性粒细胞增多症时（AHA/ACC/ESC Ⅱa级，C水平）。

2）疑似蒽环霉素心肌病（AHA/ACC/ESC Ⅱa级，C水平）。

3）原因不明的限制性心肌病（AHA/ACC/ESC Ⅱa级，C水平）。

4）原因不明的肥厚性心肌病（AHA/ACC/ESC Ⅱb级，C水平）。

（5）原因不明的室性心律失常（AHA/ACC/ESC Ⅱb级，C水平）。

（6）儿童不明原因心肌病（AHA/ACC/ESC Ⅱa级，C水平）。

（7）怀疑右心室发育不良/心肌病导致心律失常（AHA/ACC/ESC Ⅱb级，C水平）。

4. 心内膜心肌活检不适用于原因不明的心房颤动（AHA/ACC/ESC Ⅲ级，C水平）

据报道[3,9]，心内膜心肌活检的局限性在于：活检结果导致治疗改变的可能性低（<5%），取样误差限制其敏感性（由于心肌炎症的局限性），并发症发生率约6%，

心（肌）穿孔或（心包）填塞发生率 0.5%～1%。

（二）活检程序和组织病理学诊断标准

为减少采样误差，活检部位应超过 3 个[1]，通常情况下，使用 Stanford-Caves 活检钳取 4～6 个样本[7]。心肌炎组织病理学诊断标准包括：

1. Dallas 标准

（1）心肌炎症浸润的证据。

（2）浸润与非缺血性心肌细胞变性和坏死有关。

2. 免疫组化标准[15]

（1）异常炎性浸润定义为 14 个白细胞/mm^2，其中最多 4 个单核细胞/mm^2，CD3$^+$ T 淋巴细胞≥7 个/mm^2。

（2）根据炎症浸润的细胞类型，可分为淋巴细胞性心肌炎、嗜酸细胞性心肌炎、多细胞性心肌炎和巨细胞性心肌炎。

3. 其他组织病理学诊断标准[1]

（1）急性心肌炎。

1）大单核细胞或小单核细胞浸润（可见一些多形核白细胞和多核巨细胞）。

2）心肌细胞的消失、破裂和融合。

3）间质水肿、有或没有原纤维。

（2）慢性心肌炎。组织学表现为单核细胞浸润、间质灶性纤维化和脂肪浸润。

（3）暴发性心肌炎不能通过组织学诊断。

4. 嗜酸细胞性心肌炎的组织学表现[1]

组织学表现为嗜酸性粒细胞浸润、嗜酸性粒细胞脱颗粒现象、心肌细胞的融合和消失、纤维化和间质水肿、心内膜炎（偶尔）。

5. 嗜酸细胞性心肌炎的诊断标准

嗜酸细胞性心肌炎的诊断标准包括临床表现和特异性检测[1]：

（1）诊断嗜酸性细胞心肌炎至少应具备以下 5 个条件：

1）外周血嗜酸性粒细胞≥500 个/mm^3。

2）心脏症状（如心悸）、呼吸困难和胸痛。

3）提示心肌损伤的血清生物标志物升高，如心肌肌钙蛋白 T、CK-MB 和/或心肌结构蛋白。

4）心电图改变，如 ST 段抬高或异常 Q 波。

5）超声心动图显示左心室壁增厚及室壁运动异常。

（2）通过冠状动脉造影排除急性心肌梗死。

（3）支持嗜酸细胞性心肌炎诊断的其他有关信息。

1）33% 有过敏性疾病史，如支气管哮喘、鼻炎、荨麻疹等。

2）大约 67% 患者有流感样症状，如咳嗽、发烧或咽痛等。

（4）心内膜心肌活检可确诊。

第四节　鉴 别 诊 断

心肌炎应与以下疾病相鉴别：急性冠状动脉综合征（如心肌梗死）、心瓣膜病、其他原因的心肌病（如扩张型心肌病、限制型心肌病）等[2,9]。

第五节　治　　疗

应将疑似心肌炎患者转至专科中心（CCS Ⅰ级，C 水平），均应住院治疗。立即将心肌炎新生儿或儿童患者转移到有新生儿或儿童重症监护病房的机构。需要进行心脏移植评估或机械循环支持的情形包括：心力衰竭和终末器官损害或有进行性恶化的证据（紧急转诊）（CCS Ⅰ级，C 水平）、标准抗心衰治疗后仍然严重心衰（CCS Ⅰ级，C 水平）。治疗目标：去除病因、促进血流动力学稳定、改善心脏功能。

一、活动方面

急性心肌炎患者应停止竞技运动至少 6 个月，或直至无创成像检查证实心室功能已经恢复[2]。美国心脏协会/美国心脏病学院（AHA/ACC）关于心肌炎患者竞技运动员资格认定和取消资格的建议[15]：

1. 心功能检查

符合心肌炎表现的急性临床综合征的运动员患者在恢复竞技运动之前，在起病后 3 ～6 个月内应进行静态超声心动图、24 小时动态心电图监测和运动心电图（electrocardiogram，ECG）检查（ACC/AHA Ⅰ级，C 水平）。

2. 恢复运动的条件

具备以下所有条件的心肌炎运动员患者可以恢复训练和比赛（ACC/AHA Ⅱa 级，C 水平）。

（1）心室收缩功能正常。

（2）心肌损伤、炎症和心力衰竭的血清标志物正常。

（3）动态心电图监测和分级运动心电图未见临床相关心律失常（如频繁、复杂且反复出现的室性或室上性异位活动）。

在恢复竞技运动之前，尚不清楚是否需要心肌炎相关晚期钆增强消失。

疑似或确诊心肌炎患者，不论年龄、性别和左心室功能如何，如果仍存在活动性炎症表现时，不推荐参加竞技运动（ACC/AHA Ⅲ级，C 水平）。

二、心肌炎合并心力衰竭的治疗

(一) 一般治疗

一般治疗包括[2,9]：

(1) 一小部分患者会出现急性心力衰竭，需要血流动力学支持。

(2) 使用最佳的药物和支持治疗（CCS Ⅰ级，C 水平）及神经激素阻滞剂。

(3) 心力衰竭标准药物，大多数急性扩张型心肌病成年患者的治疗疗效良好。

(4) 避免服用非甾体类抗炎药物（如吲哚美辛），心室功能正常的患者才考虑使用，因该药有加重心肌炎的潜在可能。

(二) 心肌炎合并急性心力衰竭的处理

急性心力衰竭的标准治疗：

1. 氧疗

对毛细血管氧饱和度 <90% 或动脉血氧分压 <8 kPa 患者，推荐高流量氧疗（ESC Ⅰ级，C 水平）。

2. 液体管理

(1) 如果证据显示有明显的液体过负荷，推荐静脉注射袢利尿剂（ACCF/AHA Ⅰ，B 水平），以改善呼吸困难和缓解充血（ESC Ⅰ级，C 水平）。

1) 常用速尿，如果无效，30 分钟后给予双倍剂量。

2) 如果不能有效缓解充血，可增加剂量或加用第二种利尿剂（如噻嗪类）（AC-CF/AHA Ⅱa 级，B 水平）。

3) 应用利尿剂期间，应监测症状、尿量、肾功能和电解质（ESC Ⅰ级，C 水平）。

4) 持续输注袢利尿剂并不比间歇静脉注射更有效（Ⅱ）。

(2) 可考虑袢利尿剂基础上加用低剂量多巴胺输注，可改善利尿，更好地保护肾功能和改善肾血流（ACCF/AHA Ⅱb 级，B 水平）。

(3) 在急性失代偿性心衰患者，无症状性低血压情况下，可使用血管扩张剂（硝酸甘油、硝普赛德或奈西立肽静脉注射）作为利尿剂的辅助药物，以缓解患者呼吸困难（ACCF/AHA Ⅱb 级，A 水平）。

1) 据报道，奈西立肽（Natrecor）不能降低急性失代偿性心力衰竭患者的死亡率、再住院率或呼吸困难发生率（Ⅱ），并增加低血压的风险。

2) 关于硝酸盐对急性心力衰竭综合征临床预后影响的证据不充分。

(4) 对于难治性充血，考虑用超滤治疗（ACCF/AHA Ⅱa 级，C 水平），但与利尿比较，超滤效果不一致，增加包括严重不良事件在内的风险（Ⅱ）。

3. 通气支持

(1) 对于呼吸窘迫患者（呼吸 >25 次/分，经皮血氧饱和度 <90%），尽早给予无创通气，以改善呼吸困难，降低机械通气的气管插管率（ESC Ⅱa 级，B 水平）。但低

血压患者慎用无创通气，因为有降低血压的可能，因此正压通气治疗时要定期监测血压。

（2）如果无创通气无效，呼吸衰竭导致以下情况者，建议气管插管（ESC Ⅰ级，C水平）：

1）低氧血症（动脉血氧分压 <8 kPa）。

2）高碳酸血症（动脉血二氧化碳分压 >6.65 kPa）。

3）酸中毒（pH <7.35）。

4. 镇静

对于严重呼吸困难和焦虑患者，可考虑阿片类药物（例如吗啡），但可能出现恶心和低通气（ESC Ⅱb级，B水平）。

5. 强心药

对于严重收缩功能障碍、低血压和心输出量明显降低的住院患者，可给予短期连续输注强心药（如多巴胺、多巴酚丁胺或米力农）（ACCF/AHA Ⅱb级，B水平）。

6. 监测

在使用利尿剂或血管活性药物期间，应每天监测液体出入量、体质量、血电解质、BUN 和 Cr（ACCF/AHA Ⅰ级，C水平）。

7. 侵入性血流动力学监测

出现呼吸窘迫或临床证据显示灌注障碍，但临床上又不能评估心内充盈压力时，推荐侵入性血流动力学监测以指导治疗（ACCF/AHA Ⅰ级，C水平）。但据报道，肺动脉插管可能增加不良事件（Ⅱ），且不能降低死亡率或住院时间（Ⅰ）。

8. 其他

对于按指南维持治疗的患者，在因心衰恶化需住院期间，在没有血流动力学不稳定及禁忌证的情况下，建议继续按原方案治疗（ACCF/AHA Ⅰ级，B水平）。

（三）心肌炎合并慢性心力衰竭的药物治疗

1. 对所有射血分数降低的症状性心力衰竭患者，指南推荐的药物治疗

（1）血管紧张素转换酶抑制剂（angiotensin converting enzyme inhibitor, ACEI）。如果对 ACEI 不耐受，则应用血管紧张素受体阻滞剂（angiotensin receptor blockers, ARBs）（ACCF/AHA Ⅰ级，A水平）。ACEI 治疗左心室功能障碍或症状性心力衰竭患者，可降低死亡率、心肌梗死发病率及住院率（Ⅱ）。ARBs 减少心力衰竭住院率（Ⅰ）和死亡率（Ⅱ）。ARBs 可能与 ACEI 有相似的临床效果，但可能耐受性更好（Ⅱ）。

（2）β 受体阻滞剂（ACCF/AHA Ⅰ级，A水平）。β 受体阻滞剂（比索洛尔、卡维地洛或缓释琥珀酸美托洛尔）可降低Ⅱ、Ⅲ级心衰（Ⅰ）甚至Ⅳ级心衰（Ⅱ）病情稳定患者的死亡率。

2. 对于部分射血分数降低的症状性心力衰竭患者，指南推荐的药物治疗

（1）对所有容量过负荷、NYHA 分类为Ⅱ～Ⅳ级心衰的患者，应用袢利尿剂（ACCF/AHA Ⅰ级，C水平）。利尿剂可以降低死亡和病情恶化的风险，提高运动能力（Ⅱ）。

（2）肼苯哒嗪联合硝酸异山梨酯（消心痛）治疗持续症状性、NYHA Ⅲ～Ⅳ级心衰美国非洲裔患者（ACCF/AHA Ⅰ级，A 水平）。在标准心衰治疗中添加硝酸异山梨酯联合肼苯哒嗪可降低重度心衰黑人患者的死亡率（Ⅰ）。

（3）对于男性血肌酐 < 221 μmol/L、女性血肌酐 < 177 μmol/L、钾离子 < 5 mmol/L 的 NYHA Ⅱ～Ⅳ级心衰患者，应用醛固酮拮抗剂（ACCF/AHA Ⅰ级，A 水平）。监测高钾血症和肾功能。醛固酮阻滞剂（依普利酮或螺内酯）可降低左心室功能障碍、心力衰竭或心肌梗死后患者（包括症状较轻的患者）的全因死亡率和住院率（Ⅰ）。

3. 其他

可能用于心力衰竭患者的药物包括地高辛、伊伐布拉定、萨比妥利/缬沙坦、曲美他嗪、抗凝剂、他汀类药物、静脉补铁、胺碘酮、n-3 多不饱和脂肪酸和辅酶 Q10。

三、免疫抑制疗法

1. 免疫抑制疗法可能对以下患者有益[2,9]

（1）巨细胞性心肌炎。

（2）自身免疫性或过敏性心肌炎。

（3）严重的血流动力学障碍和病情恶化。

（4）结节性心肌病。

（5）嗜酸细胞性心肌炎（大多数患者可自然恢复）。

2. 欧洲心脏病协会心肌和心包疾病工作组关于免疫抑制治疗的观点[16]

（1）通过心内膜心肌活检聚合酶链反应（polymerase chain reaction，PCR）排除活动性感染后，才能给予免疫抑制治疗。

（2）对已证实为自身免疫性心肌炎（如感染阴性、巨细胞性心肌炎或与已知心脏外自身免疫性疾病相关的心肌炎）患者，并且无相关禁忌证，才考虑进行免疫抑制治疗。

（3）类固醇治疗适用于感染阴性的嗜酸细胞性心肌炎、中毒性心肌炎合并心力衰竭或心律失常。

（4）对于感染阴性的淋巴细胞性心肌炎，且标准治疗无效者，如无相关禁忌证，可考虑个体化免疫抑制治疗。

（5）应参考心内膜心肌活检结果，制定免疫抑制治疗的强度和疗程。

3. 一般性或特异性免疫治疗

加拿大心血管协会（CCS）心衰指南不推荐常规使用（CCS Ⅲ级，B 水平）[9]。

4. 循证医学证据

Cochrane Database Syst Rev[17]（Ⅱ）对 8 项随机对照研究（包括成人和儿童急性或慢性病毒性心肌炎患者，共 719 例）进行系统评价，8 项研究均为比较皮质类固醇组和非皮质类固醇组的死亡率，但没有分组的隐蔽性或双盲性。皮质类固醇疗法包括：单用皮质类固醇（强的松、强的松龙或地塞米松）或皮质类固醇＋抗病毒药物。4 项研究共 269 例患者中，两组间死亡率无显著差异（*RR* 0.93，95% *CI* 0.7～1.24）。5 项研究

共纳入 442 例患者，皮质激素与 1～3 个月随访期间左心室射血分数显著增加有关（平均差 7.36%，95% *CI* 4.94%～9.79%）。

根据 1 项系统评价[18]（Ⅱ），包括 9 项随机对照研究，比较免疫抑制治疗组与常规治疗组相关预后。共 609 例（包括儿童）心肌炎或扩张型心肌病合并左心室射血分数≤50% 患者。免疫抑制治疗包括：单独使用强的松、强的松 + 硫唑嘌呤、强的松 + 环孢素、iv 大剂量免疫球蛋白（2 g/kg）、α 干扰素、胸腺激素。7 项试验共 484 例结果显示，两组在死亡率或心脏移植方面无显著差异（*OR* 1.08，95% *CI* 0.69～1.71）；免疫抑制治疗与左心室射血分数改善有关：病程≤3 个月时两组左心室射血分数差为 0.08（95% *CI* 0.05～1.00）；病程 >3 个月时两组左心室射血分数差为 0.1（95% *CI* 0～0.21）。

根据 1 项回顾性队列研究[19]（Ⅱ），共 25 例重症急性心肌炎住院婴幼儿，免疫球蛋白组：在入院当天输注大剂量免疫球蛋白（2 g/kg，超过 16～24 小时），同时给予支持治疗，共 12 名婴儿（平均年龄 7.3 个月）；单纯支持治疗组，平均年龄 12 个月，只接受支持性治疗，共 13 名婴幼儿。所有婴幼儿均接受机械通气心肺支持。免疫球蛋白组存活率 46%，支持治疗组存活率 8%（*P* = 0.04），两组间左心室射血分数差异无统计学意义。

基于 1 项队列研究[20]（Ⅱ），试验组（iv Ig 组）为疑似急性心肌炎儿童，共 21 例，抗充血治疗同时输注大剂量免疫球蛋白（immunoglobulin，Ig）；对照组为既往病例，共 25 例，除不使用 iv Ig 外，其他治疗相似。iv Ig 组 1 年生存率较高（84%：60%，*P* = 0.069），1 年内左心室功能更有可能恢复正常（*P* = 0.03），无不良反应报告。

根据 1 项存在异质性的系统综述[21]（Ⅱ），包括的研究共 9 项（1 项随机试验，1 项病例对照研究，5 项队列研究，2 项病例系列研究），共 206 例，评价免疫抑制治疗小儿急性心肌炎。免疫抑制治疗通常是强的松龙，加或不加硫唑嘌呤或环孢素 A。病情改善的定义为以下任意 1 项的好转：充血性心力衰竭或心律失常、心律失常心电图改变、血流动力学测定、复查心内膜心肌活检的组织学表现。因为研究设计和治疗方案存在异质性，因此没有进行荟萃分析。免疫抑制治疗组改善率为 68%～100%，生存率为 75%～100%。在 121 例患者的 3 个试验中，免疫抑制治疗与无免疫抑制治疗在改善率方面没有显著差异。在 86 例患者的 4 个试验中，与其他免疫抑制剂相比，单纯使用泼尼松龙的疗效没有显著差异。

基于 1 项没有临床预后的随机对照研究[22]（Ⅲ），80 例急性心肌炎患儿，症状持续 3 个月，持续左心室衰竭、射血分数降低，随机分为强的松龙治疗组和对照组，随访 1 个月。强的松龙的剂量为每日 2 mg/kg，持续 1 个月，然后逐渐减量超过 15 天。所有儿童根据心力衰竭情况给予地高辛、利尿剂、ACEI、螺内酯和多巴酚丁胺。12% 未完成试验，排除在分析之外。强的松龙组 38 例患儿中有 22 例、对照组 31 例患儿中有 19 例病毒滴度阳性。

强的松龙治疗组与对照组比较，射血分数提高 >40%。比例为：55%：33%（*P* = 0.029），射血分数 41.9%：35%（*P* = 0.06），舒张末径 41 mm：24.8 mm（无 *P* 值报

告），收缩末径34 mm：36.5 mm（无 *P* 值报告）。

四、中草药

中草药治疗病毒性心肌炎临床疗效的相关证据有限。根据 *Cochrane Database Syst Rev* 综述[23]，系统评价20项随机试验（评价草药治疗急性或慢性病毒性心肌炎，疗程 ≥7天），共2 177例，没有包括组织学或病毒病因诊断的试验。大多数研究对比结果都是非临床的，如心电图结果和心肌酶水平。在纳入164例患者的1项试验中，黄芪甲苷注射液与支持性治疗比较，在因心力衰竭死亡方面没有显著差异。其中有1项病例数为120例的研究，其结果显示，加用生脉汤或复方强气丸作为支持性辅助治疗可提高患者生活质量。无严重不良反应报告。

五、外科手术和操作

（一）机械辅助循环

1．过渡治疗
短期机械辅助循环作为以下情况恢复的过渡措施[1,2]：
（1）突发性重度心力衰竭和血流动力学障碍。
（2）对药物治疗无效。
（3）暴发性心肌炎并潜在致命性心律失常和急性血流动力学障碍（包括儿童）。
2．治疗选项
体外膜肺氧合（在双心室衰竭和/或氧合障碍患者中最常用，且特别有效）、主动脉球囊反搏、左心室辅助装置等。
3．疗效
机械辅助循环可能是有用的过渡治疗。

（二）室性心律失常及传导阻滞的治疗

（1）植入式心律转复除颤器的适应证与非缺血性扩张型心肌病相同[2]。
（2）巨细胞性心肌炎或结节性心肌病患者，如果合并传导阻滞和症状性室性心律失常，死亡风险增高，应考虑早期植入心脏除颤器[2]。
（3）根据标准指南，完全房室传导阻滞患者可能需要临时起搏器[15]。

六、随访

随访取决于患者对治疗的反应、临床表现的严重程度和心功能障碍的严重程度，随访至心肌炎痊愈或已经制定长期管理计划为止（CCS Ⅱa级，C水平）[9]。随访内容可包括：持续临床评估、心脏功能的超声心动图评估、心脏炎症磁共振评估。对于心功能已恢复的患者，再随访 3 ～ 6 个月确认其病情稳定性；对病情迁延或恶化（以左心室功能障碍和临床症状为准）患者的管理依照标准心力衰竭推荐。

第六节　并发症及预后

一、并发症

持续性心肌炎可导致心脏的重构并发展为慢性扩张型心肌病、心衰、猝死，其他并发症包括室性心律失常、心肌坏死等[1-3,9]。

二、预后

（一）生存率

据 1 项回顾性队列研究[24]，共 216 例心肌炎患儿，病因为特发性的占 82%，与其他疾病相关的占 6%，细菌或病毒的占 3%。治疗方式包括：静脉注射免疫球蛋白占 49%、米力农占 45%、肾上腺素占 35%、机械通气占 25%、ECMO 占 7%、心脏移植 5%。总生存率为 92%。

据报道，急性或临界性心肌炎患儿无心脏移植总生存率：1 年为 81%，5 年为 74%[25]。

1 项回顾性队列研究[26]显示，在 20 例（中位年龄 12.7 岁）急性暴发性心肌炎患者中，心脏移植 1 例，体外膜肺氧合 7 例，存活出院 17 例（85%）。

1 项队列研究[27]对 11 例急性重度心衰、左心室射血分数降低、近期病毒性疾病史、无心肌病病史的患儿进行回顾性研究，ICU 滞留中位时间为 13 天（2 ～ 34 天），9 例输注强心药，8 例机械通气，5 出现心搏骤停，4 例成功复苏。中位随访时间为 58.7 个月，10 例患者无症状，左心室射血分数正常。

1 项回顾性队列研究[28]对 19 例年龄为 6 个月至 15 岁、确诊为细小病毒 B19 心肌炎患儿进行评估，其中 15 例（79%）发生循环衰竭，机械通气 9 例、心脏移植 8 例，死亡 5 例，无移植生存 6 例（32%），出院时心功能完全恢复 5 例。

（二）心肌炎特点与预后判断的关系

（1）嗜酸细胞性心肌炎者预后良好[1]。

（2）合并以下情况者预后较差：

1）急性心肌炎并 QRS 波和 Q 波增宽[2]。

2）活检无炎症但广泛纤维化[2]。

3）巨细胞性心肌炎[1]。

4）暴发性心肌炎合并室性心动过速、严重心脏传导阻滞或对心力衰竭治疗无反应[2]。

（3）心脏磁共振成像（magnetic resonance imaging，MRI）的晚期钆增强（late gadolinium enhanced，LGE）。在可疑心肌炎患者中，心脏 MRI 上的 LGE 与主要不良心脏事件（major adverse cardiac events，MACE）风险增加有关[29]。

（三）死亡或心脏移植的相关因素

急性心肌炎患者左心室射血分数 <50%、持续性室性心律失常、低心排量综合征均与 1～5 年心因死亡或心脏移植风险增加相关[30]。根据 1 项回顾性队列研究，儿童死亡或移植的高危因素包括体外膜肺氧合、心室辅助和血管活性药物[31]。1 项回顾性队列研究显示，在 272 例（中位年龄 1.7 岁）心肌炎和扩张型心肌病的儿童中，相对较大的年龄、心力衰竭以及较高的左心室舒张末期维度评分均与死亡或移植风险增加有关[32]。

小　结

在没有急性冠脉综合征或其他原因的情况下，当出现心肌损伤导致的心电或机械功能异常时，应怀疑心肌炎。心肌炎可表现为心包炎、心衰、房室心律失常、心脏传导阻滞、心源性休克或心源性猝死。进行超声心动图评估心室大小和功能，并排除其他导致心脏功能障碍的原因。血清生物标志物如心肌肌钙蛋白升高可支持心肌炎的诊断，但不是诊断心肌炎的特异性指标。心血管核磁共振（CMR）检查有助于鉴别非缺血性或缺血性心肌病变。以下情况可考虑心肌活检：2 周内出现心衰，左心室大小正常或扩张，血流动力学损害（疑似暴发性淋巴细胞性心肌炎）；2 周至 3 个月内新发心衰，左心室扩张，出现新的室性心律失常，Ⅱ度或Ⅲ度房室传导阻滞，或常规治疗 1～2周无效（疑似巨细胞性心肌炎）。

将疑似心肌炎的患者转运到专科中心治疗。

对心力衰竭患者，给予常规支持治疗。免疫抑制疗法不应作为常规治疗，其适应证可包括（包括儿童）：巨细胞性心肌炎、自身免疫性或过敏性心肌炎、严重的血流动力学损害和病情进行性恶化、结节性心肌病、嗜酸细胞性心肌炎、非病毒性心肌炎。

对有下列情况者，应进行心脏移植评估或机械循环支持：出现心力衰竭、终末器官损害或进行性恶化（必要时紧急转诊）等，经过常规治疗，仍表现为重度心力衰竭。

参考文献

[1] JCS Joint Working Group. Guidelines for diagnosis and treatment of myocarditis（JCS 2009）：digest version [J]. Circ J, 2011, 75（3）：734-743.

[2] SAGAR S, LIU P P, COOPER L T. Myocarditis [J]. Lancet, 2012, 379（9817）：738-747.

[3] FRIEDRICH M G, SECHTEM U, SCHULZ-MENGER J, et al. Cardiovascular magnetic resonance in

myocarditis: a JACC White Paper [J]. Journal of the American College of Cardiology, 2009, 53 (17): 1475 – 1487.

[4] COOPER L T, KEREN A, SLIWA K, et al. The global burden of myocarditis: part 1: a systematic literature review for the Global Burden of Diseases, Injuries, and Risk Factors 2010 study [J]. Global Heart, 2014, 9 (1): 121 – 129.

[5] KARJALAINEN J. HEIKKILA J. Incidence of three presentations of acute myocarditis in young men in military service: a 20-year experience [J]. European Heart Journal, 1999, 20 (15): 1120 – 1125.

[6] KYTO V, SARASTE A, VOIPIO-PULKKI L M, et al. Incidence of fatal myocarditis: a population-based study in Finland [J]. Am J Epidemiol, 2007, 165 (5): 570 – 574.

[7] ELAMM C, FAIRWEATHER D, Cooper L T. Pathogenesis and diagnosis of myocarditis [J]. Heart (British Cardiac Society), 2012, 98 (11): 835 – 840.

[8] GUPTA S, MARKHAM D W, DRAZNER M H, et al. Fulminant myocarditis [J]. Nature Clinical Practice. Cardiovascular Medicine, 2008, 5 (11): 693 – 706.

[9] HOWLETT J G, MCKELVIE R S, ARNOLD J M, et al. Canadian Cardiovascular Society Consensus Conference guidelines on heart failure, update 2009: diagnosis and management of right-sided heart failure, myocarditis, device therapy and recent important clinical trials [J]. The Canadian Journal of Cardiology, 2009, 25 (2): 85 – 105.

[10] SMITH S C, LADENSON J H, MASON J W, et al. Elevations of cardiac troponin I associated with myocarditis. Experimental and clinical correlates [J]. Circulation, 1997, 95 (1): 163 – 168.

[11] LAUER B, NIEDERAU C, KUHL U, et al. Cardiac troponin T in patients with clinically suspected myocarditis [J]. Journal of the American College of Cardiology, 1997, 30 (5): 1354 – 1359.

[12] LURZ P, EITEL I, ADAM J, et al. Diagnostic performance of CMR imaging compared with EMB in patients with suspected myocarditis [J]. JACC. Cardiovascular Imaging, 2012, 5 (5): 513 – 524.

[13] GUTBERLET M, SPORS B, THOMA T, et al. Suspected chronic myocarditis at cardiac MR: diagnostic accuracy and association with immunohistologically detected inflammation and viral persistence [J]. Radiology, 2008, 246 (2): 401 – 409.

[14] COOPER L T, BAUGHMAN K L, FELDMAN A M, et al. The role of endomyocardial biopsy in the management of cardiovascular disease: a scientific statement from the American Heart Association, the American College of Cardiology, and the European Society of Cardiology Endorsed by the Heart Failure Society of America and the Heart Failure Association of the European Society of Cardiology [J]. European Heart Journal, 2007, 28 (24): 3076 – 3093.

[15] MARON B J, UDELSON J E, BONOW R O, et al. Eligibility and disqualification recommendations for competitive athletes with cardiovascular abnormalities: task force 3: hypertrophic cardiomyopathy, arrhythmogenic right Ventricular cardiomyopathy and other cardiomyopathies, and myocarditis, a scientific statement from the American Heart Association and American College of Cardiology [J]. Circulation, 2015, 132 (22): e273 – 280.

[16] CAFORIO A L, PANKUWEIT S, ARBUSTINI E, et al. Current state of knowledge on aetiology, diagnosis, management, and therapy of myocarditis: a position statement of the European Society of Cardiology Working Group on Myocardial and Pericardial Diseases [J]. European Heart Journal, 2013, 34 (33): 2636 – 2648, 2648a – 2648d.

[17] CHEN H S, WANG W, WU S N, et al. Corticosteroids for viral myocarditis [J]. Cochrane Database Syst Rev, 2013, 10: Cd004471.

[18] LU C, QIN F, YAN Y, et al. Immunosuppressive treatment for myocarditis: a meta-analysis of randomized controlled trials [J]. Journal of Cardiovascular Medicine, 2016, 17 (8): 631 –637.

[19] HAQUE A, BHATTI S, SIDDIQUI F J. Intravenous immune globulin for severe acute myocarditis in children [J]. Indian Pediatr, 2009, 46 (9): 810 –811.

[20] DRUCKER N A, COLAN S D, LEWIS A B, et al. Gamma-globulin treatment of acute myocarditis in the pediatric population [J]. Circulation, 1994, 89 (1): 252 –257.

[21] HIA C P, YIP W C, TAI B C, et al. Immunosuppressive therapy in acute myocarditis: an 18 year systematic review [J]. Arch Dis Child, 2004, 89 (6): 580 –584.

[22] AZIZ K U, PATEL N, SADULLAH T, et al. Acute viral myocarditis: role of immunosuppression: a prospective randomized study [J]. Cardiology in the Young, 2010, 20 (5): 509 –515.

[23] LIU Z L, LIU Z J, LIU J P, et al. Herbal medicines for viral myocarditis [J]. Cochrane Database Syst Rev, 2013, 8: Cd003711.

[24] KLUGMAN D, BERGER J T, SABLE C A, et al. Pediatric patients hospitalized with myocarditis: a multi-institutional analysis [J]. Pediatric Cardiology, 2010, 31 (2): 222 –228.

[25] ENGLISH RF, JANOSKY JE, ETTEDGUI JA, et al. Outcomes for children with acute myocarditis [J]. Cardiology in the Young, 2004, 14 (5): 488 –493.

[26] TEELE S A, ALLAN C K, LAUSSEN P C, et al. Management and outcomes in pediatric patients presenting with acute fulminant myocarditis [J]. J Pediatr, 2011, 158 (4): 638 –643. e631.

[27] AMABILE N, FRAISSE A, BOUVENOT J, et al. Outcome of acute fulminant myocarditis in children [J]. Heart (British Cardiac Society), 2006, 92 (9): 1269 –1273.

[28] MOLINA K M, GARCIA X, DENFIELD S W, et al. Parvovirus B19 myocarditis causes significant morbidity and mortality in children [J]. Pediatric Cardiology, 2013, 34 (2): 390 –397.

[29] GRANI C, EICHHORN C, BIERE L, et al. Prognostic value of cardiac magnetic resonance tissue characterization in risk stratifying patients with suspected myocarditis [J]. Journal of the American College of Cardiology, 2017, 70 (16): 1964 –1976.

[30] AMMIRATI E, CIPRIANI M, MORO C, et al. Clinical presentation and outcome in a contemporary cohort of patients with acute myocarditis [J]. Circulation, 2018, 138 (11): 1088 –1099.

[31] GHELANI S J, SPAEDER M C, PASTOR W, et al. Demographics, trends, and outcomes in pediatric acute myocarditis in the United States, 2006 to 2011 [J]. Circulation. Cardiovascular Quality and Outcomes, 2012, 5 (5): 622 –627.

[32] ALVAREZ J A, ORAV E J, WILKINSON J D, et al. Competing risks for death and cardiac transplantation in children with dilated cardiomyopathy: results from the pediatric cardiomyopathy registry [J]. Circulation, 2011, 124 (7): 814 –823.

第九章　急性肾损伤

急性肾损伤（acute kidney injury，AKI）又称为急性肾功能衰竭、急性肾功能不全，是肾功能快速降低，表现为肌酐升高或尿量减少的一组临床综合征。在全球，住院患者AKI发病率为成人21.6%，儿童33.7%；AKI相关死亡率为成人23.9%，儿童13.8%[1]。

第一节　定义与分类

一、尿量定义

1. 多尿

24小时尿量 >6 000 mL[2]。

2. 正常尿

24小时尿量 500～6 000 mL[2]。

3. 少尿

尿量 <0.5 mL/（kg·h）持续6小时，或成人24小时尿量 <500 mL[2]。

4. 无尿

24小时尿量 <50 mL[2]。

《儿科学》① 有关尿量的定义：新生儿尿量每小时 <1.0 mL/kg为少尿，每小时 <0.5 mL/kg为无尿。学龄儿童每日排尿量少于400 mL，学龄前儿童每日少于300 mL，婴幼儿每日少于200 mL时为少尿；每日尿量少于50 mL为无尿。

---

① 王卫平、孙锟、常全文：《儿科学》，第9版，人民卫生出版社，2018。后文所述《儿科学》同此版本。

二、分类

（一）急性肾损伤的 RIFLE①分类[3]

该分类是由急性透析质量倡议工作组根据系统评价和专家会议共识制定的，制定该分类方法的目的主要是为了研究，而不是为了临床。RIFLE 分类的依据是肾小球滤过率（glomerular filtration rate，GFR）或尿量。

1. 肾功能障碍高危期（risk）

（1）GFR 标准：血清肌酐（serum creatinine，Scr）增加达 1.5 倍或 GFR 降低 >25%。

（2）尿量标准：尿量 <0.5 mL/（kg·h），持续 6 小时。

2. 肾功能损伤期（injury）

（1）GFR 标准：Scr 增加 2 倍或 GFR 降低 >50%。

（2）尿量标准：尿量 <0.5 mL/（kg·h），持续 12 小时。

3. 肾功能衰竭期（failure）

（1）GFR 标准：Scr 增加 3 倍或 GFR 降低 >75%；或 Scr 急速增加最少 44 μmol/L，且 Scr >350 μmol/L。

（2）尿量标准：尿量 <0.3 mL/（kg·h），持续 24 小时（少尿）或无尿持续 12 小时。

4. 肾功能丧失期（持续 AKI）（loss）

即肾功能完全丧失 >4 周。

5. 终末期肾病（end-stage renal disease，ESRD）

即肾功能完全丧失 >3月。

儿科 RIFLE 标准[4]详见表 9-1。

表 9-1　儿科 RIFLE 标准

分期	估计肌酐清除率	尿量
高危期	减少 >25%	<0.5 mL/（kg·h），持续 8 小时
损伤期	减少 >50%	<0.5 mL/（kg·h），持续 16 小时
衰竭期	减少 >75%， 或 <35 mL/（min·1.73 m²）	<0.3 mL/（kg·h），持续 24 小时， 或无尿持续 12 小时
丧失期	衰竭持续 >4 周	—
终末期	衰竭持续 >3 个月	—

---

　　① RIFLE 为急性肾损伤的一种分类方法，可按所处时期分为 risk（高危期）、injury（损伤期）、failure（衰竭期）、loss（丧失期）、end-stage（终末期）5 个急性肾损伤类别。

（二）急性肾损伤协作组（Acute Kidney Injury Network，AKIN）关于 AKI 诊断和分类定义[5]

1. AKI 诊断标准

48 小时内具有以下几项之一者可诊断为 AKI：

（1）Scr 绝对增加值≥26.5 μmol/L。

（2）Scr 增加≥50%（1.5 倍基线值）。

（3）尿量减少，尿量记录 <0.5 mL/（kg·h）持续 >6 小时。

2. AKI 分期

（1）1 期。

1）Scr 标准：增加≥26.4 μmol/L 或达基线值 150%～200%。

2）尿量标准：<0.5 mL/（kg·h），持续 >6 小时。

（2）2 期。

1）Scr 标准：达基线值 201%～300%。

2）尿量标准：<0.5 mL/（kg·h），持续 >12 小时。

（3）3 期。

1）Scr 标准：达基线值 300% 以上或快速增加最少 44 μmol/L 并达到≥354 μmol/L。

2）尿量标准：<0.3 mL/（kg·h），持续 >24 小时，或无尿持续 12 小时。

（三）改善全球肾病预后组织临床指南 AKI 定义和分期

改善全球肾病预后组织（KDIGO）的定义试图整合 RIFLE 和 AKIN 的定义[6]，具体如下：

1. 诊断标准

具有以下之一者诊断为 AKI：

（1）Scr 48 小时内增加≥26.5 μmol/L。

（2）Scr 升高达基线值≥1.5 倍，基线值是指 7 天前的已知值或推测值。

（3）尿量 <0.5 mL/（kg·h），持续 6 小时。

2. 分期

AKI 按严重程度分为 1、2、3 期，标准如下：

（1）1 期，具有以下之一：

1）Scr：基线值的 1.5～1.9 倍。

2）Scr：升高≥26.5 μmol/L。

3）尿量：<0.5 mL/（kg·h），持续 6～12 小时。

（2）2 期，具有以下之一：

1）Scr：2～2.9 倍基线值。

2）尿量：<0.5 mL/（kg·h），持续≥12 小时。

（3）3 期，具有以下之一：

1）Scr：≥3 倍基线值。

2）Scr 升高达≥354 μmol/L（符合 AKI 定义：48 小时内 Scr≥26.5 μmol/L，或升高达≥1.5 倍基线值）。

3）需要肾脏替代疗法（renal replacement therapy，RRT）。

4）无尿持续≥12 小时。

5）尿量＜0.3 mL/（kg·h），持续≥24 小时。

6）年龄＜18 岁，GFR＜35 mL/（min·1.73 m²）。

如果按尿量和 Scr 分类在不同期，应归于更高一期。

第二节　病　　因

AKI 病因通常分为肾前性、肾实质性和肾后性病因[7,8]。

1. 肾前性病因

AKI 肾前性病因与肾灌注减少有关，通常是血容量不足（如利尿剂、腹泻、出血等）引起，也可见于心衰或肝衰。据报道，70% 免疫性 AKI 病因是肾前性的。

2. 肾实质性病因

据报道，急性肾小管坏死是住院患者 AKI 最常见病因。其他肾实质性病因包括：肾小球病变（如急进性肾小球肾炎，某些类型肾病综合征）；间质性病变，病因有药物、病毒、细菌、真菌、系统性疾病；肾小管病变，病因包括缺血性（如长期低血压）或肾毒性损害；血管性病变。

3. 肾后性病因

AKI 肾后性病因通常是尿道梗阻，可以是肾外或肾内梗阻。前列腺肥大是老年人肾后性梗阻的最常见病因。

第三节　病　史　特　点

轻到中度 AKI 可以没有症状，也可以表现为尿量异常：无尿、少尿、多尿。重症病例症状包括意识模糊、昏睡、神志改变、疲倦、厌食、恶心、呕吐、体质量增加、水肿[6,7]。

第四节 鉴 别 诊 断

急性肾损伤的鉴别诊断应注意与其他原因导致的血尿素氮（blood urea nitrogen，BUN）升高及血清肌酐（creatinine，Cr）假性升高相鉴别，如急性上消化道出血、横纹肌溶解综合征、药物相关肾小管分泌 Cr 抑制（西咪替丁、乙胺嘧啶、甲氧苄氨嘧啶、乙酰乙酸盐），这类病因可导致血 BUN 与血 Cr 的比值升高，但通常小于8[9]。血 Cr 假性升高的病因包括服用头孢西丁等药物、毒物的摄入、补充肌酸、酮症酸中毒等，应根据病例特点予以仔细鉴别。

1. 肾后性肾衰（梗阻）

若触及膀胱、盆腔包块、前列腺肥大、完全无尿等，通常提示肾后性肾衰，肾超声常是一线检查[7,8]。

2. 肾前性肾衰（低血容量）

根据体检发现（脉搏、颈静脉压力、体位性低血压、每日体质量、记录液体平衡）、BUN/Scr 比值升高、尿钠浓度降低（除非用利尿剂）、静脉补液试验等方面进行综合判断[7,8]。

3. 肾实质性疾病

如果没有肾后梗阻及低血容量的证据，则查找肾实质性疾病的病因。注意病史/体检中有无提示缺血、感染或血管炎的信息：如尿检发现蛋白尿、红细胞，或红细胞管型提示肾小球肾炎；发现尿嗜酸性细胞提示急性间质性肾炎[7,8]。另外，注意查找大血管梗死的证据，如动脉硬化病史、超声或 CT 结果提示双肾不对称、腰痛、肉眼血尿等[7,8]。

第五节 辅 助 检 查

一、实验室检查概述

1. 血液检测

应注意监测电解质浓度变化及 Scr 和 BUN。如果可能，BUN、Scr 应与基线值比较，如果基线 Scr 值未知，则可通过估计肾小球滤过率的 MDRD 方程估计，并假设 GFR 估计值为 75 mL/（min·1.73 m^2）。如果 BUN：Scr 为（10～20）：1 通常提示实质性肾衰，比值大于 20 提示肾前性肾衰[10]。根据 1 项回顾性研究显示，BUN：Scr ＞20 与重症患者死亡率有关[11]（Ⅱ）。

2. 尿液检查

尿常规、尿钠、尿 Cr［以测定滤过钠分数（FE_{Na}）］、尿渗透压、尿沉渣管型和肾小管上皮细胞。

3. 影像学检查

超声、CT、MR 等有助于了解肾脏的大小、形态，血管及输尿管、膀胱有无梗阻，也可了解肾血流量、肾小球和肾小管的功能。

4. 肾活检

如果怀疑肾小球肾炎或血管炎，可进行肾活检。

研究显示，中性粒细胞明胶酶相关脂质运载蛋白和血清胱抑素 C 均有助于心脏手术后 AKI 的诊断[12]，血清胱抑素 C 在检测 AKI 的敏感度为 84%，特异度为 82%[13]。

二、AKI 有关病因的血液检测发现

1. 贫血

可见于发病前有慢性肾病、出血或溶血；浆细胞恶性增生[6]。

2. 溶血

溶血的征象包括周围血涂片可见红细胞破裂，血红蛋白下降，间接胆红素升高、乳酸脱氢酶升高，可见于溶血尿毒综合征、血栓性血小板减少性紫癜、系统性红斑狼疮（systemic lupus erythematosus，SLE）或其他自身免疫性疾病[7]。

3. 嗜酸性粒细胞增多

可见于动脉粥样硬化栓塞、急性间质性肾炎、结节性多动脉炎、寄生虫感染[6,7]。

4. 白细胞减少

见于 SLE[6]。

5. 血小板异常和凝血障碍

血小板减少可见于 SLE、汉坦病毒感染、弥漫性血管内凝血（disseminated intravascular coagulation，DIC）、横纹肌溶解综合征、血栓性微血管病、晚期肝病并脾功能亢进、"白色血栓综合征"（由于使用肝素导致）[6]。凝血障碍可见于肝硬化、DIC、抗磷脂抗体综合征[6]。

6. 抗体异常

抗 C1q 抗体升高可见于膜性增生性肾小球肾炎、SLE，亦可见于 IgA 肾病[6]。抗肾小球基底膜（glomerular basement membrane，GBM）抗体升高可见于抗肾小球基底膜病[6,7]。抗中性粒细胞胞浆抗体升高可见于肉芽肿伴多血管炎[7]、显微镜下多血管炎[14]、嗜酸性肉芽肿性血管炎（Churg-Strauss syndrome）[14]、抗肾小球基底膜病[7]。抗核抗体（antinuclear antibody，ANA）可见于 SLE、硬皮病、混合性结缔组织病、干燥综合征[6,7]。抗双链 DNA（anti-double-stranded DNA，dsDNA）抗体升高见于 SLE 和狼疮性肾炎[7]。抗链球菌溶血素 O 抗体升高可见于急性感染后肾小球肾炎[7]。高丙种球蛋白血症可见于 SLE、多发性骨髓瘤、细菌性心内膜炎或其他慢性感染[6]。血浆游离单克

隆轻链或尿电泳游离单克隆轻链可见于多发性骨髓瘤、轻度浆细胞病[6]。冷球蛋白可见于丙型肝炎或其他感染、淋巴增殖性病变[6]。

7. 血浆补体降低

可见于感染相关性肾小球肾炎（包括急性感染后肾小球肾炎和心内膜炎）[6]、狼疮性肾炎（lupus nephritis，LN）[7]、冷凝球蛋白血症型血管炎[15]、膜性增殖性肾小球肾炎[16]、胆固醇栓塞综合征[17]。

8. 电解质

高钾血症可见于肿瘤溶解综合征、横纹肌溶解综合征、溶血反应、尿酸性肾炎、非甾体类抗炎药物（non steroidal anti-inflammatory drugs，NSAIDs）使用、血管紧张素转换酶抑制剂使用、血管紧张素Ⅱ受体阻滞剂使用[6]。高钙血症可见于恶性肿瘤、结节病、维生素 D 中毒[6]。低钙血症可见于肿瘤溶解综合征、横纹肌溶解综合征、中暑、尿酸性肾病[6]。高磷血症可见于肿瘤溶解综合征、横纹肌溶解综合征、中暑、尿酸性肾病[6]。

9. 阴离子间隙及渗透压间隙

阴离子间隙 = Na^+ − Cl^- − HCO_3^-（单位 mEq/L）[18]，正常阴离子间隙为 8 ～ 16 mEq/L。渗透压间隙 = 实测血浆渗透压 − 计算血浆渗透压。血浆渗透压 = 2（Na^+）+（BUN/2.8）+（血糖/18）（单位：BUN 为 mg/dL，血糖为 mg/dL），正常渗透压间隙为 10 ～ 20 mOsm/L[19]。

阴离子间隙和渗透压间隙升高见于慢性肾病、乙二醇中毒、甲醛中毒。阴离子间隙 >5 ～ 10 mEq/L 并明显酸中毒见于乙二醇中毒、脓毒症乳酸酸中毒、横纹肌溶解综合征[6,7]。

10. 其他

尿酸和肌酸激酶升高见于横纹肌溶解综合征。血尿酸明显升高且肌酸激酶正常或轻微升高见于：肿瘤溶解综合征、中暑、尿酸性肾病。前列腺特异抗原升高见于前列腺癌或良性前列腺增生[7]。HIV 检测阳性可能提示 HIV 相关性肾病[7]，血培养阳性见于心内膜炎。

三、AKI 的尿检测

AKI 非少尿型比少尿型多见，特别是 ICU 患者，但 AKI 患者尿量变化较大，肾前性或肾后性肾衰尿检测多显示正常，尿检和尿沉渣有助于 AKI 病因的诊断[6]，详见表 9 - 2。

1. 尿沉渣检查

（1）血尿提示 AKI 的病因可能是肾小球肾炎、间质性病变、血管疾病或肾结构性疾病。

（2）红细胞管型最常见于肾小球肾炎或血管性疾病，但也可见于急性间质性肾炎。

（3）尿试纸潜血阳性，而无红细胞，见于肌红蛋白尿或血红蛋白尿。

（4）尿酸结晶提示尿酸性肾病或肿瘤溶解综合征。

（5）草酸结晶可见于乙二醇中毒、空肠旁路或大剂量维生素 C。

（6）其他结晶可见于使用磺胺类、英地那韦或三氨蝶呤。

1 项综述显示，肾病专家对尿沉渣检查的解释存在一定的差异[20]（Ⅱ）。研究报道，颗粒管型或肾小管上皮细胞用于诊断急性肾小管坏死（acute tubular necrosis, ATN）的敏感度为 83%，特异度为 77%，阳性预测值为 81%，阴性预测值为 80%[21]。

2. 白细胞

白细胞管型或白细胞可见于肾盂肾炎或间质性肾炎，尿嗜酸性细胞 >1% 是拟诊急性间质性肾炎或胆固醇栓塞的证据[6]。

3. 蛋白尿

蛋白尿 1~2 g/d，提示肾小球肾炎[6]。

4. 尿钠

尿钠小于 20 mmol/L 有助于肾前性肾衰的诊断[2]。

5. 肾功能的尿检指标

肾功能的尿检指标有助于 AKI 的病因诊断[6]，详见表 9-3。

有研究显示，肝硬化腹水成人患者，BUN 排泄分数可协助诊断 ATN，当 $FE_{Urea} \geq$ 33.41% 时，诊断 ATN 相关效能[22]（Ⅱ）详见表 9-4。

表 9-2　急性实质性肾衰和肾前性肾衰的尿检发现

检测项目	实质性肾衰	肾前性肾衰
尿比重	1.010~1.020	>1.020
尿渗透压	<350 mOsm/（kg·H_2O）	>500 mOsm/（kg·H_2O）
尿沉渣	粗颗粒管型和肾小管上皮细胞	阴性或透明管型

表 9-3　急性肾性、肾前性肾衰的尿检指标

指标*	实质性肾衰	肾前性肾衰
滤过钠排泄分数（FE_{Na}）（%）	>2%	<1%
尿素氮排泄分数（FE_{Urea}）（%）	>35%	<35%
尿酸排泄分数	>15%	<7%

注：* 指标，FE_{Na} =［（尿钠/血钠）/（尿 Cr/血 Cr）］×100%，FE_{Urea}（%）=［（尿尿素氮/血尿素氮）/（尿 Cr/血 Cr）］×100%。

四、尿生化指标

金属蛋白酶-2 组织抑制因子（TIMP-2）和胰岛素样生长因子结合蛋白 7（IGFBP7）已被 FDA 批准应用于临床，预测重症住院患者 12 小时内并发中至重度 AKI

的风险。据 1 项病例对照研究显示，肾损伤分子 - 1（kidney injury molecule-1，KIM-1）对于诊断儿童或成人 AKI 可能有用[23]（Ⅱ），见表 9 - 5。另 1 项病例对照研究显示[23]，20 例（平均 2 岁）先天性心脏病矫治术后 AKI 患儿与 20 例（平均 4 岁）相同手术后无 AKI 患儿相比，尿 KIM-1 浓度升高。具体数据为：

术前：0.2∶0.4；

术后 12 小时：3.6∶0.4（$P < 0.005$）；

术后 24 小时：4.6∶0.5（$P < 0.005$）；

术后 48 小时：4.7∶0.9（$P < 0.005$）。

表 9 - 4　当 $FE_{Urea} \geqslant 33.41\%$ 时，诊断 ATN 相关效能

项目	推导队列	验证队列
敏感度	100%	93%
特异度	85%	97%
阳性预测值	65%	93%
阴性预测值	100%	97%

表 9 - 5　不同情况 KIM-1 水平

项目	AKI	慢性肾脏病	对照组	泌尿道感染
KIM-1 浓度	3.3*	0.1	0.1	0.4

注：* 与其他各组对比，$P < 0.001$。

五、影像学检查

关于 AKI 检查的适宜性标准，美国放射学会（American College of Radiology，ACR）推荐肾脏超声作为 AKI 一线影像学检查[2]，其他检查方法包括核成像检查（放射性核素显像）、X 光片、CT、动脉造影、MRI 和 MRA。

六、活检及病理

ACR 推荐超声引导下肾活检（ACR 6 级），手术指征包括：已经排除肾前或肾后性肾衰，可能要使用免疫抑制剂的肾小球肾炎或血管炎等病变，可疑急性间质性肾炎，合并血尿或红细胞管型，肾功能快速降低[2,7]。肾活检可提供对治疗有帮助的信息，如抗肾小球基底膜病可进行血浆置换。据报道，肾活检可确诊 90% 的 AKI 病因[24,25]（Ⅱ）。

第六节 治 疗

如果可能，停止使用肾毒性药物，明确并治疗感染病因[8]。

一、水、电解质

1. 扩容液体选择

排除出血性休克后，指南推荐 AKI 患者扩容初始治疗选择等张晶体液而不是胶体液（如白蛋白或羟乙基淀粉）（KDIGO 2 水平，B 级）[6]。

2. 监测

监测并调整水、电解质平衡，治疗血容量不足或过负荷、低钠血症、高钾血症、高磷血症和高镁血症[8]。

3. 避免液体过负荷

以防止危及生命的肺水肿[8]。

4. 治疗高钾血症

（1）当血钾 >6.5 mmol/L 并出现心电图改变时，给予胰岛素 + 葡萄糖（使钾转移至血循环以外），葡萄糖酸钙（减少心律失常的风险）[7]。

（2）如果心电图没有改变，聚苯乙烯磺酸钠或利尿剂（如速尿）更能逐渐地降低血钾[7]。

（3）限制钾摄入[7]。

（4）严重病例，进行 RRT[6]。

据 *Cochrane Database Syst Rev* 刊登的综述，没有检索到碳酸氢钠应用于 AKI 患者的随机对照研究[26]。

二、饮食

（1）营养支持应包括适当的热卡、尽量少的含氮物、限制钾的摄入[8]。

（2）KDIGO 关于 AKI 患者的营养支持推荐[6]：

1）蛋白质摄入：不应为了避免或推迟 RRT，而限制蛋白摄入（KDIGO 2 水平，D级）；KDIGO 建议的蛋白质目标摄入量（KDIGO 2 水平，D 级）：对于不需要透析的非分解代谢 AKI 患者为 0.8 ~ 1.0 g/（kg·d）；RRT 的 AKI 患者为 1.0 ~ 1.5 g/（kg·d）；连续肾脏替代疗法（continuous RRT，CRRT）、高分解代谢的患者，最高达 1.7 g/（kg·d）。

2）在 AKI 患者的任何病情阶段，KDIGO 建议摄入热量为 20 ~ 30 kcal/（kg·d）（KDIGO 2 水平，C 级）。

3）AKI 患者优先选择肠道内营养（KDIGO 2 水平，C 级）。

（3）碳水化合物摄入量为 3 ～ 5 g/（kg·d）[6]。

（4）脂肪摄入量为 0.8 ～ 1 g/（kg·d）[6]。

1 项队列分析研究显示，对于需要 RRT 的重度 AKI 患者，更高的热量摄入并不能改善生存率[27]（Ⅱ）。*Cochrane Database Syst Rev* 于 2012 年刊登的 1 篇综述（Ⅱ）显示，补充必需 L – 氨基酸可促进 AKI 患者的康复。

三、药物

（一）药物剂量调整

KDIGO 建议 AKI 患者的药物剂量[29]：

1. AKI 患者

（1）已知有肾毒性或高血药浓度相关毒性的药物，应密切监测其效应。

（2）因为有些药物在 AKI 患者的分布容积增加，因此，可能需要更大的负荷量，以避免剂量不足。

（3）如果可以进行药物临床分析，则进行治疗药物监测。

（4）根据肾功能（如 Cr 水平）及尿量随着血容量变化的趋势以指导药物剂量。

（5）如果不能进行治疗药物监测，药物动力学监测是个有用的办法。

（6）应认识到停药后的残留效应。

2. CRRT 或每天强化透析的 AKI 患者

（1）仅于刚开始时使用终末期肾病的药物剂量，因为这个剂量对于血液透析患者常常不适当。

（2）确定适当剂量的方法为：如果有适当的临床分析手段，进行治疗性药物剂量监测（如氨基糖苷类和万古霉素）。如果 CRRT 或每天强化透析时可获得药物清除率资料，据此有助于确定药物剂量。根据患者的剩余肌酐清除率与预期的体外清除率，得到总肌酐清除率，然后根据特定的药物给药指南，使用这个数字来估计给药方案。应用以下公式确定剂量和给药间隔：维持剂量 = GFR < 10 mL/min 的剂量/（1 – 体外治疗可除去的药物部分）；给药间隔 = GFR < 10 mL/min 的间隔/（1 – 体外治疗可除去的药物部分）。用以下公式确定剂量：剂量 = 肾功正常时的正常剂量 × ［非肾脏清除率 +（废水率 × 筛分系数）］/正常清除率。

（二）利尿剂

利尿剂仅用于容量过负荷的患者，不推荐常规用于 AKI 患者（KDIGO 2 水平，C 级）[6]。无尿是利尿剂（如速尿）的禁忌证。据报道，速尿不能减少 AKI 患者的死亡率，也不能促进其康复，但可缩短透析期[30-32]（Ⅱ）。对于需要透析的患者，大剂量速尿可以增加尿量，但并不见得减少死亡率，也不减少透析次数[33]（Ⅱ）。

（三）非诺多泮

甲磺酸非诺多泮是多巴胺 1 型受体激动剂，其肾脏效应与低剂量多巴胺相似，但没有体循环 α 或 β 肾上腺受体刺激作用[6]。因为非诺多泮增加低血压的风险，并且说明其疗效的证据质量较低级，因此通常不推荐非诺多泮治疗 AKI（KDIGO 2 水平，C 级）[6]。

（四）心房利钠肽

KDIGO 通常不推荐心房钠尿肽（atrial natriuretic peptide，ANP）治疗 AKI（KDIGO 2 水平，B 级）[6]。但 *Cochrane Database Syst Rev* 2009 年刊登的综述[34]（Ⅱ）显示，低剂量 ANP 治疗 AKI 可减少 RRT。

（五）多巴胺

KDIGO 认为应避免使用低剂量（肾剂量）[1 ～ 3 μg/（kg·min）]多巴胺治疗 AKI（KDIGO 1 水平，A 级），推荐输液联合血管升压药治疗 AKI 患者的血管运动性休克（KDIGO 2 水平，C 级）[6]。文献报道也显示，低剂量多巴胺不能防止 AKI（3 级证据），不能减少 RRT，也不能降低 AKI 或 AKI 高危患者死亡率[35,36]（Ⅱ）。

（六）其他药物

1. 重组人胰岛素样生长因子 1（rhIGF-1）

KDIGO 不推荐 rhIGF-1 治疗 AKI（KDIGO 1 水平，B 级）[6]。据 1 项随机对照研究显示，rhIGF-1 治疗 AKI，不能改善死亡率、减少血透次数及改善肾功能指标[37]（Ⅱ）。

2. 甲状腺素

增加 AKI 患者的死亡率[38]（Ⅱ）。

四、肾替代疗法

1. AKI 患者 RRT

指征包括出现危及生命的需要紧急纠正的液体、电解质、酸碱失衡（KDIGO 未分级）。是否进行 RRT，应根据整体临床情况、RRT 影响因素以及实验室指标变化趋势，而不是仅仅根据 BUN 和 Cr 的阈值（KDIGO 未分级）。据报道，更早开始 RRT 并不能提高 AKI 患者存活率。

2. 间歇性肾脏替代疗法（intermittent RRT，IRRT）

常规间歇性血液透析（intermittent hemodialysis，IHD）是每周 3 ～ 4 次，每次 4 小时。据报道，对于合并 AKI 的重症患者，与次数较少的 IRRT 相比，每周 ≥6 次 IRRT 并不能减少死亡率。在合并 AKI 的重症患者，与隔天 IHD 相比，每天 IHD 可降低死亡率、加快肾功能恢复。

3. 连续性肾脏替代疗法（CRRT）

据报道，CRRT 液体量≥30 ～ 35 mL/（kg·h），并不能减少 AKI 患者死亡率，但相关证据尚缺乏一致性。在 AKI 成人，IRRT 和 CRRT 在死亡率、住院时间及慢性透析依赖发生率方面相似。

4. 持续缓慢低效血液透析（slow low efficiency dialysis，SLED）或延长每日血液透析（extended daily dialysis，EDD）

IRRT 和 CRRT 混合使用，每周 6 ～ 7 天，6 ～ 12 h/d，血流动力学更稳定，可以提供充分的 RRT，较 CRRT 更经济。对于合并 AKI 的重症患者，与 CRRT 相比，SLED 在死亡率、肾恢复、ICU 滞留时间方面与之相似。

5. 抗凝疗法

KDIGO 认为，如果患者没有出血高危因素或凝血功能障碍，或是没有接受全身抗凝治疗，AKI 患者进行 RRT 期间可使用抗凝疗法（KDIGO 1B 级）。IRRT 的抗凝治疗：可用常规肝素或低分子肝素（KDIGO 1 水平，C 级）。CRRT 的抗凝治疗：对于没有柠檬酸盐禁忌证的患者，可考虑局部使用柠檬酸盐抗凝疗法代替肝素（KDIGO 2 水平，B 级）；如果有柠檬酸盐禁忌证，考虑使用常规肝素或低分子肝素（KDIGO 2 水平，C 级）。对于 CRRT 期间没有抗凝疗法的出血高风险患者，如果没有柠檬酸盐禁忌证，可考虑局部使用柠檬酸盐抗凝（KDIGO 2 水平，C 级）。

6. 缓冲剂

透析液和 RRT 置换液的缓冲剂应选择碳酸氢盐，而不是乳酸盐。

7. 血管通路

B 超引导插管（KDIGO 1 水平，A 级）。第 1 次颈内静脉透析导管置管前后，应进行胸片检查（KDIGO 1 水平，B 级）。考虑使用无袖非隧道式透析导管，而不是隧道式透析导管（KDIGO 2 水平，D 级）。不考虑在非隧道式透析导管的皮肤穿刺部位使用局部抗生素（KDIGO 2 水平，C 级）。不考虑使用抗生素封管预防非隧道式透析导管相关性感染（KDIGO 2 水平，C 级）。置管静脉选择（KDIGO 未分级）：首选右颈内静脉，次选股静脉，三选左颈内静脉。在急诊 RRT 患者，与股静脉置管相比，颈静脉置管并不能改善临床预后（Ⅱ），但颈静脉置管可减少肥胖患者导管细菌定植率。

8. 腹膜透析

资源匮乏地区较常用。与每天血液透析相比，AKI 患者高容量持续腹膜透析在死亡率和肾脏恢复率方面疗效相似；对于感染相关性 AKI 患者，与腹膜透析相比，CRRT 可降低死亡率，并降低继续透析的需要。

五、AKI 治疗组合方案

将 AKI 护理组合方案纳入患者常规护理[39,40]，治疗或干预措施联合应用，而不是单项使用，可促进护理和疗效的可靠性。关于理想的 AKI 护理组合方案还没有达成共识。

第七节　并发症和预后

一、并发症

常见并发症包括高钾血症、容量过负荷和肺水肿、代谢性酸中毒、尿毒症性脑病、尿毒症性血小板功能障碍、贫血、心肌病、免疫低下、慢性肾病（包括终末期肾病）、心衰[6-8]。65 岁以上的老年人 AKI 后肾功能恢复率较低[41]。AKI 与慢性肾脏病、终末期肾病、死亡风险增加有关[42]，并且与新的慢性肾脏病风险增高有关。童年时期 AKI 与长期肾不良预后（如蛋白尿、高血压、GFR 异常、慢性肾病等）高风险有关[43]（Ⅱ）。

二、死亡相关因素

据报道，AKI 院内死亡率为 26%[1]，死亡率与下列因素相关：

（1）AKI 病史与发病后 6 个月内死亡率增高有关[44]。

（2）AKI 后的低蛋白血症与急性肾衰和死亡发生率增高有关[45]。

（3）重度蛋白尿和 GFR < 60 mL/（min · 1.73 m^2），均与 AKI 患者死亡率增高有关[46]。

（4）需要透析的 AKI 的既往史与全因死亡率增加（HR 1.67，95% CI 1.57 ～ 1.79）和冠心病事件（HR 1.67，95% CI 1.36 ～ 2.04）有关，与随后进展至慢性肾病和终末期肾病无关[47]。

（5）造影剂相关性 AKI 与死亡率增加有关[48,49]。

（6）AKI 在 24 小时内好转与脓毒性休克患者存活率改善有关[50]。

（7）血 Cr 值波动超过 10% 或 26.5 μmol/L 与死亡率增加 2 倍有关[51]。

三、RIFLE 分类在预测死亡率的作用

RIFLE 分类有助于预测 AKI 患者院内死亡率[52]，也有助于预测儿童死亡率和 PICU 滞留时间[53]（Ⅱ）。按 RIFLE 定义的肾功能障碍，越严重死亡率越高[54,55]，详见表 9-6、表 9-7。

表 9-6　RIFLE 分期与 AKI 患者住院期间预后的关系

最高 RIFLE 分类	例数	RRT	院内死亡率
无 AKI	1 766	0.10%	5.50%
高危	670	0	8.80%
损伤	1 436	0.30%	11.40%
衰竭	1 511	14.20%	26.30%

表 9-7　入住 ICU 3 天内最高 RIFLE 分期与院内死亡率的关系

RIFLE 分类	例数	院内死亡率
无 AKI	316	6%
高危	168	13%
损伤	100	18%
衰竭	74	23%

第八节　预　　防

一、休克相关性 AKI 的预防

KDIGO 关于预防休克相关性 AKI 的有关推荐：排除出血性休克后，对于存在 AKI 高危风险的休克患者进行扩充血容量的初始治疗中，推荐使用等张晶体液，而不是胶体液（白蛋白或羟乙基淀粉）（KDIGO 2 水平，B 级）。在存在 AKI 风险的血管运动性休克患者治疗中，补液同时联合血管升压药（KDIGO 1 水平，C 级）。避免低剂量多巴胺用于预防 AKI（KDIGO 1 水平，A 级）。对于脓毒性休克患者，推荐进行血流动力学和氧合参数的管理，以预防 AKI（KDIGO 2 水平，C 级）。推荐低血压的重症患者避免使用 N-乙酰半胱氨酸（KDIGO 2 水平，D 级）。在重症患者，推荐应用胰岛素，达到目标血糖 6.1～8.3 mmol/L（KDIGO 2 水平，C 级）[6]。1 项前瞻性队列研究显示，在重症监护病房，与不限制氯化物静脉输液方案相比，限制氯化物的方案可降低 AKI 的风险[56]（Ⅲ）。

二、药物相关性 AKI 的预防

KDIGO 关于预防药物性 AKI 的相关推荐[6]：

1. 氨基糖苷类药物

应避免氨基糖苷类药物治疗感染，除非没有更适合的、肾毒性更小的治疗性药物可供选择（KDIGO 2 水平，A 级）。对于在稳定状态下肾功能正常的患者，推荐氨基糖苷类药物每天单次使用，而不是每天多次使用（KDIGO 2 水平，B 级）。监测氨基糖苷类药物血药浓度。每天多次用法超过 24 小时（KDIGO 1 水平，A 级）或每天单次用法超过 48 小时（KDIGO 2 水平，C 级），推荐进行血药浓度监测。当具备可行性或适当性时，推荐氨基糖苷类药物局部用药（KDIGO 2 水平，B 级）。

2. 两性霉素 B

推荐使用脂质配方代替常规配方（KDIGO 2 水平，A 级）。治疗全身性真菌感染或寄生虫感染时，如果疗效相同，推荐选用唑类抗真菌制剂和/或棘白菌素类，而不是常规两性霉素 B（KDIGO 1 水平，A 级）。

三、术后 AKI 的预防

KDIGO 关于预防术后 AKI 的相关推荐：建议对于围手术期 AKI 高危患者，进行血流动力学和氧合指标的管理，以预防 AKI 的发生（KDIGO 2 水平，C 级）。在决定是否进行无泵冠状动脉旁路移植（coronary artery bypass grafting，CABG）手术时，不应仅仅考虑为了减少围手术期 AKI 或 RRT 需要（KDIGO 2 水平，C 级）。应避免使用相关药物如利尿剂（KDIGO 1 水平，B 级）、非诺多泮（KDIGO 2 水平，C 级）、心房利钠肽（KDIGO 2 水平，C 级）、重组人胰岛素样生长因子 1［rhIGF-1（KDIGO 1 水平，B 级）][6]。

Cochrane Database Syst Rev 刊登的综述显示，对可能引起肾缺血再灌注损伤的外科患者，远程缺血预处理可降低 AKI 的风险[57]（Ⅲ），但并不能减少血液透析的需要[57]（Ⅱ）。围手术期血流动力学优化处理，可降低术后肾损伤的发生率[58]（Ⅲ）。有报道认为，ANP 和静脉输液均可减少大手术患者的 AKI 发生率[59]（Ⅲ）。低剂量 ANP 预防 AKI 可缩短住院时间和 RRT 的需要[34]（Ⅱ）。非诺多泮可降低心脏手术患者 AKI 的发生率，但可能增加低血压的风险[60]（Ⅲ）；降低危重患者院内死亡率和需要 RRT 的 AKI 风险[61]（Ⅱ），以及降低大手术患者术后 AKI 的风险和 RRT 的需求[62]（Ⅱ）。

研究认为，围手术期应用 N-乙酰半胱氨酸似乎不能降低大手术后需要透析的急性肾衰竭的死亡率或风险[63]（Ⅱ）。1 项随机对照研究显示，对于心脏外科手术的慢性肾功能不全患者，静脉注射 N-乙酰半胱氨酸可能与减少机械通气时间有关，但似乎并不会减少对 RRT 的需求[64]（Ⅱ）。

据报道，围手术期服用阿司匹林或可乐定并不会降低非心脏手术患者 AKI 的风险[65]（Ⅲ）。对于心脏手术的 AKI 高危患者，与输注氯化钠相比，围手术期输注碳酸氢钠并不能降低术后 AKI 的风险[66-68]（Ⅲ）。1 项前瞻性队列研究显示，围手术期输注碳酸氢钠可降低体外循环 AKI 低危患者术后 AKI 的风险，但对 AKI 高危患者无影响[69]（Ⅱ）。

1 项综述显示，左西孟旦可降低成人心脏手术后 AKI、死亡的风险和 RRT 的需求[70]（Ⅱ）。1 项荟萃分析显示，心脏手术患者围手术期应用右美托咪定可降低术后 AKI 患病率，但不能降低住院或 30 天死亡率[71]（Ⅱ）。1 项随机对照研究结果显示，围手术期右美托咪定可减少心脏瓣膜手术患者术后 AKI 患病率[72]（Ⅰ）。

1 项随机对照研究结果显示，与七氟醚相比，麻醉中添加异丙酚可降低体外循环患者 AKI 的风险[73]（Ⅲ）。研究显示，心脏手术后使用促红细胞生成素（erythropoietin，EPO）不能降低 AKI 的风险[74]（Ⅲ）或住院时间[74]（Ⅱ）。

1 项基于随机试验的事后分析显示，术中地塞米松可减少晚期慢性肾病（chronic kidney disease，CKD）患者体外循环手术后 AKI 的 RRT 需求[75]（Ⅱ）。

四、造影剂相关性 AKI 的预防

1. 造影剂相关性肾病

造影剂相关性肾病（contrast induced nephropathy，CIN）是影像学检查中最常见的并发症，通常定义为：造影剂暴露后 2 ~ 7 天，血清肌酐较基线至少升高 25% 或绝对值升高 ≥ 0.5 mg/dL（44 μmol/L）。对所有需要在血管内使用碘造影剂的患者，均应评估 AKI 的高危因素（KDIGO 未分级）。造影剂相关性 AKI 高危因素为：术前肾损害［男性，血 Cr ≥ 115 μmol/L；女性，血 Cr ≥ 88.4 μmol/L，或 GFR < 60 mL/（min·1.73 m^2）］、高血压、血流动力学不稳定、血容量不足、年龄大于 75 岁、充血性心力衰竭、造影剂剂量较大。

2. CIN 的预防

如果可能，停止使用肾毒性药物。对于 CIN 高危患者，考虑备选的影像检查方法（KDIGO 未分级），使用最小剂量的以碘为主要成分的造影剂（KDIGO 未分级），使用等渗或低渗碘造影剂，而不是高渗碘造影剂（KDIGO 1 水平，B 级）。应注意围术期的脱水。对于造影剂相关性肾损伤高危的患者：不能单独口服补液（KDIGO 1 水平，C 级），使用等渗氯化钠或碳酸氢钠进行静脉补充血容量（而并非不用进行静脉补充血容量）（KDIGO 1 水平，A 级）。

3. CIN 的预防药物

考虑口服 N - 乙酰半胱氨酸的同时输注等渗晶体液，尽管这种方案的相关证据还缺乏一致性，但副作用的风险低且成本也低（KDIGO 2 水平，D 级）。大剂量维生素 C 可降低造影剂相关性肾病的风险。伊洛前列素可预防肾功能障碍患者进行冠脉造影或干预的造影剂相关性肾病。

4. CIN 的其他预防策略

在造影剂相关性肾病高危患者，不推荐为了去除造影剂而行预防性的 IHD 或预防性的血液滤过（hemofiltration，HF）（KDIGO 2 水平，C 级）。但对于慢性肾脏病 3 期以上的患者，RRT 可减少造影剂相关性肾病的发病率，连续血液滤过可降低死亡率（Ⅱ）。

5. 其他并发症的预防

无论是抗组胺药还是类固醇药物的预处理都可以预防静脉造影剂引起的过敏样反应（Ⅱ），对于 AKI 或慢性重症肾病的患者，尽可能少用含钆造影剂，以降低肾源性全身纤维化/肾源性纤维化皮肤病的风险。

小　结

　　急性肾损伤（AKI）又称为急性肾功能衰竭、急性肾功能不全，是肾功能快速降低、表现为肌酐升高或尿量减少的一组临床综合征。病因通常分为肾前性、肾性和肾后性。并发症包括：酸中毒、血容量过负荷、尿毒症、电解质紊乱。轻至中度 AKI 可能根本没有症状，而重度病例症状包括水肿、体质量增加、意识模糊、嗜睡等。

　　具有下述表现之一可诊断 AKI：

　　（1）48 小时内血清肌酐升高≥26.5 μmol/L。

　　（2）血清肌酐升高到≥1.5 倍基线值（基线值为 7 天前已知或测算值）。

　　（3）尿量 <0.5 mL/（kg·h），持续 6 小时。

　　病史和体检有助于病因诊断。血液检测应包括电解质、BUN、Cr、血完全细胞计数，尿液检测包括尿液镜检、尿钠、尿 Cr 及尿渗透压，肾超声检查有助于排除肾后性梗阻。当怀疑肾小球肾炎或血管炎时，可做肾活检。

　　尽可能停止暴露肾毒性药物，诊断并治疗任何感染病因，监测和调整水电解质平衡，治疗血容量不足或过负荷、低钠血症、高钾血症、高磷血症和高镁血症，不推荐常规使用利尿剂，容量过负荷患者应用利尿剂。

　　当出现危及生命的液体、电解质及酸碱失衡时，应紧急进行 RRT；RRT 指征不仅仅根据 BUN 和 Cr 水平，还要根据临床表现综合判断，是否存在行 RRT 可以改善的因素，以及实验室指标的变化趋势。

参考文献

[1] SUSANTITAPHONG P, CRUZ D N, CERDA J, et al. World incidence of AKI：a meta-analysis [J]. Clin J Am Soc Nephrol, 2013, 8 (9)：1482 – 1493.

[2] PAPNICOLAOU N, FRANCIS I, CASALINO D, et al. Expert panel on urologic imaging. American College of Radiology (ACR) appropriateness criteria renal failure [J/OL]. ACR 2013 pdf.

[3] BELLOMO R, RONCO C, KELLUM JA, et al. Acute renal failure-definition, outcome measures, animal models, fluid therapy and information technology needs：the second international consensus conference of the Acute Dialysis Quality Initiative Group (ADQI) [J]. Critical Care (London, England), 2004, 8 (4)：R204 – 212.

[4] SUTHERLAND S M, BYRNES J J, KOTHARI M, et al. AKI in hospitalized children：comparing the prifle, akin, and kdigo definitions [J]. Clin J Am Soc Nephrol, 2015, 10 (4)：554 – 561.

[5] MEHTA R L, KELLUM J A, SHAH S V, et al. Acute kidney injury network：report of an initiative to improve outcomes in acute kidney injury [J]. Critical Care (London, England), 2007, 11 (2)：R31.

[6] MENCIA S, PALACIOS A, GARCIA M, et al. An exploratory study of sevoflurane as an alternative for difficult sedation in critically ill children [J]. Pediatr Crit Care Med, 2018, 19 (7)：e335 – 341.

[7] RAHMAN M, SHAD F, SMITH M C. Acute kidney injury：a guide to diagnosis and management [J]. American family physician, 2012, 86 (7)：631 – 639.

［8］ HILTON R. Acute renal failure ［J］. BMJ, 2006, 333 (7572): 786 – 790.

［9］ JURADO R, MATTIX H. The decreased serum urea nitrogen-creatinine ratio ［J］. Archives of internal medicine, 1998, 158 (22): 2509 – 2511.

［10］ NEEDHAM E. Management of acute renal failure ［J］. American Family Physician, 2005, 72 (9): 1739 – 1746.

［11］ RACHOIN J S, DAHER R, MOUSSALLEM C, et al. The fallacy of the BUN: creatinine ratio in critically ill patients ［J］. Nephrol Dial Transplant, 2012, 27 (6): 2248 – 2254.

［12］ HO J, TANGRI N, KOMENDA P, et al. Urinary, plasma, and serum biomarkers' utility for predicting acute kidney injury associated with cardiac surgery in adults: a meta-analysis ［J］. Am J Kidney Dis, 2015, 66 (6): 993 – 1005.

［13］ ZHANG Z, LU B, SHENG X, et al. Cystatin c in prediction of acute kidney injury: a systemic review and meta-analysis ［J］. Am J Kidney Dis, 2011, 58 (3): 356 – 365.

［14］ SEO P, STONE J H. The antineutrophil cytoplasmic antibody-associated vasculitides ［J］. The American Journal of Medicine, 2004, 117 (1): 39 – 50.

［15］ LAMPRECHT P, MOOSIG F, GAUSE A, et al. Birmingham vasculitis activity score, disease extent index and complement factor c3c reflect disease activity best in hepatitis c virus-associated cryoglobuline-mic vasculitis ［J］. Clinical and Experimental Rheumatology, 2000, 18 (3): 319 – 325.

［16］ MEDJERAL-THOMAS N R, O'SHAUGHNESSY M M, O'REGAN JA, et al. C3 glomerulopathy: clinicopathologic features and predictors of outcome ［J］. Clin J Am Soc Nephrol, 2014, 9 (1): 46 – 53.

［17］ KRONZON I, SARIC M. Cholesterol embolization syndrome ［J］. Circulation, 2010, 122 (6): 631 – 641.

［18］ WILLIAMSON J C. Acid-base disorders: classification and management strategies ［J］. American Family Physician, 1995, 52 (2): 584 – 590.

［19］ FALL P J. A stepwise approach to acid-base disorders: practical patient evaluation for metabolic acidosis and other conditions ［J］. Postgraduate Medicine, 2000, 107 (3): 249 – 250, 253 – 244, 257 – 248.

［20］ WALD R, BELL C M, NISENBAUM R, et al. Interobserver reliability of urine sediment interpretation ［J］. Clin J Am Soc Nephrol, 2009, 4 (3): 567 – 571.

［21］ PERAZELLA M A, COCA S G, KANBAY M, et al. Diagnostic value of urine microscopy for differential diagnosis of acute kidney injury in hospitalized patients ［J］. Clin J Am Soc Nephrol, 2008, 3 (6): 1615 – 1619.

［22］ PATIDAR K R, KANG L, BAJAJ J S, et al. Fractional excretion of urea: a simple tool for the differential diagnosis of acute kidney injury in cirrhosis ［J］. Hepatology (Baltimore, Md), 2018, 68 (1): 224 – 233.

［23］ HAN W K, WAIKAR S S, JOHNSON A, et al. Urinary biomarkers in the early diagnosis of acute kidney injury ［J］. Kidney Int, 2008, 73 (7): 863 – 869.

［24］ LOPEZ-GOMEZ J M, RIVERA F. Renal biopsy findings in acute renal failure in the cohort of patients in the spanish registry of glomerulonephritis ［J］. Clin J Am Soc Nephrol, 2008, 3 (3): 674 – 681.

［25］ HAAS M, SPARGO B H, WIT E J, et al. Etiologies and outcome of acute renal insufficiency in older adults: a renal biopsy study of 259 cases ［J］. Am J Kidney Dis, 2000, 35 (3): 433 – 447.

［26］ HEWITT J, UNIACKE M, HANSI N K, et al. Sodium bicarbonate supplements for treating acute kidney injury ［J］. Cochrane Database Syst Rev, 2012, 6: Cd009204.

［27］ BELLOMO R, CASS A, COLE L, et al. Calorie intake and patient outcomes in severe acute kidney injury：findings from the randomized evaluation of normal vs. augmented level of replacement therapy（renal）study trial ［J］. Critical Care（London, England）, 2014, 18（2）：R45.

［28］LI Y, TANG X, ZHANG J, et al. Nutritional support for acute kidney injury ［J］. Cochrane Database Syst Rev, 2012, 8：Cd005426.

［29］MATZKE G R, ARONOFF G R, ATKINSON A J, et al. Drug dosing consideration in patients with acute and chronic kidney disease— a clinical update from kidney disease：Improving Global Outcomes（KDIGO）［J］. Kidney Int, 2011, 80（11）：1122 – 1137.

［30］HO K M, SHERIDAN D J. Meta-analysis of frusemide to prevent or treat acute renal failure ［J］. BMJ, 2006, 333（7565）：420.

［31］BAGSHAW S M, DELANEY A, HAASE M, et al. Loop diuretics in the management of acute renal failure：a systematic review and meta-analysis ［J］. Critical Care and Resuscitation, 2007, 9（1）：60 – 68.

［32］SAMPATH S, MORAN J L, GRAHAM P L, et al. The efficacy of loop diuretics in acute renal failure：assessment using bayesian evidence synthesis techniques ［J］. Crit Care Med, 2007, 35（11）：2516 – 2524.

［33］CANTAROVICH F, RANGOONWALA B, LORENZ H, et al. High-dose furosemide for established arf：a prospective, randomized, double-blind, placebo-controlled, multicenter trial ［J］. Am J Kidney Dis, 2004, 44（3）：402 – 409.

［34］NIGWEKAR S U, NAVANEETHAN S D, PARIKH C R, et al. Atrial natriuretic peptide for preventing and treating acute kidney injury ［J］. Cochrane Database Syst Rev, 2009, 4：Cd006028.

［35］KELLUM J A. Use of dopamine in acute renal failure：a meta-analysis ［J］. Crit Care Med, 2001, 29（8）：1526 – 1531.

［36］FRIEDRICH J O, ADHIKARI N, HERRIDGE M S, et al. Meta-analysis：low-dose dopamine increases urine output but does not prevent renal dysfunction or death ［J］. Annals of Internal Medicine, 2005, 142（7）：510 – 524.

［37］HIRSCHBERG R, KOPPLE J, LIPSETT P, et al. Multicenter clinical trial of recombinant human insulin-like growth factor I in patients with acute renal failure ［J］. Kidney Int, 1999, 55（6）：2423 – 2432.

［38］NIGWEKAR S U, STRIPPOLI G F, NAVANEETHAN S D. Thyroid hormones for acute kidney injury ［J］. Cochrane Database Syst Rev, 2013, 1：Cd006740.

［39］BAGSHAW S M. Acute kidney injury care bundles ［J］. Nephron, 2015, 131（4）：247 – 251.

［40］KOLHE N V, REILLY T, LEUNG J, et al. A simple care bundle for use in acute kidney injury：a propensity score-matched cohort study ［J］. Nephrol Dial Transplant, 2016, 31（11）：1846 – 1854.

［41］SCHMITT R, COCA S, KANBAY M, et al. Recovery of kidney function after acute kidney injury in the elderly：a systematic review and meta-analysis ［J］. Am J Kidney Dis, 2008, 52（2）：262 – 271.

［42］COCA S G, SINGANAMALA S, PARIKH C R. Chronic kidney disease after acute kidney injury：a systematic review and meta-analysis ［J］. Kidney Int, 2012, 81（5）：442 – 448.

［43］GREENBERG J H, COCA S, PARIKH C R. Long-term risk of chronic kidney disease and mortality in children after acute kidney injury：a systematic review ［J］. BMC Nephrology, 2014, 15：184.

［44］COCA S G, YUSUF B, SHLIPAK M G, et al. Long-term risk of mortality and other adverse outcomes after acute kidney injury：a systematic review and meta-analysis ［J］. Am J Kidney Dis, 2009, 53（6）：961 – 973.

［45］WIEDERMANN C J, WIEDERMANN W, JOANNIDIS M. Hypoalbuminemia and acute kidney injury：

a meta-analysis of observational clinical studies [J]. Intensive Care Medicine, 2010, 36 (10): 1657 - 1665.

[46] JAMES M T, HEMMELGARN B R, WIEBE N, et al. Glomerular filtration rate, proteinuria, and the incidence and consequences of acute kidney injury: a cohort study [J]. Lancet, 2010, 376 (9758): 2096 - 2103.

[47] WU V C, WU C H, HUANG T M, et al. Long-term risk of coronary events after AKI [J]. Journal of the American Society of Nephrology: JASN, 2014, 25 (3): 595 - 605.

[48] JAMES M T, SAMUEL S M, MANNING M A, et al. Contrast-induced acute kidney injury and risk of adverse clinical outcomes after coronary angiography: a systematic review and meta-analysis [J]. Circulation Cardiovascular Interventions, 2013, 6 (1): 37 - 43.

[49] FROM A M, BARTHOLMAI B J, WILLIAMS A W, et al. Mortality associated with nephropathy after radiographic contrast exposure [J]. Mayo Clinic Proceedings, 2008, 83 (10): 1095 - 1100.

[50] SOOD M M, SHAFER L A, HO J, et al. Early reversible acute kidney injury is associated with improved survival in septic shock [J]. Journal of Critical Care, 2014, 29 (5): 711 - 717.

[51] COCA S G, PEIXOTO A J, GARG A X, et al. The prognostic importance of a small acute decrement in kidney function in hospitalized patients: a systematic review and meta-analysis [J]. Am J Kidney Dis, 2007, 50 (5): 712 - 720.

[52] ALI T, KHAN I, SIMPSON W, et al. Incidence and outcomes in acute kidney injury: a comprehensive population-based study [J]. Journal of the American Society of Nephrology, 2007, 18 (4): 1292 - 1298.

[53] SCHNEIDER J, KHEMANI R, GRUSHKIN C, et al. Serum creatinine as stratified in the rifle score for acute kidney injury is associated with mortality and length of stay for children in the pediatric intensive care unit [J]. Crit Care Med, 2010, 38 (3): 933 - 939.

[54] HOSTE E A, CLERMONT G, KERSTEN A, et al. Rifle criteria for acute kidney injury are associated with hospital mortality in critically ill patients: a cohort analysis [J]. Critical care (London, England), 2006, 10 (3): R73.

[55] AHLSTROM A, KUITUNEN A, PELTONEN S, et al. Comparison of 2 acute renal failure severity scores to general scoring systems in the critically ill [J]. Am J Kidney Dis, 2006, 48 (2): 262 - 268.

[56] YUNOS N M, BELLOMO R, HEGARTY C, et al. Association between a chloride-liberal vs chloride-restrictive intravenous fluid administration strategy and kidney injury in critically ill adults [J]. JAMA, 2012, 308 (15): 1566 - 1572.

[57] MENTING T P, WEVER K E, OZDEMIR-VAN D M, et al. Ischaemic preconditioning for the reduction of renal ischaemia reperfusion injury [J]. Cochrane Database Syst Rev, 2017, 3: Cd010777.

[58] BRIENZA N, GIGLIO M T, MARUCCI M, et al. Does perioperative hemodynamic optimization protect renal function in surgical patients? A meta-analytic study [J]. Crit Care Med, 2009, 37 (6): 2079 - 2090.

[59] ZACHARIAS M, MUGAWAR M, HERBISON G P, et al. Interventions for protecting renal function in the perioperative period [J]. Cochrane Database Syst Rev, 2013, 9: Cd003590.

[60] ZANGRILLO A, BIONDI-ZOCCAI G G, FRATI E, et al. Fenoldopam and acute renal failure in cardiac surgery: A meta-analysis of randomized placebo-controlled trials [J]. Journal of Cardiothoracic and Vascular Anesthesia, 2012, 26 (3): 407 - 413.

[61] LANDONI G, BIONDI-ZOCCAI G G, TUMLIN J A, et al. Beneficial impact of fenoldopam in critically ill patients with or at risk for acute renal failure: A meta-analysis of randomized clinical trials [J]. Am J Kidney Dis, 2007, 49 (1): 56 – 68.

[62] GILLIES M A, KAKAR V, PARKER R J, et al. Fenoldopam to prevent acute kidney injury after major surgery: a systematic review and meta-analysis [J]. Critical Care (London, England), 2015, 19: 449.

[63] HO K M, MORGAN D J. Meta-analysis of N-acetylcysteine to prevent acute renal failure after major surgery [J]. Am J Kidney Dis, 2009, 53 (1): 33 – 40.

[64] SISILLO E, CERIANI R, BORTONE F, et al. N-acetylcysteine for prevention of acute renal failure in patients with chronic renal insufficiency undergoing cardiac surgery: a prospective, randomized, clinical trial [J]. Crit Care Med, 2008, 36 (1): 81 – 86.

[65] GARG A X, KURZ A, SESSLER D I, et al. Perioperative aspirin and clonidine and risk of acute kidney injury: A randomized clinical trial [J]. JAMA, 2014, 312 (21): 2254 – 2264.

[66] BAILEY M, MCGUINNESS S, HAASE M, et al. Sodium bicarbonate and renal function after cardiac surgery: a prospectively planned individual patient meta-analysis [J]. Anesthesiology, 2015, 122 (2): 294 – 306.

[67] MCGUINNESS S P, PARKE R L, BELLOMO R, et al. Sodium bicarbonate infusion to reduce cardiac surgery-associated acute kidney injury: a phase ii multicenter double-blind randomized controlled trial [J]. Crit Care Med, 2013, 41 (7): 1599 – 1607.

[68] KRISTELLER J L, ZAVORSKY G S, PRIOR J E, et al. Lack of effectiveness of sodium bicarbonate in preventing kidney injury in patients undergoing cardiac surgery: a randomized controlled trial [J]. Pharmacotherapy, 2013, 33 (7): 710 – 717.

[69] WETZ AJ, BRAUER A, QUINTEL M, et al. Does sodium bicarbonate infusion really have no effect on the incidence of acute kidney injury after cardiac surgery? A prospective observational trial [J]. Critical Care (London, England), 2015, 19: 183.

[70] ZHOU C, GONG J, CHEN D, et al. Levosimendan for prevention of acute kidney injury after cardiac surgery: a meta-analysis of randomized controlled trials [J]. Am J Kidney Dis, 2016, 67 (3): 408 – 416.

[71] LIU Y, SHENG B, WANG S, et al. Dexmedetomidine prevents acute kidney injury after adult cardiac surgery: a meta-analysis of randomized controlled trials [J]. BMC Anesthesiology, 2018, 18 (1): 7.

[72] CHO J S, SHIM J K, SOH S, et al. Perioperative dexmedetomidine reduces the incidence and severity of acute kidney injury following valvular heart surgery [J]. Kidney Int, 2016, 89 (3): 693 – 700.

[73] YOO YC, SHIM JK, SONG Y, et al. Anesthetics influence the incidence of acute kidney injury following valvular heart surgery [J]. Kidney Int, 2014, 86 (2): 414 – 422.

[74] DE SEIGNEUX S, PONTE B, WEISS L, et al. Epoetin administrated after cardiac surgery: effects on renal function and inflammation in a randomized controlled study [J]. BMC Nephrol, 2012, 13: 132.

[75] JACOB K A, LEAF D E, DIELEMAN J M, et al. Intraoperative high-dose dexamethasone and severe aki after cardiac surgery [J]. Journal of the American Society of Nephrology, 2015, 26 (12): 2947 – 2951.

第十章　呼吸机相关性肺炎

世界范围内呼吸机通气成人的呼吸机相关性肺炎（ventilator-associated pneumonia，VAP）发病率为 10% ～ 20%，其中美国为 13.5%、欧洲为 19.4%、亚太地区为 16%[1]。与 VAP 有关的总死亡率估计为 13%，但可因亚组及定义不同而有巨大差异，并可能与 ICU 滞留时间有关[2]。

第一节　定　义

以下是美国疾控中心 2016 年制定的呼吸机相关事件的诊断标准。

一、呼吸机相关状态的诊断标准

呼吸机相关状态（ventilator-associated condition，VAC）诊断标准：在机械通气后病情稳定或改善的基线期，即每天最小 FiO_2 或 PEEP 稳定或逐渐降低超过 2 天（基线期定义为刚好在增加最小 PEEP 和 FiO_2 前的 2 天），符合以下氧合恶化指标中的 1 条以上：

（1）日最低 FiO_2 较已持续≥2 天的基线期 FiO_2 增加≥0.20。

（2）日最小 PEEP 值较基线期增加≥3 cmH_2O。

二、感染相关性呼吸机相关并发症的诊断标准

感染相关性呼吸机相关并发症（infection related VAC，IVAC）诊断标准：

（1）符合 VAC 诊断标准，并且符合第（2）条。

（2）呼吸机通气的第 3 天或以后，在氧合恶化前、后的 2 天内，符合以下 2 条：

1）体温 >38 ℃或 <36 ℃；或红细胞≥12×10⁹/L 或≤4.0×10⁹/L。

2）使用新的抗菌药物，并持续时间≥4 天。

三、VAP 的诊断标准

VAP 的诊断应同时具备以下诊断标准：

（1）符合 VAC 和 IVAC。

（2）机械通气第 3 天或以后，并在氧合恶化前、后 2 天内，符合下列诊断标准之一：

1）以下标本培养阳性，符合诊断的定量或半定量阈值，而不要求呼吸道脓性分泌物。

A. 气管吸取物（$\geq 10^5$ CFU/mL 或半定量标准）。

B. 支气管肺泡灌洗液（$\geq 10^4$ CFU/mL 或半定量标准）。

C. 肺组织（$\geq 10^4$ CFU/mL 或半定量标准）。

D. 保护性标本刷（$\geq 10^3$ CFU/mL 或半定量标准）。

2）呼吸道脓性分泌物（每个低倍镜视野 > 25 个白细胞，并 < 10 个鳞状上皮细胞），并且具备以下标本之一的细菌培养结果呈阳性：

A. 痰。

B. 气管吸取物。

C. 支气管肺泡灌洗液。

D. 肺组织。

E. 保护性标本刷。

3）以下试验之一结果呈阳性：

A. 胸腔积液培养。

B. 肺组织病理学。

C. 军团菌诊断试验。

D. 呼吸道分泌物流感病毒、呼吸道合胞病毒（respiratory syncytial virus，RSV）、腺病毒、副流感病毒、鼻病毒、人类偏肺病毒或冠状病毒诊断试验。

第二节　预　　防

一、循证医学证据

（一）多元预防策略

Crit Care Med 2012 年刊登了 1 项前后对比研究[3]（Ⅱ），采取多元预防措施前的 3 889 例 ICU 患者，与采取多元预防措施后的 51 618 例进行比较。多元预防策略包括：感染控制组合措施（半卧位、防腐剂口腔护理、优先选择非侵入性通气，尽量减少通气时间、优先选择经口气管插管、避免使用组胺受体 – 2 阻滞剂和质子泵抑制剂）、宣教、预后监测、病程监测、VAP 发病率反馈、感染防治反馈。

多元预防措施执行前后对比，结果显示：VAP 发生率（机械通气每 1 000 天）22：

17.2（$P=0.0004$），VAP 发病率（每 100 例患者）5.8%∶4.2%（$P=0.0001$），死亡率 14%∶15%（差异无显著性）。对土耳其 10 个城市的 11 个成人 ICU 的研究分析也得出相似的结论[4]。

（二）口腔卫生

Cochrane Database Syst Rev 2016 年刊登了 1 篇综述[5]（Ⅱ）包括 38 项评价机械通气患者口腔卫生的随机对照试验，共 6 016 例，综述显示口腔护理（洗必泰、聚维酮碘、盐水冲洗、呋喃西林）可以降低 VAP 的风险。

（三）呼吸机管理策略

Crit Care Med 2015 年刊登了 1 项前瞻性队列研究[6]（Ⅱ），5 164 例次机械通气，其中 3 425 例次在增加自主唤醒试验（spontaneous awakening trials，SAT）和自主呼吸试验（spontaneous breathing trials，SBT）联合单元，1 739 例次在监测单元。研究显示：增加 SAT 与降低 VAC（*OR* 0.2，95% *CI* 0.06 ~ 0.64）、可疑肺炎（*OR* 0.03，95% *CI* 0.003 ~ 0.400）、机械通气天数（*OR* 0.44，95% *CI* 0.34 ~ 0.57）、ICU 滞留时间（*OR* 0.51，95% *CI* 0.40 ~ 0.66）、住院天数（*OR* 0.44，95% *CI* 0.34 ~ 0.57）、住院死亡率（*OR* 0.32，95% *CI* 0.14 ~ 0.74）有关；增加 SBT 与减少 VAC（*OR* 0.44，95% *CI* 0.34 ~ 0.57）、机械通气天数（*OR* 0.79，95% *CI* 0.63 ~ 0.99）有关。没有镇静情况下增加 SBT 与减少机械通气天数（*OR* 0.89，95% *CI* 0.8 ~ 0.99）和住院天数（*OR* 0.82，95% *CI* 0.74 ~ 0.91）有关。

（四）避免镇静或最小程度镇静

Crit Care Med 2004 年刊登了 1 篇随机试验的事后分析[7]（Ⅱ），每天中断镇静共 66 例与常规连续镇静共 60 例进行比较显示：

并发症发生率：2.8%∶6.2%（$P=0.04$，*NNT* 30），VAP 发病率：3%∶8.3%（差异无显著性），平均机械通气天数：4.8∶7.3（$P=0.003$），平均 ICU 留滞天数：6.2∶9.9（$P=0.01$），平均住院天数 13.3∶16.9（差异无显著性），死亡率 36.3%∶46.7%（差异无显著性）。

（五）每天自主呼吸试验

Chest 2000 年刊登了 1 项随机对照研究（Ⅱ），335 例机械通气患者随机分为呼吸机管理策略组（包括每天 2 次 SBT）和常规管理组，两组比较结果显示：

机械通气时间（小时）为 68∶124（$P=0.0001$）；VAP 发病率为 12%∶7%（差异无显著性）；而在死亡率和撤机失败率方面，差异无显著性。

（六）插管患者理疗和早期活动

Journal of Neurosurgery 2012 年刊登了 1 项前后对比研究，共 3 291 例神经科 ICU 患者，研究显示逐渐增加运动量可减少神经科 ICU 患者 VAP 发病率[9]（Ⅱ）。

（七）患者体位

Database Syst Rev 2016 年刊登了 1 篇综述[10]（Ⅱ），包括 10 项评价体位角度对预防 VAP 影响的随机对照研究，共 878 例机械通气成人患者。半卧位（30°～60°）与仰卧位（0°～10°）比较，结果显示半卧位可降低 VAP 发生率（*RR* 0.36，95% *CI* 0.25～0.50）。

（八）动力床疗法

Crit Caremed 于 2006 年刊登了 1 篇系统综述[11]（Ⅱ），包括 15 项随机对照研究及伪随机对照研究，综述显示动力床疗法可以降低 VAP 风险，但不能降低死亡率。2010 年的另 1 项随机对照研究也显示动力床疗法可以降低 VAP 风险[12]。

（九）俯卧位

Canadian Medical Association Journal 2008 年刊登了的 1 篇系统综述[13]（Ⅰ），包括 13 项随机对照研究，共 1 559 例急性低氧血症性呼吸衰竭患者，俯卧位与仰卧位比较显示：6 项研究共 1 026 例 VAP 降低（*RR* 0.81，95% *CI* 0.66～0.99），但压疮增加（*RR* 1.36，95% *CI* 1.07～1.71）。

（十）呼吸机管道的维护

Infect Control and Hospital Epidemiology 2004 年刊登了 1 项随机对照研究[14]（Ⅱ），共 304 例患者，均为机械通气≥72 小时的患者，随机分为两组，每 48 小时更换呼吸管道组和不更换组，研究结果显示更换呼吸机管道不能减少使用加热湿化转换器患者的 VAP 发病率，其他 2 项更早期的随机对照研究也得出类似的结论[15,16]。

（十一）抗菌药物预防

抗菌药物预防包括消化道局部使用抗菌药物选择性除菌、全身性抗菌药物预防、特别针对金黄色葡萄球菌的全身性抗药物预防。

由于考虑到抗菌药物耐药性问题，加拿大专家会议共识小组对预防性使用抗菌药物没有任何推荐[17]。

1. 局部抗菌药物选择性除菌

Lancet 2003 年刊登了 1 项随机对照研究[18]（Ⅱ），包括 1 090 例 ICU 患者，随机分为 2 组：

选择性消化道除菌组和常规治疗组，两组比较显示：ICU 死亡率为 15%∶23%（*P* = 0.002，*NNT* 13），住院死亡率为 24%∶31%（*P* = 0.02，*NNT* 15），耐药 G⁻菌（头孢他啶、环丙沙星、亚胺培南、多粘菌素 E、妥布霉素）为 16%∶26%（*P* = 0.001）。*Intensive Care Med* 2002 年刊登的 1 项随机对照研究显示，选择性声门区域除菌可降低机械通气多发性损伤患者的 VAP 发病率[19]（Ⅱ）。*Clinal Infectious Disease* 2015

年刊登的 1 篇系统综述[20]（Ⅰ），包括 145 项随机对照研究，共 37 156 例 ICU 成年患者，综述显示选择性消化道除菌可降低成年重症患者 ICU 死亡率（*RR* 0.84，95% *CI* 0.76 ～ 0.92）。

2. 全身抗菌药物预防

Cochrane Database Syst Rev 2009 年刊登了 1 篇综述[21]（Ⅱ），包括 36 项随机对照研究，共 6 922 例 ICU 成年患者，结果显示局部 + 全身抗菌药物应用可降低呼吸道感染发病率及总死亡率。后来，*Chest* 2013 年刊登的 1 项队列研究[22]（Ⅱ）显示，单剂抗菌药物可降低昏迷机械通气患者早发型 VAP 发病率，但不能降低晚发型 VAP 发病率或死亡率。

3. 金黄色葡萄球菌感染或定植预防

Eur J Emerg Med 2001 年刊登了 1 项随机对照研究[23]（Ⅱ），共 390 例 ICU 患者，机械通气均超过 24 小时，研究显示除了应用标准除菌方案，在鼻内和口咽局部使用莫匹罗星可以减少肺炎发病率，应用莫匹罗星可以减少抗菌药物的使用和费用。

（十二）气管导管的选择和管理

1. 镀银气管导管

JAMA 2008 年刊登了 1 项随机对照研究[24]（Ⅱ），机械通气超过 24 小时，共 2 003 例成年患者随机分为镀银气管导管组和常规气管导管组，研究显示镀银气管导管可降低 VAP 风险，但对死亡率、不良事件、插管时间、住院时间及 ICU 滞留时间无影响。

2. 聚氨酯袖套型气管导管

Crit Care Med 2007 年刊登了 1 项随机对照研究[25]（Ⅱ），共 280 例患者，随机分为聚氨酯袖套型气管导管 + 声门下分泌物引流组和常规聚乙烯袖套型气管导管无声门下分泌物引流组，两组比较：VAP 发病率为 7.9%：22.1%（*P* = 0.001），多因素分析显示常规气管导管增加 VAP 发病率（*HR* 3.3，95% *CI* 1.66 ～ 6.67）。

3. 声门下分泌物引流

Crit Care Med 于 2011 年刊登了 1 篇综述[26]（Ⅱ），显示声门下分泌物引流可减少 VAP 发病率，并且可减少 ICU 滞留时间，2016 年 *Crit Care* 刊登的 1 篇系统综述[27]（Ⅰ），包括 20 项随机对照研究，也证实了声门下分泌物引流可减少 VAP 发病率（*RR* 0.55，95% *CI* 0.48 ～ 0.63）。

4. 气管导管袖套压力自动控制

Crit Care Med 2007 年刊登了 1 项随机对照研究[28]（Ⅱ），研究对象为机械通气均超过 48 小时的成年患者，共 142 例，研究显示气管导管袖套压力的自动控制不能降低半卧位插管患者的 VAP 发病率，但 *Crit Care Med* 2011 年刊登的 1 项随机对照研究（共 122 例成年患者），显示了相左的结论[29]（Ⅱ）。

（十三）非侵入性通气

Cochrane Database Syst Rev 2013 年刊登了 1 篇综述[30]（Ⅱ），包括 16 项随机或半随

机对照研究，均是评价拔管后立即行非侵入性通气撤机与持续侵入性正压通气撤机的比较，共 994 例成年患者，大部分为慢性阻塞性肺疾病（chronic obstructive pulmonary disease，COPD）患者。结果显示，拔管后立即行非侵入性通气撤机可降低 COPD 患者死亡率（*RR* 0.36，95% *CI* 0.24 ～ 0.56）、撤机失败率（*RR* 0.52，95% *CI* 0.36 ～ 0.74）、重插管率（*RR* 0.49，95% *CI* 0.35 ～ 0.7），以及减少气管切开（0%：10%，*P* = 0.02）。混合人群分析显示，拔管后行非侵入性通气撤机可降低 VAP 发病率（*RR* 0.38，95% *CI* 0.15 ～ 0.93），减少气管切开（*RR* 0.23，95% *CI* 0.09 ～ 0.57）。

（十四）激素

JAMA 2011 年刊登了 1 项随机对照研究[31]（Ⅰ），共 149 例人（平均年龄 36 岁），机械通气≥48 小时，随机分为冲击剂量氢化可的松组（氢化可的松 200 mg/d，连续静脉输注，共 5 天，然后第 6 天 100 mg，第 7 天 50 mg）和安慰剂组，两组 VAP 发病率为 35.6%：51.3%（*P* = 0.007，*NNT* 7）。

（十五）预防性益生菌

Crit Care Med 2012 年刊登了 1 篇综述[32]（Ⅱ），包括 23 项随机对照研究，共 2 153 例患者，结果显示益生菌可能会降低重症患者 VAP 发病率，但不降低死亡率。*Cochrane Database Syst Rev* 2014 年刊登的综述[33]（Ⅱ），包括 8 项随机对照研究，共 1 083 例机械通气的重症成年患者，也得出了类似的结论。

（十六）应激性溃疡的预防

Crit Care Med 2013 年刊登了 1 篇系统性综述[34]（Ⅱ），包括 14 项随机对照研究，均是质子泵抑制剂与组胺受体 – 2 拮抗剂进行比较，共 1 720 例重症成年患者，结果显示质子泵抑制剂比组胺受体 – 2 拮抗剂更有效地减少胃肠道出血，并且不会增加 VAP 风险或 ICU 死亡率。

（十七）早期气管切开

Chest 2011 年刊登了 1 篇系统综述[35]（Ⅱ），包括 7 项随机对照研究，均是早期气管切开与晚期气管切开进行比较，共 1 044 例患者，结果显示早期气管切开不能减少死亡率、院内感染性肺炎发生率及机械通气时间和镇静时间。

（十八）营养支持

N Engl J Med 2011 年刊登了 1 项随机对照研究[36]（Ⅱ），共 4 640 例 ICU 成人患者（平均年龄 64 岁），随机分为早期肠道外营养组（进入 ICU 48 小时内，用 20% 葡萄糖注射液提供全部热量，第 1 天 400 kcal，第 2 天后 800 kcal/天）和晚期开始肠道外营养组（进入 ICU 第 8 天开始）。

早期组与晚期组比较：ICU 留滞天数为 4：3（*P* = 0.02），平均住院天数为16：14（*P* = 0.004），新发感染为 26%：23%（*P* = 0.008，*NNH* 25），机械通气时间 >2 天者为

40%：36%（$P=0.006$，*NNH* 25），肾替代疗法中位天数为 10：7（$P=0.008$）。

（十九）胃残留量监测

JAMA 2013 年刊登了 1 篇文章[37]（Ⅰ），研究者将侵入性机械通气 >2 天、插管 36 小时内开始早期肠道内营养的 452 例（平均 62 岁）患者，随机分为无胃残留量监测组和常规胃残留量监测组，两组比较结果显示无胃残留量监测不增加 VAP 风险，也不增加 90 天死亡率。

二、美国卫生保健流行病学协会/美国感染性疾病协会推荐

以下是美国卫生保健流行病学协会/美国感染性疾病协会 〔（Society for Healthcare Epidemiology of America Infectious Disease Society of America，SHEA）/IDSA〕（2014）关于 VAP 预防的相关推荐[38]。

（一）VAP 预防措施分类

VAP 预防措施分为基本措施、特殊措施及其他。

1. 基本措施

基本措施是指造成伤害风险极小，并且可减少机械通气时间、住院时间、死亡率或医疗费用等 1 项以上的推荐措施。

2. 特殊措施

特殊措施是指可以降低 VAP 发病率但缺乏影响死亡率的证据，或可改善预后但与损害风险有关的证据。如果全面执行了基本预防措施后，全院范围内的 VAP 发病率仍没有改善时可考虑实施。

3. 其他

那些既不能改善 VAP 发病率，也不能改善其他目标预后的措施，不被推荐。

（二）成人 VAP 和其他 VAC 预防的基本措施

（1）如果可能，使用非侵入性正压通气。

（2）最小程度镇静。

1）可能的话，不用镇静（SHEA/IDSA Ⅱ级）。

2）如果无禁忌证，每天 1 次 SBT，以评估拔管的可行性（SHEA/IDSA Ⅰ级）。

3）SBT 联合 SAT（SHEA/IDSA Ⅰ级）。

（3）进行早期练习和运动，以维持并改善身体状况（SHEA/IDSA Ⅱ级）。

（4）在预期插管 ≥48～72 小时的患者，使用可冲洗式气管导管，最大程度减少气管导管袖套上方的分泌物聚积（SHEA/IDSA Ⅱ级）。

（5）抬高床头 30°～45°（SHEA/IDSA Ⅲ级）。

（6）仅在呼吸机管道见到污物或失灵时才更换，而不是按固定计划更换（SHEA/IDSA Ⅰ级）。

（7）遵守疾控中心或卫生保健感染控制实践咨询委员会关于呼吸卫生设备消毒灭菌相关指南（SHEA/IDSA Ⅱ级）。

（三）成人 VAP 和其他 VAC 预防的特殊措施

（1）可以减少机械通气时间、住院时间或死亡率的措施，但其可能导致风险的证据不充分。使用口咽部清洁剂，减少呼吸道和消化道微生物负荷量（SHEA/IDSA Ⅰ级）。

（2）可能减少 VAP 发病率，但对机械通气时间、住院时间和死亡率影响的相关证据不充分。

1）洗必泰口腔护理（SHEA/IDSA Ⅱ级）。

2）预防性使用益生菌（SHEA/IDSA Ⅱ级）。

3）超薄聚氨酯气管导管袖套（SHEA/IDSA Ⅲ级）。

4）气管导管袖套压力自动调节（SHEA/IDSA Ⅲ级）。

5）气管吸引前生理盐水滴注（SHEA/IDSA Ⅲ级）。

6）机械牙刷（SHEA/IDSA Ⅲ级）。

（四）不推荐的措施

以下通常不推荐作为 VAP 或 VAC 的预防措施，因为这些措施虽然可以降低 VAP 发病率，但证据显示其对机械通气时间、住院时间或死亡率没有影响。

（1）镀银气管导管（SHEA/IDSA Ⅱ级）。

（2）动力床（SHEA/IDSA Ⅱ级）。

（3）俯卧位（SHEA/IDSA Ⅱ级）。

（五）明确不推荐的措施

明确不推荐的措施缺乏降低 VAP 发病率、机械通气时间、住院时间或死亡率的有效证据，包括应激性溃疡的预防（SHEA/IDSA Ⅱ级）、早期气管切开（SHEA/IDSA Ⅰ级）、监测胃残留量（SHEA/IDSA Ⅱ级）、早期肠道外营养（SHEA/IDSA Ⅱ级）。

（六）既不推荐也不鼓励的措施

不推荐也不鼓励气管导管封闭式吸引系统，因缺乏影响 VAP 发病率、预后的有效证据，对医疗费用的影响也不明确（SHEA/IDSA Ⅱ级）。

三、加拿大重症医学协会和加拿大重症医学实验组推荐

以下是加拿大重症医学协会和加拿大重症医学实验组（2008）关于 VAP 预防的有关推荐[17]。

（一）推荐的 VAP 预防措施

（1）经口气管插管。

（2）每个患者使用一套新的呼吸机管道，其更换的依据是弄脏和损坏，而不是常规管道更换计划。

（3）按临床指征，每 5～7 天更换加热湿化转换器。

（4）使用封闭式气管导管吸引系统。

（5）每个患者更换气管导管封闭式吸引系统，并按临床指征更换。

（6）对预期机械通气超过 72 小时的患者，进行声门下分泌物引流。

（7）床头抬高 45°（如达不到 45°，则尽可能接近 45°）。

（二）可以考虑的 VAP 预防措施

（1）使用动力床。

（2）使用洗必泰进行口腔清洁。

（3）重症头颅损伤患者使用聚维酮碘进行口腔清洁。

（三）不推荐的 VAP 预防措施

（1）细菌过滤器。

（2）Iseganan 口腔清洁。

（四）没有推荐级别的措施

（1）筛查上颌窦炎。

（2）气道湿化种类。

（3）气管切开时机。

（4）俯卧位。

（5）预防性雾化吸入抗菌药物。

（6）预防性鼻部抗菌药物。

（7）单独预防性Ⅳ抗菌药物。

（8）预防性局部用抗菌药物，或局部＋Ⅳ抗菌药物。

（9）上颌窦炎预防。

小　结

尽管采取了多元预防措施，呼吸机辅助通气患者院内感染性肺炎的发病率仍高达 10%～20%，其导致的相关死亡率约为 13%。VAP 的预防措施可分为以下三类：

第一类，可以减少 VAP 发病率、机械通气时间、住院时间、死亡率和/或费用的预防措施，并且伤害风险极小，包括：如有可能则避免插管或重插管，只要有可能即采用非侵入性通气，如果插管无法避免，制定改善镇静剂使用和减少机械通气时间的计划（如镇静剂每天中断、每天SBT、维持并增强插管患者体能）、尽量减少气管导管袖套上方分泌物聚积、抬高床头30°～45°，呼吸机管道持续使用并在弄脏或失灵时才更换。

第二类，可以降低VAP发病率的措施，但没有足够证据证实可减少机械通气时间、住院时间和死亡率，包括口咽部清洁和洗必泰特殊口腔护理、预防性抗菌药物、超薄聚氨酯气管导管袖套、气管吸引前盐水滴注。

第三类，可以降低VAP发病率，但对机械通气时间、住院时间或死亡率无影响的措施，包括镀银气管导管、动力床、俯卧位。

对VAP发病率、机械通气时间、住院时间或死亡率无影响的措施，包括应激性溃疡的预防、早期气管切开、胃残留量监测、早期肠道外营养。

参考文献

[1] KOLLEF M H, CHASTRE J, FAGON J Y, et al. Global prospective epidemiologic and surveillance study of ventilator-associated pneumonia due to pseudomonas aeruginosa [J]. Crit Care Med, 2014, 42 (10): 2178 – 2187.

[2] MELSEN W G, ROVERS M M, GROENWOLD R H, et al. Attributable mortality of ventilator-associated pneumonia: a meta-analysis of individual patient data from randomized prevention studies [J]. The Lancet Infectious Diseases, 2013, 13 (8): 665 – 671.

[3] ROSENTHAL V D, RODRIGUES C, ALVAREZ-MORENO C, et al. Effectiveness of a multidimensional approach for prevention of ventilator-associated pneumonia in adult intensive care units from 14 developing countries of four continents: findings of the international nosocomial infection control consortium [J]. Crit Care Med, 2012, 40 (12): 3121 – 3128.

[4] LEBLEBICIOGLU H, YALCIN A N, ROSENTHAL V D, et al. Effectiveness of a multidimensional approach for prevention of ventilator-associated pneumonia in 11 adult intensive care units from 10 cities of turkey: findings of the International Nosocomial Infection Control Consortium (INICC) [J]. Infection, 2013, 41 (2): 447 – 456.

[5] HUA F, XIE H, WORTHINGTON H V, et al. Oral hygiene care for critically ill patients to prevent ventilator-associated pneumonia [J]. Cochrane Database Syst Rev, 2016, 10Cd008367.

[6] KLOMPAS M, ANDERSON D, TRICK W, et al. The preventability of ventilator-associated events. The CDC prevention epicenters wake up and breathe collaborative [J]. Crit Care Med, 2015, 191 (3): 292 – 301.

[7] SCHWEICKERT W D, GEHLBACH B K, POHLMAN A S, et al. Daily interruption of sedative infusions and complications of critical illness in mechanically ventilated patients [J]. Crit Care Med, 2004, 32 (6): 1272 – 1276.

[8] MARELICH G P, MURIN S, BATTISTELLA F, et al. Protocol weaning of mechanical ventilation in medical and surgical patients by respiratory care practitioners and nurses: effect on weaning time and incidence of ventilator-associated pneumonia [J]. Chest, 2000, 118 (2): 459 – 467.

[9] TITSWORTH W L, HESTER J, CORREIA T, et al. The effect of increased mobility on morbidity in the neurointensive care unit [J]. Journal of Neurosurgery, 2012, 116 (6): 1379 – 1388.

[10] WANG L, LI X, YANG Z, et al. Semi-recumbent position versus supine position for the prevention of ventilator-associated pneumonia in adults requiring mechanical ventilation [J]. Cochrane Database Syst Rev, 2016, 1: Cd009946.

[11] DELANEY A, GRAY H, LAUPLAND K B, et al. Kinetic bed therapy to prevent nosocomial pneumonia in mechanically ventilated patients: a systematic review and meta-analysis [J]. Critical Care Med, 2006, 10 (3): R70.

[12] STAUDINGER T, BOJIC A, HOLZINGER U, et al. Continuous lateral rotation therapy to prevent ventilator-associated pneumonia [J]. Crit Care Med, 2010, 38 (2): 486 – 490.

[13] SUD S, SUD M, FRIEDRICH J O, et al. Effect of mechanical ventilation in the prone position on clinical outcomes in patients with acute hypoxemic respiratory failure: a systematic review and meta-analysis [J]. Canadian Medical Association Journal, 2008, 178 (9): 1153 – 1161.

[14] LORENTE L, LECUONA M, GALVAN R, et al. Periodically changing ventilator circuits is not necessary to prevent ventilator-associated pneumonia when a heat and moisture exchanger is used [J]. Infection Control and Hospital Epidemiology, 2004, 25 (12): 1077 – 1082.

[15] DREYFUSS D, DJEDAINI K, WEBER P, et al. Prospective study of nosocomial pneumonia and of patient and circuit colonization during mechanical ventilation with circuit changes every 48 hours versus no change [J]. The American Review of Respiratory Disease, 1991, 143 (4 Pt 1): 738 – 743.

[16] KOLLEF M H, SHAPIRO S D, FRASER V J, et al. Mechanical ventilation with or without 7-day circuit changes. A randomized controlled trial [J]. Annals of Internal Medicine, 1995, 123 (3): 168 – 174.

[17] MUSCEDERE J, DODEK P, KEENAN S, et al. Comprehensive evidence-based clinical practice guidelines for ventilator-associated pneumonia: prevention [J]. J Crit Care, 2008, 23 (1): 126 – 137.

[18] DE JONGE E, SCHULTZ M J, SPANJAARD L, et al. Effects of selective decontamination of digestive tract on mortality and acquisition of resistant bacteria in intensive care: a randomized controlled trial [J]. Lancet, 2003, 362 (9389): 1011 – 1016.

[19] PNEUMATIKOS I, KOULOURAS V, NATHANAIL C, et al. Selective decontamination of subglottic area in mechanically ventilated patients with multiple trauma [J]. Intensive Care Med, 2002, 28 (4): 432 – 437.

[20] ROQUILLY A, MARRET E, ABRAHAM E, et al. Pneumonia prevention to decrease mortality in intensive care unit: a systematic review and meta-analysis [J]. Clinical Infectious Diseases, 2015, 60 (1): 64 – 75.

[21] LIBERATI A, D'AMICO R, PIFFERI S, et al. Antibiotic prophylaxis to reduce respiratory tract infections and mortality in adults receiving intensive care [J]. Cochrane Database Syst Rev, 2009, 4: Cd000022.

[22] VALLES J, PEREDO R, BURGUENO M J, et al. Efficacy of single-dose antibiotic against early-onset pneumonia in comatose patients who are ventilated [J]. Chest, 2013, 143 (5): 1219 – 1225.

[23] NARDI G, DI SILVESTRE A D, DE MONTE A, et al. Reduction in gram-positive pneumonia and antibiotic consumption following the use of a sdd protocol including nasal and oral mupirocin [J]. Eur Emerg Med, 2001, 8 (3): 203 – 214.

[24] KOLLEF M H, AFESSA B, ANZUETO A, et al. Silver-coated endotracheal tubes and incidence of ventilator-associated pneumonia: the nascent randomized trial [J]. JAMA, 2008, 300 (7):

805 – 813.

［25］LORENTE L, LECUONA M, JIMENEZ A, et al. Influence of an endotracheal tube with polyurethane cuff and subglottic secretion drainage on pneumonia［J］. Crit Care Med, 2007, 176（11）: 1079 – 1083.

［26］MUSCEDERE J, REWA O, MCKECHNIE K, et al. Subglottic secretion drainage for the prevention of ventilator-associated pneumonia: a systematic review and meta-analysis［J］. Crit Care Med, 2011, 39（8）: 1985 – 1991.

［27］MAO Z, GAO L, WANG G, et al. Subglottic secretion suction for preventing ventilator-associated pneumonia: An updated meta-analysis and trial sequential analysis［J］. Critical Care（London, England）, 2016, 20（1）: 353.

［28］VALENCIA M, FERRER M, FARRE R, et al. Automatic control of tracheal tube cuff pressure in ventilated patients in semirecumbent position: a randomized trial［J］. Crit Care Med, 2007, 35（6）: 1543 – 1549.

［29］NSEIR S, ZERIMECH F, FOURNIER C, et al. Continuous control of tracheal cuff pressure and microaspiration of gastric contents in critically ill patients［J］. Crit Care Med, 2011, 184（9）: 1041 – 1047.

［30］BURNS K E, MEADE M O, PREMJI A, et al. Noninvasive positive-pressure ventilation as a weaning strategy for intubated adults with respiratory failure［J］. Cochrane Database Syst Rev, 2013, 12: Cd004127.

［31］ROQUILLY A, MAHE PJ, SEGUIN P, et al. Hydrocortisone therapy for patients with multiple trauma: the randomized controlled hypolyte study［J］. JAMA, 2011, 305（12）: 1201 – 1209.

［32］PETROF E O, DHALIWAL R, MANZANARES W, et al. Probiotics in the critically ill: A systematic review of the randomized trial evidence［J］. Crit Care Med, 2012, 40（12）: 3290 – 3302.

［33］BO L, LI J, TAO T, et al. Probiotics for preventing ventilator-associated pneumonia［J］. Cochrane Database Syst Rev, 2014, 10: Cd009066.

［34］ALHAZZANI W, ALENEZI F, JAESCHKE R Z, et al. Proton pump inhibitors versus histamine 2 receptor antagonists for stress ulcer prophylaxis in critically ill patients: a systematic review and meta-analysis［J］. Crit Care Med, 2013, 41（3）: 693 – 705.

［35］WANG F, WU Y, BO L, et al. The timing of tracheotomy in critically ill patients undergoing mechanical ventilation: a systematic review and meta-analysis of randomized controlled trials［J］. Chest, 2011, 140（6）: 1456 – 1465.

［36］CASAER M P, MESOTTEN D, HERMANS G, et al. Early versus late parenteral nutrition in critically ill adults［J］. N Engl J Med, 2011, 365（6）: 506 – 517.

［37］REIGNIER J, MERCIER E, LE GOUGE A, et al. Effect of not monitoring residual gastric volume on risk of ventilator-associated pneumonia in adults receiving mechanical ventilation and early enteral feeding: a randomized controlled trial［J］. JAMA, 2013, 309（3）: 249 – 256.

［38］KLOMPAS M, BRANSON R, EICHENWALD E C, et al. Strategies to prevent ventilator-associated pneumonia in acute care hospitals: 2014 update［J］. Infection Control and Hospital Epidemiology, 2014, 35（Suppl 2）: S133 – S154.

第十一章　社区获得性肺炎

儿童社区获得性肺炎（community acquired pneumonia，CAP）是一种急性肺感染，男孩多见，小于 5 岁儿童或有早产病史（孕周 < 28 周）者更易患重度肺炎。在 2010 年，世界范围内 < 5 岁儿童 CAP 发病率［次／（人·年）］：非洲 0.27，东南亚 0.26，地中海东部地区 0.23，西太平洋地区 0.11，美国 0.08，欧洲 0.03。包括中国在内的 15 个国家占肺炎总发病次数的 65% 及重度肺炎的 64%[1]。

本文主要参考文献有英国胸科协会（BTS）、儿科感染性疾病协会和美国感染性疾病协会（PIDS/IDSA）等专业机构指南。

第一节　定　　义

儿童 CAP 是指原本健康的儿童在社区获得的急性肺感染[2]。国际专业机构关于儿童 CAP 的定义[3]，详见表 11-1。

表 11-1　儿童 CAP 的定义

WHO*	BTS	IDSA
咳嗽或呼吸困难，气促： 2～12 月≥50 次/分 1～5 岁≥40 次/分	持续或反复发热 > 38.6 ℃，并出现三凹征、气促	有肺炎症状和体征，且原本健康，属院外感染

注：＊WHO，World Health Organization，世界卫生组织。

第二节　病　原　学

65%～86% 的儿童 CAP 可找到病原体，其中 30%～67% 为病毒，23%～33% 为病毒-细菌混合感染[4]。在世界范围内，肺炎链球菌、流感病毒、流感嗜血杆菌是肺炎主要致死病因[1]。其中，肺炎链球菌，重度者占 18%，死亡者占 33%；流感病毒，重度者占 7%，死亡者占 11%；B 型流感嗜血杆菌，重度者占 4%，死亡者占 16%。儿童

CAP 常见病原及少见病原[3] 详见表 11 -2 和表 11 -3。

表 11 -2　儿童 CAP 常见病原（按年龄，降序）

≤20 天	3 周至 3 个月	4 月至 4 岁	5 至 15 岁
B 组链球菌	沙眼衣原体	呼吸道合胞病毒	肺炎支原体
G⁻肠杆菌	呼吸道合胞病毒	副流感病毒	肺炎衣原体
李司特单胞菌	副流感病毒	流感病毒	肺炎链球菌
	肺炎链球菌	腺病毒	流感病毒
	百日咳杆菌	鼻病毒	腺病毒
	金黄色葡萄球菌	肺炎链球菌	未分型流感嗜血杆菌
		流感嗜血杆菌	结核分枝杆菌
		肺炎支原体	
		结核分枝杆菌	

表 11 -3　儿童 CAP 少见病原

病毒	细菌	真菌
水痘带状疱疹病毒	化脓性链球菌	粗球孢子菌
冠状病毒	厌氧菌	荚膜组织胞浆菌
肠道病毒	非 B 型流感嗜血杆菌	皮炎芽生菌
巨细胞病毒	百日咳杆菌	隐球菌
EB 病毒	肺炎克雷伯菌	（真菌常见于免疫缺陷人群）
腮腺炎病毒	大肠杆菌（新生儿期后常见）	
单纯疱疹病毒（新生儿）	脑膜炎奈瑟菌（通常为 Y 组）	
博卡病毒	军团菌	
多瘤病毒	类鼻疽伯克氏菌	
麻疹病毒	弗朗西斯氏菌属	
汉坦病毒	流产布鲁氏菌	
	钩端螺旋体	
	鹦鹉热衣原体	
	伯纳特氏立克次氏体	

第三节 实验室检查

1. 实验室检查

对于不需要住院的 CAP 患儿通常不需要实验室检查[4]。

2. 病原菌相关检查

（1）适用于需要住 PICU 的重症肺炎或有并发症的 CAP；而不适用于轻症或在社区治疗的肺炎（BTS C 级）[4]。

（2）血培养建议用于重症肺炎或伴合并症的肺炎（BTS C 级），或是住院儿童 CAP（PIDS/IDSA 强推荐，低质量证据）。

（3）鼻咽分泌物可用于流感病毒（PIDS/IDSA 强推荐，高质量证据）或其他病毒（PIDS/IDSA 弱推荐，低质量证据）的快速病毒抗原检测。

（4）痰液检查（革兰氏染色和培养）适用于可以吐痰的住院患儿（PIDS/IDSA 弱推荐，低质量证据）。

（5）气管吸取物检查适用于机械通气插管时（PIDS/IDSA 强推荐，低质量证据）。

（6）不推荐尿抗原检测，因为假阳性率太高（PIDS/IDSA 强推荐，高质量证据）。

3. 胸部 X 线检查

（1）不建议用于门诊治疗的患者（PIDS/IDSA 强推荐，高质量证据）。

（2）建议用于有低氧血症、明显呼吸困难、初始抗菌药物治疗无效或住院的患儿（PIDS/IDSA 强推荐，中等质量证据）。

（3）PIDS 和 IDSA 推荐胸部正侧位片，而 BTS 认为侧位片不应作为常规（BTS B⁻级）。

4. 肺部超声检查

1 项随机试验[5]（Ⅰ），将年龄 <21 岁疑似肺炎共 191 例患者随机分为 2 组：肺超声组和肺超声后胸片组，肺超声组仍可选择胸片，即肺超声检查仍未确诊，或要求做胸片者。肺超声组与肺超声后胸片组进行比较，查胸片比例为 61% : 100%（$P < 0.05$，NNT 3）；漏诊率两组均为 0；1 ～ 2 周内的非计划就诊比例为 8.7% : 11.4%（差异无显著性）；急诊抗菌药物使用比例为 37.9% : 27.3%（差异无显著性）；住院率为 19.4% : 17%（差异无显著性）。

5. 血液检测

可用于严重程度的评估。

（1）血细胞计数或急相反应蛋白（CRP、PCT、ESR）：可能无法鉴别细菌或病毒感染（Ⅱ），故不推荐常规检测；但对于重症肺炎也许是有用的（PIDS/IDSA 弱推荐，低质量证据）。

（2）血尿素氮、肌酐、电解质检测：BTS 推荐适用于静脉输液的患儿（BTS C 级）[4]。

6. 胸腔穿刺

合并胸腔积液时可进行诊断性胸腔穿刺。

7. 经皮血氧监测

出现低氧血症，如呼吸困难等情况，应进行经皮血氧监测（PIDS/IDSA 强推荐，中等质量证据）。

第四节　治　疗

一、住院指征

（一）PIDS/IDSA 推荐

以下为 PIDS/IDSA 关于儿童 CAP 住院指征的相关推荐[6]：

（1）中至重度 CAP（有以下情况之一者）（PIDS/IDSA 强推荐，高质量证据）：气促（根据年龄）、呼吸困难、三凹征、呻吟、鼻扇、神志改变、脉搏血氧饱和度测定 <90%（空气下）。

（2）疑似或确诊强毒力病菌引起的肺炎，如耐甲氧西林金葡菌（PIDS/IDSA 强推荐，低质量证据）。

（3）院外不能仔细观察，依从性差，或不能随诊（PIDS/IDSA 强推荐，低质量证据）。

（4）3～6 月婴儿疑似细菌性 CAP（PIDS/IDSA 强推荐，低质量证据）。

（二）BTS 推荐

BTS 关于儿童 CAP 住院指征的相关推荐[4]如下：

（1）有以下情况者收住院：氧饱和度 <92%（BTS B$^+$级），听诊呼吸音减弱，叩诊浊音，疑似肺炎合并胸腔积液（BTS B$^-$级）。

（2）是否收住院应考虑病情严重程度、重症的潜在危险因素、父母在社区处理疾病的能力。

（3）需要收住院的其他病情严重的情况包括：

1）氧饱和度 <92%，发绀。

2）呼吸频率：婴儿 >70 次/分，>1 岁以上患儿 >50 次/分。

3）超过发热程度的明显心动过速。

4）中心毛细血管再充盈时间 >2 秒。

5）呼吸困难。

6）呻吟。

7）婴儿间断性呼吸暂停。

8）婴儿不吃，较大儿童脱水。

9）慢性疾病，如先天性心脏病、早产儿慢性肺部疾病，以及慢性肺部疾病导致的感染如囊性纤维化、支气管扩张、免疫缺陷病。

10）家庭没有适当观察或护理的能力。

二、水、电解质

（1）BTS推荐检测血钠、钾、尿素氮、肌酐作为基线参考值，如果要静脉输液，至少每天复查（BTS C级）[4]。

（2）据 *Cochrane oatabase syst Rev* 2011年刊登的综述[8]，尚无评价增加液体摄入对呼吸道感染影响的有关随机对照研究。

三、抗菌药物

流感病毒检测阳性，并且临床、实验室或放射学检查证实没有合并细菌感染的住院或门诊患者不必要进行抗菌药物治疗（PIDS/IDSA强推荐，高质量证据）[4]。

根据 *Cochrane Database syst Rev* 2014年刊登的综述[9]，尚无抗菌药物治疗与不用抗菌药物治疗2～59个月非重症肺炎和喘息患者的随机对照试验。

（一）《儿科学》有关抗菌药物治疗的论述

以下是《儿科学》关于肺炎抗菌药物治疗的论述。

1. 指征

明确为细菌感染或病毒感染继发细菌感染者应使用抗菌药物。

2. 原则

①有效和安全是选择抗菌药物的首要原则；②在使用抗菌药物前应采集合适的呼吸道分泌物或血标本进行细菌培养和药物敏感试验，以指导治疗；在未获培养结果前，可根据经验选择敏感药物；③选用的药物应在肺组织中有较高的浓度；④轻症患者口服抗菌药物有效且安全，对重症肺炎或因呕吐等致口服难以吸收者，可考虑胃肠道外抗菌药物治疗；⑤适宜剂量、合适疗程；⑥重症患儿宜静脉联合用药。

3. 根据不同病原菌选择抗菌药物

①肺炎链球菌：青霉素敏感者首选青霉素或阿莫西林；青霉素中介者，首选大剂量青霉素或阿莫西林；青霉素耐药者首选头孢曲松、头孢噻肟、万古霉素；青霉素过敏者选用大环内酯类抗生素，如红霉素等。②金黄色葡萄球菌：甲氧西林敏感染者首选苯唑西林钠或氯唑西林，耐药者选用万古霉素或联用利福平。③流感嗜血杆菌：首选阿莫西林/克拉维酸、氨苄西林/舒巴坦。④大肠埃希菌和肺炎克雷伯杆菌：不产超广谱β-内酰胺酶（ESBLs）菌首选头孢他啶、头孢哌酮；产ESBLs菌首选亚胺培南、美罗培南。⑤铜绿假单胞菌（绿脓杆菌）首选替卡西林克拉维酸。⑥卡他莫拉菌：首选阿莫西林/

克拉维酸。⑦肺炎支原体和衣原体：首选大环内酯类抗生素，如阿奇霉素、红霉素及罗红霉素。

4. 疗程

一般用至热退且平稳、全身症状明显改善、呼吸道症状部分改善后 3～5 天。病原菌不同、病情轻重不等、菌血症存在与否等因素均可影响肺炎疗程。一般肺炎链球菌肺炎疗程 7～10 天，肺炎支原体肺炎、衣原体肺炎疗程平均 10～14 天，个别严重者可适当延长。葡萄球菌肺炎在体温正常后 2～3 周可停药，一般总疗程≥6 周。

嗜肺军团菌肺炎疗程 21～28 天，流感嗜血杆菌肺炎、甲氧西林敏感金葡菌肺炎疗程 14 天左右，甲氧西林耐药金葡菌肺炎疗程宜延长至 21～28 天，革兰氏阴性杆菌肺炎疗程 14～21 天[7]。

（二）儿童 CAP 门诊抗菌药物应用

肺炎治疗因地区、致病菌及耐药情况而异。

1. 儿童 CAP 门诊一般治疗

（1）BTS 推荐所有明确诊断的肺炎儿童均应接受抗菌药物治疗（BTS C 级），然而，BTS 及其指南也建议在较小的儿童不应常规应用抗菌药物治疗，因为该年龄组儿童的大部分病原体是病毒。

（2）在小于 5 岁无合并症的疑似肺炎的儿童，阿莫西林（口服）是常用的一线经验抗菌治疗药物，而对于较大儿童，阿莫西林或大环内酯类抗菌药物是常用的一线药物。

（3）大环内酯类抗菌药物也常推荐用于疑似非典型或重症肺炎。

（4）细菌感染及其耐药性因地区而异。

2. 小于 5 岁儿童，门诊抗菌药物的相关推荐

（1）PIDS/IDSA 对 3 月～5 岁儿童 CAP 的相关推荐：

1）疑似细菌性肺炎：阿莫西林，90 mg/（kg·d），bid，（PIDS/IDSA 强推荐，中等质量证据）；备选药物：阿莫西林克拉维酸。

2）疑似非典型肺炎：大环内酯类药物（PIDS/IDSA 强推荐，中等质量证据）。

3）学龄前儿童 CAP，不推荐常规使用抗菌药物（PIDS/IDSA 强推荐，中等质量证据）。

（2）BTS 推荐：

1）口服阿莫西林，备选阿莫西林克拉维酸、头孢克洛、大环内酯类抗菌药物（BTS B 级）。

2）以下情况可选用大环内酯类抗菌药物：重症，或疑似肺炎支原体、肺炎衣原体，以及对一线治疗无效（BTS D 级）。

3）阿莫西林用于流感相关性肺炎（BTS D 级）。

4）对于小于 2 岁的轻症下呼吸道感染患儿，不推荐常规使用抗菌药物治疗（BTS C 级）。

（3）来伯达临床优化医学协会（TOP）推荐：3 月龄至 5 岁儿童，阿莫西林，疗程

113

7 ～ 10 天。

1）对于没有日托、近 3 个月未使用过抗菌药物者：40 mg/（kg·d），tid。

2）对于日托、近 3 个月使用过抗菌药物者：90 mg/（kg·d），tid。

（4）WHO 推荐：2 ～ 59 月龄儿童，阿莫西林，50 mg/（kg·d），bid，疗程 3 天（HIV 高发地区，疗程 5 天）。

3. 关于不小于 5 岁儿童 CAP 门诊治疗的相关推荐

（1）PIDS/IDSA 推荐：

1）轻至中度肺炎球菌性肺炎：阿莫西林，90 mg/（kg·d），bid，备选阿莫西林克拉维酸，口服（PIDS/IDSA 强推荐，中等质量证据）。

2）疑似非典型肺炎：大环内酯类药物（PIDS/IDSA 强推荐，中等质量证据）。或口服阿奇霉素，第一天，10 mg/（kg·d），qd；第 2 ～ 5 天，5 mg/（kg·d），qd。

3）如果不能排除非典型肺炎：β - 内酰胺类 + 大环内酯类抗菌药物。

（2）BTS 推荐：

1）口服阿莫西林；备选阿莫西林克拉维酸钾、头孢克洛或大环内酯类抗菌药物（BTS B 级）。

2）大环内酯类药物：重症肺炎，或疑似肺炎支原体、肺炎衣原体感染，或经一线药物治疗后无好转者（BTS D 级）。

3）阿莫西林克拉维酸：流感相关性肺炎（BTS D 级）。

（3）TOP 指南推荐：

5 ～ 16 岁儿童，阿奇霉素（5 天）；或应用其他大环内酯类药物（大于 8 岁儿童，强力霉素），疗程 7 ～ 10 天。

（三）住院儿童 CAP 的抗菌药物应用

肺炎治疗应根据当地致病菌和细菌耐药情况而异。

1. PIDS/IDSA 有关 >3 月儿童 CAP 的相关推荐

（1）在肺炎球菌青霉素耐药率低的地区，全程免疫、无生命危险的儿童 CAP：氨苄西林或青霉素（PIDS/IDSA 强推荐，中等质量证据）；备选头孢曲松或头孢噻肟。

（2）在肺炎球菌青霉素耐药地区，没有全程免疫、危及生命的感染：头孢曲松或头孢噻肟（PIDS/IDSA 弱推荐，中等质量证据）；备选左氧氟沙星。

（3）高度怀疑肺炎支原体或肺炎衣原体时，加大环内酯类药物（PIDS/IDSA 弱推荐，中等质量证据），首选阿奇霉素。

（4）当临床、实验室或影像学疑似金黄色葡萄球菌时，加万古霉素或克林霉素（PIDS/IDSA 强推荐，低质量证据）。

（5）对于学龄前儿童，不应常规抗菌治疗（PIDS/IDSA 强推荐，中等质量证据）。

（6）10 天疗程已经得到很好的研究，但更短的疗程也许一样有效（PIDS/IDSA 强推荐，中等质量证据）。

2. BTS 推荐

（1）所有确诊肺炎的儿童均应接受抗菌药物治疗（BTS C 级）。

（2）包括重症肺炎在内，口服抗菌药物一样有效（BTS A⁺级）。

（3）有以下情况时，静脉使用抗菌药物（如阿莫西林、阿莫西林克拉维酸、头孢曲松或头孢噻肟）：口服不吸收、败血症、合并并发症（BTS D 级）。

（4）大环内酯类抗菌药物用于重症肺炎，且疑似肺炎支原体或肺炎衣原体，或对一线治疗无效（BTS D 级）。

3. TOP 指南推荐

（1）1～3 月婴儿：

1）肺炎综合征选用红霉素（轻症，口服；重症，iv）；阿奇霉素或克拉霉素（病情不重时）备选。

2）细菌性肺炎：头孢呋辛，iv；如是重症，也可选用头孢噻肟，iv。

（2）3 月～5 岁儿童：静脉注射头孢呋辛；重症肺炎，可选用头孢曲松，iv。

（3）5～16 岁儿童：头孢呋辛 + 红霉素或阿奇霉素，iv。

4. WHO 关于 2～59 月龄儿童重症肺炎的推荐

（1）氨苄西林，im/iv；或氨苄青霉素 iv/im + 庆大霉素 im。

（2）48 小时无好转或疑似肺炎球菌，改为氯唑西林 iv/im + 庆大霉素 im；备选苯唑西林、氟氯西林、双氯西林。

（3）一线治疗无好转，选用头孢曲松 iv/im。

四、辅助治疗

1. 退热药

可使患儿感觉更舒适[2,4]。

2. 全身激素

对 CAP 亚群也许有帮助，如肺炎支原体性肺炎，阿奇霉素联合激素可缩短呼吸困难持续时间[10]，但可能会延长机械通气时间和吸氧时间[11]，可能减少喘息性肺炎住院时间，但延长无喘息肺炎的住院时间[12]。

3. 止咳化痰药

没有证据说明止咳化痰药的有效性，由于部分止咳药含有可待因和抗组胺药，对咳嗽机制有抑制作用，可减轻咳嗽，但可能引起呼吸道清理障碍并造成损害，因此不可用于婴幼儿 CAP[13]。

4. 肺表面活性物质

在足月儿或接近足月儿的细菌性肺炎，还没有评价肺表面活性物质的相关随机对照研究[14]。

5. 锌、维生素 A

在资源有限的环境下，补充锌也许不能促进 2～35 月龄患儿肺炎的康复[15,16]。对于婴幼儿重度肺炎，锌也许可以减少住院时间和降低死亡率[17,18]。在发展中国家，补充维生素 A 不能显著减少非麻疹肺炎的发病率、死亡率和临床病程[19]。

五、循证医学证据

（1）对于重度或极重度肺炎，许多抗菌药物疗效相似，但与其他抗菌药物相比，氯霉素治疗失败率和再入院率较高[20]（Ⅱ）。

（2）小于 5 岁儿童 CAP，与肠道外应用抗菌药物相比，口服一样有效[21]（Ⅱ）。

（3）在贫困地区，对于 2 ～ 59 个月龄儿童重度肺炎，口服阿莫西林与静脉注射青霉素一样有效，比静脉注射氨苄西林或口服复方新诺明疗效更好[22]（Ⅱ）。

（4）对于小于 5 岁儿童 CAP，在住院时间、入住 ICU 和 14 天再入院等方面，窄谱抗菌药物与广谱抗菌药物效果一样[23]（Ⅱ）。

（5）临床上，对于伴合并症的细菌性肺炎患儿，头孢洛林酯与头孢曲松 + 万古霉素疗效相似[6]（Ⅱ）。

第五节　出院指征

PIDS/IDSA 认为符合以下条件时，可安全出院[6]：

（1）总体临床改善，包括活动能力、食欲、退热 >12 ～ 24 小时（PIDS/IDSA 强推荐，极低质量证据）。

（2）在吸入空气下，血氧饱和度持续 >90%（PIDS/IDSA 强推荐，中等质量证据）。

（3）精神状态稳定或/和恢复至基础水平（PIDS/IDSA 强推荐，极低质量证据）。

（4）患儿能接受家庭抗感染治疗，不管是口服或静脉注射，还是家庭氧疗（如果适用的话）（PIDS/IDSA 强推荐，低质量证据）。

（5）对于门诊口服抗菌药物治疗的婴幼儿，医生要确保患儿父母能够给予，并且患儿能适当地口服抗菌药物（PIDS/IDSA 弱推荐，极低质量证据）。

（6）对于放置胸腔引流管的患儿，只要符合所有其他条件，符合下列条件者，拔除胸腔引流管后 12 ～ 24 小时可给予出院（PIDS/IDSA 强推荐，低质量证据）。

1）拔管后，无恶化的临床证据。

2）胸片（如果临床认为需要）显示胸腔积液或气胸无明显增加。

（7）如果患者呼吸功实质上仍增加，或持续气促、心动过速，则不能出院（PIDS/IDSA 强推荐，高质量证据）。

（8）对于其他方面符合出院条件的病情好转患儿，血培养结果阳性而药敏试验待定的情形不应常规成为不给予出院的理由，只要有适当的口服或静脉注射抗菌药物并密切随访情况下，患者可以出院（PIDS/IDSA 弱推荐，低质量证据）。

（9）出院前应明确并处理可能造成妨碍治疗的因素，如家庭护理的疑虑、继续治疗能力不足、随访能力缺乏等（PIDS/IDSA 弱推荐，极低质量证据）。

第六节 预 防

PIDS/IDSA 关于预防儿童 CAP 的有关推荐：应用细菌抗原联合疫苗（肺炎链球菌、B 型流感嗜血杆菌、百日咳杆菌）进行免疫接种（PIDS/IDSA 强推荐，高质量证据），对大于 6 个月龄的儿童和青少年，要求每年接种流感疫苗 1 次（PIDS/IDSA 强推荐，高质量证据）。对于照看小于 6 个月龄婴儿的父母或看护者，应予以流感和百日咳疫苗接种，以免婴儿暴露（PIDS/IDSA 强推荐，低质量证据）。给予高危婴儿预防注射抗 RSV 单克隆抗体，以降低重度呼吸道合胞病毒性肺炎患病和住院风险（PIDS/IDSA 强推荐，高质量证据）[6]。

小 结

CAP 是原本健康的儿童在院外获得的肺实质感染。病毒是最常见病因，但细菌及非典型细菌也常见。个别症状或体征在诊断上的实际效力有限，但临床上可根据综合表现诊断肺炎。胸部 X 线检查的渗出病灶常作为肺炎的诊断标准，但对于临床上病情轻的无合并症肺炎儿童，胸部 X 线检查并不必要，肺部超声可代替胸片诊断肺炎。没有鉴别病毒性、细菌性或非典型细菌性肺炎可靠的临床或胸部 X 线特征，可以考虑流感病毒及其他呼吸道病毒的快速诊断试验。

参考文献

[1] WALKER C L F, RUDAN I, LIU L, et al. Global burden of childhood pneumonia and diarrhoea [J]. Lancet, 2013, 381 (9875): 1405 – 1416.

[2] GEREIGE R S, LAUFER P M. Pneumonia [J]. Pediatr Rev, 2013, 34 (10): 438 – 456; quiz 455 – 436.

[3] IROH TAM P Y. Approach to common bacterial infections: community-acquired pneumonia [J]. Pediatr Clin North Am, 2013, 60 (2): 437 – 453.

[4] HARRIS M, CLARK J, COOTE N, et al. British thoracic society guidelines for the management of community acquired pneumonia in children: update 2011 [J]. Thorax, 2011, 66 (Suppl 2): ii1 – ii23.

[5] JONES B P, TAY E T, ELIKASHVILI I, et al. Feasibility and safety of substituting lung ultrasonography for chest radiography when diagnosing pneumonia in children: a randomized controlled trial [J]. Chest, 2016, 150 (1): 131 – 138.

[6] BRADLEY J S, BYINGTON C L, SHAH S S, et al. The management of community-acquired pneumonia in infants and children older than 3 months of age: clinical practice guidelines by the Pediatric Infectious Diseases Society and the Infectious Diseases Society of America [J]. Clinical Infectious Diseases, 2011, 53 (7): e25 – e76.

［7］中华医学会儿科学分会呼吸学组，《中华儿科杂志》编辑委员会. 儿童社区获得性肺炎管理指南（2013 修订）（上）［J］. 中华儿科杂志, 2013, 51（10）：745 – 752.

［8］GUPPY M P, MICKAN S M, DEL MAR C B, et al. Advising patients to increase fluid intake for treating acute respiratory infections［J］. Cochrane Database Syst Rev, 2011, 2：Cd004419.

［9］LASSI Z S, KUMAR R, DAS J K, et al. Antibiotic therapy versus no antibiotic therapy for children aged two to 59 months with who-defined non-severe pneumonia and wheeze［J］. Cochrane Database Syst Rev, 2014, 5：Cd009576.

［10］LUO Z, LUO J, LIU E, et al. Effects of prednisolone on refractory mycoplasma pneumoniae pneumonia in children［J］. Pediatr Pulmonol, 2014, 49（4）：377 – 380.

［11］CHEN Y, LI K, PU H, et al. Corticosteroids for pneumonia［J］. Cochrane Database Syst Rev, 2011, 3：Cd007720.

［12］WEISS A K, HALL M, LEE G E, et al. Adjunct corticosteroids in children hospitalized with community-acquired pneumonia［J］. Pediatrics, 2011, 127（2）：e255 – 263.

［13］CHANG C C, CHENG A C, CHANG A B. Over-the-counter（otc）medications to reduce cough as an adjunct to antibiotics for acute pneumonia in children and adults［J］. Cochrane Database Syst Rev, 2014, 3：Cd006088.

［14］TAN K, LAI N M, SHARMA A. Surfactant for bacterial pneumonia in late preterm and term infants［J］. Cochrane Database Syst Rev, 2012, 2：Cd008155.

［15］VALENTINER-BRANTH P, SHRESTHA P S, CHANDYO R K, et al. A randomized controlled trial of the effect of zinc as adjuvant therapy in children 2 – 35 months of age with severe or nonsevere pneumonia in bhaktapur, nepal［J］. Am J Clin Nutr, 2010, 91（6）：1667 – 1674.

［16］HAIDER B A, LASSI Z S, AHMED A, et al. Zinc supplementation as an adjunct to antibiotics in the treatment of pneumonia in children 2 to 59 months of age［J］. Cochrane Database Syst Rev, 2011, 10：Cd007368.

［17］BROOKS W A, YUNUS M, SANTOSHAM M, et al. Zinc for severe pneumonia in very young children：double-blind placebo-controlled trial［J］. Lancet, 2004, 363（9422）：1683 – 1688.

［18］WANG L, SONG Y. Efficacy of zinc given as an adjunct to the treatment of severe pneumonia：a meta-analysis of randomized, double-blind and placebo-controlled trials［J］. The Clinical Respiratory journal, 2018, 12（3）：857 – 864.

［19］NI J, WEI J, WU T. Vitamin a for non-measles pneumonia in children［J］. Cochrane Database Syst Rev, 2005, 3：Cd003700.

［20］LODHA R, KABRA S K, PANDEY R M. Antibiotics for community-acquired pneumonia in children［J］. Cochrane Database Syst Rev, 2013, 6：Cd004874.

［21］Rojas M X, Granados C. Oral antibiotics versus parenteral antibiotics for severe pneumonia in children［J］. Cochrane Database Syst Rev, 2006, 2：Cd004979.

［22］LASSI Z S, DAS J K, HAIDER S W, et al. Systematic review on antibiotic therapy for pneumonia in children between 2 and 59 months of age［J］. Arch Dis Child, 2014, 99（7）：687 – 693.

［23］WILLIAMS D J, HALL M, SHAH S S, et al. Narrow vs broad-spectrum antimicrobial therapy for children hospitalized with pneumonia［J］. Pediatrics, 2013, 132（5）：e1141 – 1148.

第十二章　急性呼吸窘迫综合征

急性呼吸窘迫综合征（acute respiratory distress syndrome，ARDS）是以低氧血症、双肺浸润而没有心功能衰竭为特征的急性肺损伤临床综合征[1]。1994 年，美国欧洲会议共识（American European Consensus Conference，AECC）首次定义急性呼吸窘迫综合征，并于 2012 年在柏林再次进行修订（柏林标准）。2015 年 6 月儿童急性肺损伤会议共识小组（Pediatric Acute Lung Injury Consensus Conference Group）在 *Pediatric Critical Care Medicine* 上发表了"儿童急性呼吸窘迫综合征：儿童急性肺损伤会议共识推荐"全文[2]。这也是国际上首次制定儿童 ARDS（pediatric ARDS，PARDS）标准。

第一节　儿童急性肺损伤会议共识推荐

一、PARDS 及高危呼吸窘迫综合征的定义

根据儿童急性肺损伤会议共识小组的推荐（2015），PARDS 及高危呼吸窘迫综合征的定义详见表 12 -1 及表 12 -2。

因为缺乏生理学或可行性方面的可靠循证医学证据，推荐 PARDS 定义不应有年龄标准，然而应该有排除标准，如围产期相关疾病引起的急性低氧血症，如早产相关性肺部疾病、围产期肺损伤（胎粪吸入综合征、肺炎、分娩期获得性脓毒症）、其他先天性疾病（先天性膈疝或肺泡毛细血管发育不良）（强推荐）。PARDS 的低氧血症和放射影像学改变必须发生在已知的临床病变起病 7 天内。对于左心功能障碍患儿，如果出现不能用原发病解释的低氧血症及新的胸片改变，符合 PARDS 诊断条件者可诊断为 PARDS（强推荐）。胸片新的渗出性改变须与急性肺器质性病变一致才能诊断 PARDS（强推荐）。对于所有侵入性机械通气的 PARDS 患者，优先选择氧合指数（OI）[而不是氧分压/氧浓度比值（P/F）] 定义其严重程度（强推荐），当 OI 不适用时，应选用血氧饱和度指数（oxygen saturation index，OSI）进行严重程度分级（强推荐）。对于非侵入性、面罩通气（CPAP、BiPAP，最小 CPAP 值为 5 cm）患者，P/F 比值作为 PARDS 的诊断指标（强推荐）。如果 P/F 比值不适用，可采用血氧饱和度比值（SpO_2/FiO_2）诊断 PARDS（强推荐）。在儿童急性呼吸窘迫综合征定义中，如果 PaO_2 不适用，则采用维持 $SpO_2 \leqslant 97\%$ 的最低 FiO_2 计算 OSI 或 SpO_2/FiO_2 比值。以 OI 或 OSI 进行严重分级的方

法不适用于侵入性机械通气的慢性肺部疾病或紫绀型先天性心脏病并符合 PARDS 诊断标准的患儿。

对于非气管插管吸氧或经鼻非侵入性通气患者，请参照高危 PARDS 标准（详见表 12-2）。

不推荐死腔及呼吸系统顺应性作为 PARDS 诊断标准（强推荐）。推荐应用 SpO_2 标准诊断 PARDS，滴定氧疗，以达到 SpO_2 88% ～ 97% 的目标值（强推荐）。

表 12-1　PARDS 诊断标准

年龄		除外围产期相关肺部疾病		
发病时间		7 天之内有明确的临床病变		
水肿病因		呼吸衰竭不能完全由心衰或液体过负荷解释		
胸部影像		胸片新渗出病灶与急性肺器质性病变相符		
常规病例	氧合※	非侵入性机械通气（无严重程度分级）	侵入性机械通气	
			重度	轻度	中度
		全面罩双相通气或 $CPAP \geqslant 5cmH_2O$：	$4 \leqslant OI < 8$	$8 \leqslant OI < 16$	$OI \geqslant 16$
		P/F 比值 $\leqslant 300$	$5 \leqslant OSI < 7.5$	$7.5 \leqslant OSI < 12.3$	$OSI \geqslant 12.3$
		S/F 比值 $\leqslant 264$			
特殊病例	紫绀型先天性心脏病	根据年龄、发病时间、水肿病因及胸片影像学改变等诊断标准，并且氧合急骤恶化，不能以基础心脏病解释		
	慢性肺部疾病	根据年龄、发病时间、水肿病因及胸片影像学改变等诊断标准，胸片符合新的渗出性病灶并且氧合急骤恶化，符合上述氧合诊断标准		
	左心室功能障碍	根据年龄、发病时间、水肿病因及胸片影像学改变等诊断标准，胸片符合新的渗出性病灶并且氧合急骤恶化，符合上述诊断标准，并且不能用左心室功能障碍解释		

注：※氧合相关指标，OI（氧合指数）＝（FiO_2 ×平均气道压×100）/PaO_2，OSI（氧饱和度指数）＝（FiO_2 ×平均气道压×100）/SpO_2，P/F ＝ PaO_2/FiO_2，S/F ＝ SpO_2/FiO_2。

对于病前慢性肺部疾病并氧疗、非侵入性通气或经气管切开有创通气的患儿，如果出现符合 PARDS 诊断标准的急性改变（急性起病、确切的临床病变和胸片支持新的肺器质性改变），并且氧合急性恶化、符合 PARDS 氧合标准者可诊断为 PARDS（强推荐）。紫绀型先天性心脏病患儿，如果出现氧合急性恶化且不能用心脏疾病解释，并符合 PARDS 诊断标准的急性改变（急性起病、确切的临床病变和胸片支持新出现的肺器质性改变）可诊断为 PARDS（强推荐）。

疾病严重程度的评估内容包括床边评估、计算及早期对治疗的反应。氧合不足和通气不足总体上与预后相关，但检测时机在文献报道中缺乏一致性。共识推荐，在PARDS起病时即检测呼吸参数，并根据临床情况进行其他一系列检测。评价潮气量、气道峰压、呼气末正压（PEEP）或平均气道压与死亡率或机械通气时间之间关系的有关研究，所得出的结论相互矛盾。

表 12-2　高危呼吸窘迫综合征定义

年　龄	除外围产期相关肺部疾病	
发病时间	已知的临床病变 7 天之内	
水肿病因	呼吸衰竭不能完全由心衰或液体超负荷解释	
胸部影像	胸片新的渗出性改变与急性肺器质性病变相符	
氧合※	非侵入性机械通气	侵入性机械通气
	鼻罩 CPAP 或 BiPAP　　　面罩或鼻导管吸氧 $FiO_2 \geq 40\%$ 维持 SpO_2 88%～97%　　维持 SpO_2 88%～97% 最少需要的流量※： 　　<1 y：2 L/min 　　1～5 y：4 L/min 　　5～10 y：6 L/min 　　>10 y：8 L/min	供氧以维持 $SpO_2 \geq 88\%$，但 OI <4 或 OSI <5

注：※在没有实用数据情况下，对于使用氧混合器的患者，用于高危计算的流量 = FiO_2 × 流速（L/min）（如：流速为 6 L/min、FiO_2 为 0.35 时，流量为 2.1 L/min）；如果 PaO_2 不适用，取维持 $SpO_2 \leq 97\%$ 时的 FiO_2 值计算 OSI。

二、通气支持

1. 常规通气模式

没有评价通气模式（控制或辅助通气）对预后影响的相关资料，因此，对于PARDS 患者没有关于通气模式的推荐（强推荐）。对于任何机械通气的儿科患者，共识推荐控制通气的潮气量等于或少于正常年龄/体质量的潮气量（例如，5～8 mL/kg，理想体质量）。共识推荐根据疾病的严重程度，调整潮气量。对呼吸系统顺应性差的患者，潮气量为 3～6 mL/kg（理想体质量），对于呼吸系统顺应性较好的患者，潮气量为接近正常生理范围（5～8 mL/kg，理想体质量）（弱推荐，84% 推荐）。在没有跨肺压测定的情况下，共识推荐平台压力上限为 28 cmH_2O，对于胸廓弹性增加的患者，允许平台压轻微升高（29～32 cmH_2O）（弱推荐，72% 推荐）。对于重度 PARDS 患者，共识推荐用适度升高 PEEP（10～15 $cm H_2O$）并滴定，并观察患者氧合和血流动力学对治疗的反应（弱推荐，88% 推荐）。对于重度 PARDS 患者，PEEP 可高于 15 cmH_2O，但应注意平台压的限制（强推荐）。在 PEEP 值增加时，应当密切监测氧合、呼吸系统顺应性和血流动力学（强推荐）。共识推荐谨慎的肺复张策略，通过缓慢地增加或降低 PEEP 以改善严重的氧合衰竭，由于没有资料支持，因此不推荐持续的肺膨胀策略（弱推荐，88% 推荐）。

2. 高频通气

对于机械通气平台压超过 28 cmH_2O 而且胸廓顺应性没有降低表现的呼吸衰竭患者（如中至重度 PARDS 患者），共识推荐可以选用高频振荡通气（high frequency osciuatory ventilation，HFOV）（弱共识，92% 推荐）。共识推荐在持续监测氧合、CO_2 变化及血流动力学参数的情况下，对于 HFOV 患者，可以通过逐步地增加或降低平台压以了解肺潜在的复张能力，从而达到理想的肺容积（强共识）。共识不推荐 PARDS 患者常规使用高频喷射通气（high frequency jet ventilation，HFJV）（强共识）。共识推荐气漏患者除 HFOV 之外，还可选用 HFJV（弱共识，64% 推荐）。不推荐高频冲击通气（high frequency percussive ventilation，HFPV）作为 PARDS 患者的常规通气模式。共识推荐 HFPV 可用于 PARDS 并分泌物导致的肺不张（不能通过常规护理复张，如吸入伤）患者（弱共识，72% 推荐）。

3. 液体通气

共识不推荐液体通气在临床上使用（强共识）。

4. 气管内导管

推荐常规通气的 PARDS 患者使用套管式气管导管（强共识），在 HFOV 期间允许套管式气管导管漏气以增加气流量，如果必要，应维持设定的平台压（强共识）。

5. 气体交换

应该根据支持通气可能导致氧中毒的风险调整氧合和通气的目标（强共识）。对于 PEEP 小于 10 cmH_2O 轻度 PARDS 患者，共识推荐 SpO_2 一般维持在 92%～97%（弱共识，92% 推荐）。并且 PEEP 取得理想值后，可以考虑维持较低的 SpO_2 水平（88%～92%）（强共识），但没有足够的证据推荐更低的 SpO_2 水平（强共识）。当 SpO_2 小于 92% 时，应监测中心静脉氧饱和度和氧输送情况（强共识）。对于中至重度 PARDS 患者，可以考虑允许性高碳酸血症，尽量减少呼吸机相关损伤（强共识）。共识推荐维持 pH 7.15～7.30，没足够的证据推荐更低的 pH 值，应除外允许性高碳酸血症以及颅内高压、重度肺动脉高压、特殊先天性心脏病变、血流动力学不稳定、明显心室功能障碍导致的酸中毒（弱共识，92% 推荐）。不推荐常规输注碳酸氢钠（强共识）。

三、肺辅助治疗

1. 一氧化氮吸入

共识不推荐 PARDS 患者常规使用一氧化氮吸入，然而，对于明显肺动脉高压患者或重度右室功能障碍患者可考虑一氧化氮吸入。另外对于重度 PARDS 患者，一氧化氮吸入可作为体外生命支持的补救或过渡措施。在一氧化氮吸入期间，应连续评估疗效，以最小化其毒性，如果没有疗效，则应终止使用（强共识）。

2. 气管吸引

维持呼吸道清洁对 PARDS 患者至关重要，没有足够证据推荐开放式或封闭式吸引系统，然而，必须注意吸引技术，谨慎细心，尽量减少肺萎陷（强共识）。不推荐在气管吸引前缓慢滴注等渗生理盐水，但为灌洗清除黏稠分泌物时，可以在气管吸引前缓慢滴注生理盐水（强共识）。

3. 其他治疗

不推荐常规使用肺表面活性物质（强共识），不推荐俯卧位作为 PARDS 患者常规治疗，但可作为重度 PARDS 患者的一种治疗选项。没有足够证据推荐胸部理疗作为 PARDS 标准的护理方法（强共识）。不推荐皮质激素作为 PARDS 患者常规治疗（强共识）。不推荐干细胞疗法，也不推荐以下辅助治疗：氦氧混合气体、吸入或 Ⅳ 前列腺素、纤维蛋白溶酶原激活物、纤溶制剂、其他抗凝剂、吸入 β-肾上腺受体激动剂或异丙托溴铵、静脉注射 N-乙酰半胱氨酸（抗氧化作用）、气管注入 N-乙酰半胱氨酸（祛除分泌物）、链球菌 DNA 酶（除囊性纤维化外）、咳嗽辅助设备（强共识）。

四、肺外治疗

1. 镇静

PARDS 患者应该进行最低程度而有效的目标镇静，以改善呼吸机耐受，并优化氧气输送、氧耗及呼吸功（强共识）。应该应用有效而可靠的疼痛和镇静评级方法，以便监测、目标确定及镇静剂滴定，并有利于跨专业交流（强共识）。由跨专业团队合作制定每日镇静目标，并根据目标方案进行镇静监测、滴定、撤药（强共识）。当病情稳定后，应定期评估无呼吸辅助下（如拔管）患者呼吸的能力，此时，镇静滴定至清醒状态（强共识）。根据医疗团队制定的目标撤药评分及患者耐受性评估，由护士在床边执行，实施个性化镇静撤药计划（强共识）。

2. 神经肌肉阻滞剂

当仅用镇静不能取得有效机械通气时，应考虑神经肌肉阻滞剂（neuromuscular blockers，NMB），PARDS 患者应使用剂量最小而有效的 NMB，达到理想的氧输送、氧耗和呼吸功（强共识）。使用时，应监测 NMB 并滴定达到跨专业团队确定的目标深度，监测包括有效通气、患者活动以及对连续四个刺激的反应（强共识）。如果需要完全药物性麻痹，医护团队应考虑每天间断一次 NMB，以便定期评估 NMB 和镇静水平（强共识）。

3. 营养

应制订营养计划，以促进疾病恢复、维持生长和满足代谢需要（强共识）。如果患者可以耐受，优先选择肠道内营养，而不是肠道外营养（强共识）。由跨专业团队制定目标方案，以指导营养监测、增加和维持（强共识）。

4. 补液治疗

PARDS 患者应进行适当补液，以维持适当的血容量、终末器官灌注以及氧气输送（强共识）。经初始液体复苏且病情稳定之后，推荐给予目标性液体疗法，监测液体平衡，并滴定以维持适当的血容量，同时防止液体正平衡（强共识）。根据目标方案（包括液体出入量、净平衡）指导液体滴定（强共识）。

5. 输血

对于病情稳定的 PARDS 儿童（即适当的氧气输送，除外紫绀型心脏病、出血、重度低氧血症），共识推荐血红蛋白 70 g/L 为输 RBC 的临界值。

五、监测

1. 一般监测

PARDS 患儿或高危患儿，起码要监测呼吸、心率、血氧饱和度、无创血压，并设定报警范围（强共识）。一些监测值应按体质量进行标准化（如：潮气量、呼吸系统顺应性），因此，精确的体质量是非常重要的，因此，推荐使用预测体质量（根据性别和身高/身长或尺骨长度计算的体质量）（强共识）。

2. 呼吸系统结构学

在有创通气期间，应持续监测呼气潮气量，防止有害通气（强共识）。监测呼吸机吸气压力对防止呼吸机相关肺损伤是非常重要的，即压力调节模式的吸气峰压及容量控制模式的平台压，但对于胸廓顺应性可能受损或有自主呼吸的患者，对这些参数的解释应该小心（强共识）。监测流量－时间和压力－时间曲线，以评估呼吸时间控制的准确性，并测定呼气流量范围或患者－呼吸机同步性（强共识）。对于婴儿或低龄儿童，应监测气管导管末端的呼气潮气量和/或管道回路顺应性适当补偿（强共识）。

3. 氧合参数、严重程度评分、CO_2 监测

监测 FiO_2、SpO_2 和/或 PaO_2、平台压、PEEP，以利于 PARDS 诊断、严重程度评估，并指导氧合障碍的治疗（强共识）。根据 PARDS 严重程度、非侵入性监测数据及疾病阶段调整血 pH 和 $PaCO_2$ 监测次数（强共识）。不推荐采用周围静脉血（弱共识，83%共识）。推荐对侵入性机械通气患儿进行 CO_2 连续监测，如潮气末 CO_2/时间曲线、容量二氧化碳图、经皮 CO_2 测定（强共识）。

4. 不推荐经常性监测如下参数

流量－容量环、静态压力－容量环、动态压力－容量环、动态顺应性和阻力、应力指数、内源性 PEEP、食道测压和跨肺压、呼吸功、校正分钟通气、功能残气量、死腔/潮气量比、通过气道闭塞压力评估呼吸肌活动、食管压力率乘积、膈肌电活动、膈肌超声、呼吸电感体积描记法胸腹非同步定量（弱共识，92%共识）。

5. 撤机注意事项

最少每天评估是否具有拔管的临床或生理条件，以避免不必要的长期通气（强共识）。推荐进行自主呼吸试验和/或拔管准备试验（强共识）。

6. 影像检查

推荐胸部影像检查，对疾病诊断、发现合并症（如气漏、设备移位）有帮助，检查的频率由病情决定（强共识）。不推荐经常进行胸部 CT、肺部超声及电阻抗断层成像（强共识）。

7. 血流动力学监测

推荐血流动力学监测，特别是在限制液体情况下指导扩容治疗，评估通气和疾病对左、右心功能的影响，评估氧气输送（强共识）。对于疑似心功能障碍患者，推荐心脏超声波检查，作为 1 项非侵入性监测手段，以评估左、右心功能、前负荷、肺动脉压（强共识）。对于重度 PARDS 患者，推荐周围动脉导管，用于动脉血压持续监测和血气分析（强共识）。

8. 不推荐经常性使用如下血流动力学监测

跨肺稀释脉冲轮廓、肺动脉导管、替代设备监测心输出量（超声心输出量监测、经食道主动脉多普勒、基于短暂换气引起的呼吸二氧化碳浓度变化的无创心输出量监测）、中心静脉血氧监测、B 型利钠肽检测（强共识）。

六、非侵入性正压通气

1. 指征

在有可能进展为 PARDS 的疾病早期，推荐非侵入性正压通气（noninvasive positive pressure ventilation，NPPV），以促进气体交换，减少呼吸功，并可能减少侵入性通气并发症的发生率（弱共识，88% 共识）。不推荐重症 PARDS 使用 NPPV（强共识）。对于特定儿科群体（如免疫缺陷），由于侵入性机械通气发生并发症的风险更高，因此推荐更早地进行 NPPV，以避免侵入性机械通气（弱共识，80% 共识）。虽然 NPPV 是非侵入性的，但仍然需要具备训练有素的专业团队和密切监测的条件才能开展，以保证快速识别并治疗病情恶化（强共识）。

2. NPPV 治疗

推荐使用口鼻或全面罩提供最有效的患者－呼吸机同步（弱共识，84% 共识）。密切监测，以发现潜在问题，如皮肤破溃、胃扩张、气压伤、结膜炎（强共识）。强烈推荐儿童 NPPV 要加热湿化（强共识）。为达到最有效的患者－呼吸机同步和耐受，推荐谨慎镇静（弱共识，88% 共识）。为减少 PARDS 患者呼吸肌做功并促进氧合，推荐进行 NPPV 时联合 PEEP，单纯 PEEP 可能适合于不能取得患者－呼吸机同步或使用鼻塞者（弱共识，92% 共识）。当 NPPV 治疗无好转，出现病情恶化的症状或体征（如气促加重、呼吸功增加、气体交换恶化或意识改变）时，推荐进行气管插管（强共识）。

七、体外肺支持

1. PARDS 患者 ECMO 的指征

如果认为引起重度 PARDS 的病因可以逆转或符合肺移植条件时，推荐 ECMO 治疗（强共识）。目前还不能制定 ECMO 治疗的参考标准，共识推荐对于重度 PARDS 患者，当保护性肺通气策略仍不能维持适当的氧合时即可考虑 ECMO 治疗（强共识）。推荐 ECMO 治疗前，应完整地评估病史及疾病状态（强共识）。连续评估较单次评估更能确定是否适合 ECMO 治疗（强共识）。推荐应仔细考虑到生命质量并评估 ECMO 可能带来的好处（强共识）。

2. PARDS 患者 ECMO 的禁忌证

当患者维持生命的措施可能受到限制时，推荐不考虑 ECMO 治疗（强共识）。

3. ECMO 团队及组织

ECMO 团队应该有明确的组织架构，包括行政支持强共识。直接参与患者护理的全体人员均应清晰理解 ECMO 回路以及 ECMO 回路与患者之间的生理关系，既需要 ECMO 专家，也需要具有患者初级处理能力的医护人员（强共识）。

4. 其他体外肺支持模式

对于重度二氧化碳血症及轻 - 中度低氧血症的患者，可因为体外肺支持设备提供部分呼吸支持而受益，这种肺支持设备不需要驱动血流的动力泵，而是利用患者的体循环血压驱动血流通过低阻的氧合器，从而有效地移除血流中的二氧化碳（弱共识，63%共识）。

第二节　循证医学证据

与呼吸窘迫综合征相关的循证证据比较丰富，多数研究的纳入标准包括成人和儿童，仅供参考，详见表 12 - 3。

表 12 - 3　呼吸窘迫综合征相关循证证据

研究方法	试验组	对照组	例数	结果（试验组 vs 对照组）
综述[3]（Ⅱ）	高驱动压*	低驱动压（中位值 15）	6 062	死亡率（RR^* 1.44，95% CI 1.11 ~ 1.88）
综述[4]（Ⅱ）	低 Vt^* 4 ~ 8	标准 Vt 10 ~ 15	1 629	死亡率、气压伤、机械通气天数（NS*）
随机对照[5]（Ⅱ）	调节 Vt，以维持平台压≤30	传统 Vt，平台压≤50	861	死亡率为 31%∶39.8%（$P = 0.007$，NNT 12），平均机械通气天数（28 天内）为 10∶12（$P = 0.007$）
前瞻性队列研究[6]（Ⅱ）	初始 Vt 每增加 1 mL/kg		11 558	死亡率（校正 RR 1.23，95% CI 1.06 ~ 1.44）
队列研究[7]（Ⅱ）	低 PEEP	高 PEEP（≥ ARDSNet 推荐值）	1 134 儿童	死亡率为 26.5%∶14.9%［OR 2.05，95% CI 1.32 ~ 3.17］
综述[8]（Ⅱ）	较高 PEEP（平均 15.1）	较低 PEEP（平均 9.1）	2 728	死亡率、气压伤、机械通气天数（NS*）

续表 12-3

研究方法	试验组	对照组	例数	结果（试验组 vs 对照组）
综述[9]（Ⅱ）	高 PEEP	低 PEEP	2 565	住院死亡率及气压伤（NS）
随机对照[10]（Ⅱ）	高 PEEP	低 PEEP	983	住院死亡率为 36.4%：40.4%，28 天死亡率为 28.4%：32.3%（NS）；难治性低氧血症为 4.6%：10.2%（$P=0.01$，NNT 18）
随机对照[11]（Ⅱ）	高 PEEP + 低 Vt	低 PEEP + 低 Vt	767	28 天死亡率为 27.8%：31.2%（NS），平均机械通气天数为 7：3（$P=0.04$）
随机对照[12]（Ⅱ）	较高 PEEP（平均 13.2）+ 低 Vt	低 PEEP（平均 8.3）+ 低 Vt	549	死亡率及机械通气天数（NS）
综述[13]（Ⅱ）	压力控制通气	容量控制通气	1 062	死亡率（RR 0.84 95% CI 0.71～0.99）
随机对照[14]（Ⅰ）	Vt 7 + 高 PEEP	传统通气 + 平均 Vt 10	103	死亡率为 34%：55.5%（$P=0.041$，NNT 5）
综述[15]（Ⅰ）	HFOV	传统通气	1 779	住院死亡率、30 天死亡率（NS）
随机对照[16]（Ⅰ）	HFOV	传统通气	795	30 天全因死亡率为 41.7%：41.1%（NS）
综述[17]（Ⅰ）	HFOV	传统通气	1 552	死亡率为 40.9%：37.6%（校正 OR 1.17，95% CI 0.94～1.46），气压伤为 7%：5%（校正 OR 1.87，95% CI 1.06～3.28），机械通气天数、肺炎、吸入（NS）
随机对照[18]（Ⅰ）	肺复张 + PEEP 滴定	低 PEEP 策略	1 010	28 天死亡率为 55.3% 比 49.3%（$P=0.041$，NNH 16），6 个月死亡率为 65.3%：59.9%（$P=0.04$，NNH 18），7 天内气压伤为 5.6%：1.6%（$P=0.001$，NNH 25），气胸为 3.2%：1.2%（$P=0.03$，NNH 50）

续表 12 – 3

研究方法	试验组	对照组	例数	结果（试验组 vs 对照组）
随机对照[19] （Ⅱ）	俯卧位	仰卧位	474	28 天死亡率为 16% : 32.8%（$P <$ 0.001, *NNT* 6），90 天死亡率为 23.6% : 41%（$P < 0.001$, *NNT* 6），90 天成功拔管为 80.5% : 65%（$P <$ 0.001, *NNT* 7），心脏骤停为 6.8% : 13.5%（$P = 0.02$, *NNT* 7）
综述[20]（Ⅱ）	长期使用甲基强的松龙	安慰剂	619	住院总死亡率为 20% : 33%（$P =$ 0.006, *NNT* 8）
随机对照[21] （Ⅱ）	甲基强的松龙	安慰剂	180	60 天死亡率为 29.2% : 28.6%（NS）；180 天死亡率为 31.5% : 31.9%（NS）
回顾性[22] （Ⅱ）	皮质激素	无激素	208	住院死亡率为 33.7% 比 16.8%（$P =$ 0.004, *NNH* 5）
综述[23]（Ⅱ）	PS*	无 PS	3 272	早期死亡率为（NS）
随机对照[24] （Ⅰ）	PS	安慰剂	308	90 天死亡率为 27.8% : 26.1%（NS），住院死亡率为 27.8% : 25.5%（NS）

注：*高驱动压，单位为 cmH_2O，后同；*RR，风险比；*Vt，潮气量，单位为 mL/kg；*NS，差异无显著性；*PS，外源性肺表面活性物质。

参考文献

[1] SWEENEY R M, MCAULEY D F. Acute respiratory distress syndrome [J]. Lancet, 2016, 388 (10058)：2416 – 2430.

[2] The Pediatric Acute Lung Iniury Consensus Conference Group. Pediatric acute respiratory distress syndrome：consensus recommendations from the Pediatric Acute Lung Injury Consensus Conference [J]. Pediatr Crit Care Med, 2015, 16 (5)：428 – 439.

[3] AOYAMA H, PETTENUZZO T, AOYAMA K, et al. Association of driving pressure with mortality among ventilated patients with acute respiratory distress syndrome：a systematic review and meta-analysis [J]. Crit Care Med, 2018, 46 (2)：300 – 306.

[4] WALKEY A J, GOLIGHER E C, DEL SORBO L, et al. Low tidal volume versus non-volume-limited strategies for patients with acute respiratory distress syndrome：a systematic review and meta-analysis [J]. Annals of the American Thoracic Society, 2017, 14 (Supplement_ 4)：S271 – s279.

[5] BROWER R G, MATTHAY M A, MORRIS A, et al. Ventilation with lower tidal volumes as compared with traditional tidal volumes for acute lung injury and the acute respiratory distress syndrome [J]. N Engl J Med, 2000, 342 (18)：1301 – 1308.

[6] NEEDHAM D M, YANG T, DINGLAS V D, et al. Timing of low tidal volume ventilation and intensive care unit mortality in acute respiratory distress syndrome：a prospective cohort study [J]. Am J Respir Crit Care Med, 2015, 191 (2)：177 – 185.

［7］ KHEMANI R G, PARVATHANENI K, YEHYA N, et al. Positive end-expiratory pressure lower than the ards network protocol is associated with higher pediatric acute respiratory distress syndrome mortality ［J］. Am J Respir Crit Care Med, 2018, 198 (1): 77 – 89.

［8］ WALKEY A J, DEL SORBO L, HODGSON CL, et al. Higher peep versus lower peep strategies for patients with acute respiratory distress syndrome: a systematic review and meta-analysis ［J］. Annals of the American Thoracic Society, 2017, 14 (Supplement_ 4): S297 – s303.

［9］ SANTA CRUZ R, ROJAS J I, NERVI R, et al. High versus low positive end-expiratory pressure (PEEP) levels for mechanically ventilated adult patients with acute lung injury and acute respiratory distress syndrome ［J］. Cochrane Database Syst Rev, 2013, 6: Cd009098.

［10］ MEADE M O, COOK D J, GUYATT G H, et al. Ventilation strategy using low tidal volumes, recruitment maneuvers, and high positive end-expiratory pressure for acute lung injury and acute respiratory distress syndrome: a randomized controlled trial ［J］. JAMA, 2008, 299 (6): 637 – 645.

［11］ MERCAT A, RICHARD J C, VIELLE B, et al. Positive end-expiratory pressure setting in adults with acute lung injury and acute respiratory distress syndrome: a randomized controlled trial ［J］. JAMA, 2008, 299 (6): 646 – 655.

［12］ BROWER R G, LANKEN P N, MACINTYRE N, et al. Higher versus lower positive end-expiratory pressures in patients with the acute respiratory distress syndrome ［J］. N Engl J Med, 2004, 351 (4): 327 – 336.

［13］ CHACKO B, PETER J V, THARYAN P, et al. Pressure-controlled versus volume-controlled ventilation for acute respiratory failure due to acute lung injury (ALI) or acute respiratory distress syndrome (ARDS) ［J］. Cochrane Database Syst Rev, 2015, 1: Cd008807.

［14］ VILLAR J, KACMAREK R M, PEREZ-MENDEZ L, et al. A high positive end-expiratory pressure, low tidal volume ventilatory strategy improves outcome in persistent acute respiratory distress syndrome: a randomized, controlled trial ［J］. Crit Care Med, 2006, 34 (5): 1311 – 1318.

［15］ SUD S, SUD M, FRIEDRICH J O, et al. High-frequency oscillatory ventilation versus conventional ventilation for acute respiratory distress syndrome ［J］. Cochrane Database Syst Rev, 2016, 4: Cd004085.

［16］ YOUNG D, LAMB S E, SHAH S, et al. High-frequency oscillation for acute respiratory distress syndrome ［J］. N Engl J Med, 2013, 368 (9): 806 – 813.

［17］ MEADE M O, YOUNG D, HANNA S, et al. Severity of hypoxemia and effect of high-frequency oscillatory ventilation in acute respiratory distress syndrome ［J］. Am J Respir Crit Care Med, 2017, 196 (6): 727 – 733.

［18］ CAVALCANTI A B, SUZUMURA E A, LARANJEIRA L N, et al. Effect of lung recruitment and titrated positive end-expiratory pressure (PEEP) vs low peep on mortality in patients with acute respiratory distress syndrome: A randomized clinical trial ［J］. JAMA, 2017, 318 (14): 1335 – 1345.

［19］ GUERIN C, REIGNIER J, RICHARD J C, et al. Prone positioning in severe acute respiratory distress syndrome ［J］. N Engl J Med, 2013, 368 (23): 2159 – 2168.

［20］ MEDURI G U, BRIDGES L, SHIH M C, et al. Prolonged glucocorticoid treatment is associated with improved ards outcomes: analysis of individual patients' data from four randomized trials and trial-level meta-analysis of the updated literature ［J］. Intensive Care Med, 2016, 42 (5): 829 – 840.

［21］ STEINBERG K P, HUDSON L D, GOODMAN R B, et al. Efficacy and safety of corticosteroids for persistent acute respiratory distress syndrome ［J］. N Engl J Med, 2006, 354 (16): 1671 – 1684.

［22］ BRUN-BUISSON C, RICHARD J C, MERCAT A, et al. Early corticosteroids in severe influenza A/ H1N1 pneumonia and acute respiratory distress syndrome ［J］. Am J Respir Crit Care Med, 2011, 183 （9）: 1200 – 1206.

［23］ ADHIKARI N, BURNS K E, MEADE M O. Pharmacologic therapies for adults with acute lung injury and acute respiratory distress syndrome ［J］. Cochrane Database Syst Rev, 2004, 4: Cd004477.

［24］ WILLSON D F, TRUWIT J D, CONAWAY M R, et al. The adult calfactant in acute respiratory distress syndrome trial ［J］. Chest, 2015, 148 （2）: 356 – 364.

第十三章　侵袭性念珠菌病

侵袭性念珠菌病（invasive candidiasis）是由念珠菌属引起的侵袭性真菌感染，念珠菌血症是血流中存在任何一种念珠菌。深部真菌感染常累及多个器官，包括念珠菌血症和/或其他组织器官的感染，例如，泌尿道或肾脏念珠菌病、中枢神经系统念珠菌病[早产儿有血源性念珠菌性脑膜脑炎（haematogenous disseminated Candida meningoencephalitis, HCME）的风险]、念珠菌性眼内炎、念珠菌性心内膜炎、肝脾念珠菌病（也称为慢性播散性念珠菌病）、念珠菌性脑膜炎等[1-3]。

第一节　流行病学

一、发病率

常见于早产儿，其中以极低出生体重儿最常见[1,4]。发病率与出生体重有关，出生体重 >1 500 g 新生儿，发病率 <1%，出生体重 <1 500 g 的极低出生体重儿发病率为 7%～20%[5]，出生体重 ≤1 000 g 的超低出生体重儿发病率为 9%[6]。在美国，1 项 4 579 例极低出生体重儿队列分析显示，血培养和脑脊液（cerebro-spinal fluid, CSF）培养阳性率为 6.9%，其中 CSF 培养阳性率为 0.6%（占念珠菌病的 8.4%），而 CSF 培养阳性患者中有 48% 血培养阴性[7]。2001—2004 年，澳大利亚念珠菌血症年度发病率为 1.8/10 万[8]。在美国，1997—2010 年，新生儿重症病房念珠菌病的发病率从 3.6/1 000 降至 1.4/1 000[9]。1999—2009 年，在美国新生儿重症病房，中心静脉置管相关念珠菌血液感染发病率进行性下降[10]。

二、高危因素

1. 新生儿重症病房高危因素

早产儿、小孕周、低出生体重、中心静脉置管、气管插管、腹部手术、坏死性小肠结肠炎、广谱抗生素、抑酸剂、肠道外营养[3]。其他高危因素包括：极低出生体重儿、使用脂肪乳剂、休克/DIC、组胺受体阻滞剂、皮质激素、Apgar 评分 5 分钟 <5 分、插管或新生儿重症监护病房（neonatal intensive care unit, NICU）滞留时间超过 7 天、消化

道念珠菌定植[5]。1 项 4 579 例极低出生体重儿队列研究显示，侵袭性念珠菌病（念珠菌血症或脑膜炎）的独立高危因素是：出生体重 <750 g、应用头孢菌素、无肠道喂养、男性[7]。据报道，在出生体重≤1 000 g 超低出生体重儿，侵袭性念珠菌病的高危因素是：应用广谱抗生素 OR 1.98（95% CI 1.37 ～ 2.86），中心静脉置管 OR 1.94（95% CI 1.17 ～ 3.21），气管插管 OR 1.58（95% CI 1.07 ～ 2.35）[6]。也有报道经阴道分娩、高血糖也是高危因素[4]。

2. 中枢神经系统受累的高危因素

神经管缺陷、脑脊液分流术[4]。

3. 儿童高危因素

中心静脉置管、血液恶性肿瘤治疗、造血干细胞移植、实体器官移植[3]。

第二节　病因和发病机理

1. 病因

Blyth 等[8]于 2009 年在 Pediatrics 发表了 1 篇文章，对澳大利亚的 1 005 例念珠菌病进行了总结分析，分析显示白色念珠菌和近平滑念珠菌是最常见菌株，详见表 13 - 1。

2. 发病机理

念珠菌从感染部位经血源播散[4]，中枢神经系统受累从脉络丛感染开始，继而导致 CSF 感染和炎症[4]，发病取决于感染途径和机体免疫功能，其他致病因素包括[1]：膀胱炎、肾盂肾炎、慢性播散性念珠菌病（肝脾型念珠菌病）、骨髓炎、化脓性关节炎、眼内炎、心内膜炎、血栓性静脉炎。

表 13 - 1　不同年龄侵袭性念珠菌病病原体的检出率

菌株	<1 月龄	1 月龄至 16 岁	>16 岁
白色念珠菌	39.40%	43.90%	48.80%
近平滑念珠菌	42.40%	38.30%	14.90%
光滑念珠菌	9.10%	2.80%	17.20%
克柔念珠菌	0%	1.90%	4.90%
热带念珠菌	3%	1.90%	4.80%
都柏林念珠菌	3%	0.90%	2%
拟平滑念珠菌	0%	1.90%	0.60%
似平滑念珠菌	0%	0%	0.50%
其他念珠菌属	0%	5.60%	3.20%

续表 13 - 1

菌株	<1 月龄	1 月龄至 16 岁	>16 岁
未分类的其他念珠菌	0%	1.90%	0.60%
多重念珠菌	3%	0.90%	2.50%

第三节 临床表现

1. 临床表现

侵袭性念珠菌病无特异的临床表现，与脓毒症难以鉴别：低体温、血流动力学不稳定、低血压、呼吸困难、心动过缓、喂养不耐受、腹胀、不活跃、意识改变、高血糖。中枢神经系统念珠菌病可疑症状包括：头围改变或前囟饱满、抽搐、局部神经体征及颅脑影像学异常[4,11]。Butler 等[12]于 1988 年在 *Pediatr Clin North Am* 发表了 1 篇文章，总结分析了 2 项关于新生儿侵袭性念珠菌病的队列研究，详细描述了该病的特点，见表 13 - 2。

表 13 - 2 侵袭性念珠病临床特点

症状体征	10 例	33 例
呼吸功能恶化	100%	66%
呼吸困难/心率减慢	90%	53%
体温不稳定	60%	28%
低血压	20%	20%
腹胀	70%	42%
大便潜血试验阳性	60%	14%
碳水化合物不耐受	70%	50%
皮肤表现（念珠菌皮炎、非特异性红斑疹、皮肤脓肿）	60%	50%

2. 病史特点

新生儿通常出生 3 天后才发病，中枢神经系统受累常发生在出生 7 天以后，一般情况会迅速恶化。通常在第 3 周才做出诊断[4,13,14]。

第四节　诊断与鉴别诊断

一、诊断

婴幼儿出现侵袭性念珠菌病可疑症状和体征、血或其他受累部位念珠菌培养阳性，即可确诊[2]。其他诊断试验包括影像学检查、分子学诊断试验、外周血生物学指标测定。在念珠菌血症新生儿，不管 CSF 检测结果如何，均要评估中枢神经系统是否受累[1]。所有尿或血念珠菌培养阳性的新生儿，均应做腰穿和眼底检查（IDSA 强推荐，低质量证据）[1]，对于血念珠菌持续阳性的新生儿，推荐生殖泌尿道 CT 或超声检查（IDSA 强推荐，低质量证据）[1]。

二、鉴别诊断

侵袭性念珠菌病应与其他病因导致的脓毒症相鉴别[4]。

1. 分子学检测

对于高危新生儿和全身炎症反应综合征儿童，进行嵌套式聚合酶链反应可协助诊断念珠菌血症，据报道，其敏感度为 100%，特异度为 89.1%，阴性预测值为 100%[15]（Ⅱ）。

2. T2 念珠菌试验

T2 念珠菌试验是一种利用 T2 核磁共振技术，在 3 小时内从全血中鉴别出 5 种念珠菌（白色念珠菌、热带念珠菌、错胞菌、克拉伯塔念珠菌和克鲁西念珠菌）的快速诊断试验[16]，T2 念珠菌试验已被 FDA 批准用于检测这 5 种念珠菌。

3. 外周血生物学标志物检测

（1）β-D－葡聚糖检测：因为在很多真菌细胞壁含有 1，3-β-D－葡聚糖[2]，因此对于念珠菌感染是非特异性的。据研究，1，3-β-D－葡聚糖检测诊断侵袭性念珠菌病的汇集敏感度为 76.8%（95% *CI* 67.1% ～ 84.3%），汇集特异度为 85.3%（95% *CI* 79.6% ～ 89.7%），汇集阳性似然比为 5.2（95% *CI* 3.7 ～ 7.5），汇集阴性似然比为 0.27（95% *CI* 0.19 ～ 0.4）[17]（Ⅱ）。

（2）因为甘露聚糖抗原仅存在于念珠菌属细胞壁[2]，甘露聚糖抗原和抗甘露聚糖抗体检测，可鉴别念珠菌与其他真菌感染。据报道，诊断念珠菌感染，甘露聚糖抗原检测敏感度为 58%，特异度为 93%，抗甘露聚糖抗体检测敏感度为 59%，特异度为 83%；两者合并敏感度为 83%，特异度为 86%[18]。

第五节　治　疗

一、新生儿念珠菌病

（一）美国感染性疾病协会（IDSA）（2016）推荐[1]

1. 新生儿侵袭性念珠菌病和念珠菌血症的抗真菌治疗方案

（1）对于播散性念珠菌病，两性霉素 B 脂质体 1 mg/（kg·d），qd，iv（IDSA 强推荐，中等质量证据）。

（2）氟康唑 12 mg/kg，口服或 iv，每天 1 次，可作为没接受氟康唑预防治疗者的替代治疗（IDSA 强推荐，中等质量证据）。

（3）可谨慎使用两性霉素 B 脂质复合体 3～5 mg/（kg·d），iv，尤其在泌尿道受累的患者（IDSA 弱推荐，低质量证据）。

（4）当两性霉素 B 去氧胆酸盐或氟康唑因毒性或耐药不能使用时，可谨慎使用作为二线治疗的棘白菌素类（IDSA 弱推荐，低质量证据）。

（5）对于没有明显转移性并发症的念珠菌血症，疗程为证实血液念珠菌已经清除且相关症状消失后 2 周（IDSA 强推荐，低质量证据）。

2. 中枢神经系统念珠菌感染的抗真菌治疗方案

（1）初始治疗推荐两性霉素 B 去氧胆酸盐，1 mg/（kg·d），iv（IDSA 强推荐，低质量证据）。

（2）备选：两性霉素 B 脂质复合体，5 mg/（kg·d），iv，每天 1 次（IDSA 强推荐，低质量证据）。

（3）对初始两性霉素 B 治疗无效的患者，可考虑加用氟胞嘧啶，25 mg/kg，每天 4 次，作为二线治疗方案（IDSA 弱推荐，低质量证据）。

（4）如果分离株对药物敏感，初始治疗有疗效后，推荐氟康唑 12 mg/（kg·d），作为降级治疗。

（5）疗程直至所有症状体征（包括 CSF 和放射学异常）消失（IDSA 强推荐，低质量证据）。

（二）欧洲临床微生物学和感染性疾病协会（European Congress of Clinical Microbiology and Infectious Diseases，ESCMID）（2012）相关推荐[3]

1. 侵袭性念珠菌病或/和血源性念珠菌性脑膜脑炎（HCME）治疗方案

（1）两性霉素 B 去氧胆酸盐 1 mg/（kg·d）（ESCMID B-Ⅱ级）。

（2）两性霉素 B 脂质体 2.5～7 mg/（kg·d）（ESCMID B-Ⅱ级）。

（3）氟康唑 12 mg/（kg·d），可考虑负荷量 25 mg/kg（ESCMID B-Ⅱ级）。

（4）米卡芬净 4～10 mg/（kg·d），iv（ESCMID B-Ⅱ级）［新生儿疑似 HCME，剂量可增加至 10 mg/（kg·d）］。

（5）卡泊芬净 25 mg/（m²·d）（ESCMID C-Ⅱ级）。

（6）两性霉素 B 脂质复合体 2.5～5.0 mg/（kg·d）（ESCMID C-Ⅱ级）。

2．有关新生儿侵袭性念珠菌病的其他注意事项

由于深部培养常为阴性，新生儿侵袭性念珠菌病的诊断相当困难；当地流行病学信息对初始治疗有指导意义；有侵袭性念珠菌病微生物学和临床证据的早产儿，应注意排除播散性疾病，并进行全面检查和检测；并要注意 HCME 的可能性，如果有可能，应该采用适于治疗中枢神经系统感染的抗真菌治疗。

（三）新生儿念珠菌病的抗真菌疗效

据 *Cochrane Database syst Rev* 刊登的综述显示，评估新生儿侵袭性念珠菌病抗真菌疗效的证据不充分[19]。据 1 项队列研究显示，经验抗真菌治疗可改善侵袭性念珠菌病低出生体重儿无神经发育障碍的生存率[20]。*Pediatrics* 于 2014 年刊登的 1 项队列研究显示[9]，在美国新生儿重症病房，1997—2010 年侵袭性念珠菌病发病率从 3.6/1 000 降到 1.4/1 000，预防性氟康唑治疗从 0.1/1 000 升到 7.4/1 000，经验抗真菌治疗从 4/1 000 升到 11.5/1 000，广谱抗菌药物应用从 275.7/1 000 降到 48.5/1 000。

二、儿童念珠菌病

（一）IDSA（2016）推荐[1]

（1）治疗方案与成人相似，但剂量不同。

（2）两性霉素 B 脂质复合体的剂量，儿童与成人相似，推荐的最大剂量为 2～5 mg/（kg·d）。

（3）如果没有仔细监测，不推荐极低出生体重儿使用氟胞嘧啶。

（4）与成人相比，新生儿和儿童清除氟康唑较快，因此，需要更大的剂量（12 mg/kg）。

（5）伏立康唑随年龄而异。

1）伏立康唑，iv：推荐负荷量 9 mg/kg，每 12 小时 1 次，然后 8 mg/kg，每 12 小时 1 次。可达到成人 4 mg/kg、每 12 小时 1 次的血浓度。

2）伏立康唑，口服：9 mg/kg，每天 2 次（最大量 350 mg）。

3）没有关于伏立康唑用于 2 岁以下儿童的资料。

（6）棘白菌素类。

1）卡泊芬净。

A．计算剂量是根据体表面积，而不是体质量。

B．儿童：推荐负荷量 70 mg/（m²·d），然后 50 mg/（m²·d）。

C. 新生儿：推荐剂量 25 mg/（m² · d）。

2）米卡芬净。

A. 推荐剂量 2 mg/（kg · d），但体质量 <40 kg 的儿童，可增至 4 mg/（kg · d）。

B. 新生儿：剂量可到≥10 mg/（kg · d）。

3）阿尼芬净。新生儿和儿童的推荐剂量是 1.5 mg/（kg · d）。

（二）ESCMID（2012）相关推荐

1. 儿童侵袭性念珠菌病的治疗方案

（1）两性霉素 B 去氧胆酸盐 0.6 ～ 1 mg/（kg · d）（ESCMID C-Ⅰ级）。

（2）两性霉素 B 脂质体 3 mg/（kg · d）（ESCMID A-Ⅰ级）。

（3）氟康唑 8 ～ 12 mg/（kg · d）（ESCMID B-Ⅰ级）。

（4）伏立康唑，适用于≥2 岁儿童（ESCMID B-Ⅰ级）：

1）第 1 天，9 mg/kg，iv，每 12 小时 1 次，然后 8 mg/kg，iv，每 12 小时 1 次。

2）≤12 岁或 12 ～ 14 岁体质量 <50 kg 儿童，9 mg/kg，口服，每 12 小时 1 次（最大量 350 mg，每 12 小时 1 次）。

3）>15 岁或≥12 岁体质量 >50 kg 儿童，剂量与成人的相同。

（5）米卡芬净：体质量 <40 kg 儿童，2 ～ 4 mg/（kg · d）（ESCMID A-Ⅰ级）。

（6）阿尼芬净：单次负荷量 3 mg/kg，然后 1.5 mg/（kg · d）（ESCMID B-Ⅱ级）。

（7）卡泊芬净（ESCMID A-Ⅰ级）：

1）负荷量 70 mg/（m² · d），然后 50 mg/（m² · d）。

2）如果临床需要，可增至 70 mg/（m² · d）。

3）最大量为 70 mg/d。

（8）两性霉素 B 脂质复合体（ESCMID B-Ⅱ级）（无儿童推荐剂量）。

2. 儿童侵袭性念珠菌病和念珠菌血症的一般处理原则

抗真菌最佳疗程是血培养阴性后 14 天，但深部感染仍未消除或存在严重免疫缺陷患者除外。当地流行病学信息对治疗有指导意义。对于有些情况，可考虑联合抗真菌治疗，如：极重度感染、中枢神经系统感染、骨髓炎、复杂泌尿道感染、复杂腹腔感染。

据 1 项综述显示[21]，对于儿童侵袭性念珠菌病，没有证据显示什么是最理想的抗真菌疗法。*Clinical Infectious Diseases* 刊登的综述分析了治疗疑似或确诊的侵袭性念珠菌病和念珠菌血症的各种抗真菌药（如卡泊芬净、米卡芬净、伊曲康唑、氟康唑），没有证据显示抗真菌药物间疗效的明显区别[22]。念珠菌属的耐药模式随时间而异：两性霉素 B 耐药率 1999 年为 0.3%，2002 年为 2.2%；氟康唑耐药率 1999 年为 8.8%，2002 年为 2.2%[23]。

三、其他处理

（1）对于新生儿念珠菌病，强烈推荐拔除中心静脉置管（IDSA 强推荐，中等质量证据）[1]。

（2）若有可能，中枢神经系统感染的新生儿，撤除感染的中枢神经系统装置，包括脑室造口引流和分流（IDSA 强推荐，低质量证据）。

（3）对于念珠菌血症或侵袭性念珠菌病患儿，应考虑及时撤除或更换静脉导管和其他植入装置[3]。

第六节　并发症和预后

神经系统异常比较常见[1]。早期侵袭性念珠菌病与 18 ~ 22 个月时神经发育不良预后有关，包括失明、耳聋、中至重度脑瘫、Bayley 心理发育指数和心理运动发育指数评分降低[7]。极低出生体重儿侵袭性念珠菌病死亡率为 26% ~ 34%[6,7,13]。

第七节　预防

一、患者隔离措施

2011 年，*Cochrane Database syst Rev* 刊登的综述没有发现评价在新生儿病房对念珠菌感染或对念珠菌定植新生儿实行隔离措施的随机对照研究[24]。

二、抗真菌预防治疗

（一）新生儿侵袭性念珠菌病的预防

1. IDSA（2016）推荐[1]

（1）在侵袭性念珠菌病发病率 >10% 的新生儿医疗场所，对于体重 <1 000 g 超低出生体重儿，推荐氟康唑 3 ~ 6 mg/kg，口服或 iv，每周 2 次，连续 6 周（IDSA 强推荐，高质量证据）。

（2）对于出生体重 <1 500 g 的极低出生体重儿，如果对氟康唑耐药，或是氟康唑不适用，可用制霉菌素 10 万 U，口服，每天 3 次，连续 6 周（IDSA 弱推荐，中等质量证据）。

（3）牛乳铁蛋白 100 mg/d，口服，可用于出生体重 <1 500 g 新生儿（IDSA 弱推荐，中等质量证据）。

2. ESCMID（2012）推荐

（1）氟康唑 3 mg/kg 或 6 mg/kg，口服或 iv，每周 2 次。在侵袭性念珠菌病高发病率的 NICU，推荐用于所有出生体重 <1 000 g 的新生儿（ESCMID A-Ⅰ级）。在侵袭性念珠菌病发病率低（<2%）的 NICU，则参考新生儿的高危因素（如出生体重 <1 000 g 且中心静脉置管，或接受第三代头孢菌素类或碳青霉烯类药物者）（ESCMID B-Ⅱ级）。

（2）可考虑不吸收的抗真菌药物，包括：口服制霉菌素 10 万单位，每 8 小时/次（ESCMID B-Ⅱ级）；口服咪康唑，15 mg，每 8 小时/次（ESCMID D-Ⅱ级）。

（3）也可补充乳铁蛋白，加或不加乳酸杆菌（ESCMID B-Ⅱ级）。

3. 新生儿抗真菌预防疗效

（1）预防性应用氟康唑。据报道，预防性应用氟康唑可减少早产儿患侵袭性念珠菌病的风险，但没有减少死亡率[25]（Ⅱ）。据 1 项系统综述显示，预防性应用氟康唑（42 ～ 45 天）可减少出生体重 <1 000 g 早产儿侵袭性真菌感染，与安慰剂组比较，侵袭性真菌感染风险比（*RR*）为 0.3（95% *CI* 0.15 ～ 0.58），但死亡风险差异无显著性[26]（Ⅱ）。1 项队列研究显示，预防性应用氟康唑对超低出生体重儿 8 ～ 10 岁时的神经发育预后无影响[27]（Ⅱ）。

（2）预防性应用制霉菌素。*Cochrane Database syst Rev* 刊登的综述显示，预防性应用制霉菌素可降低 NICU 极低出生体重儿侵袭性真菌感染发病率，但不降低死亡率[28]（Ⅱ）。

（3）对于预防极低出生体重儿侵袭性真菌感染或真菌定植，制霉菌素和氟康唑效果相似[29]（Ⅲ）。

（二）儿童侵袭性念珠菌病的预防

1. IDSA（2009）推荐[30]

（1）念珠菌病高危实体器官移植受体术后预防。适用于肝（IDSA A-Ⅰ级）、胰腺（IDSA B-Ⅱ级）、小肠（IDSA B-Ⅲ级）等器官移植。两个治疗方案为：①氟康唑 3 ～ 6 mg/（kg·d），口服或 iv，疗程最少 7 ～ 14 天。氟康唑口服剂量的生物利用度为 iv 剂量的 90%。②两性霉素 B 脂质复合体 1 ～ 2 mg/（kg·d），iv，疗程最少 7 ～ 14 天。

（2）化疗导致的中性粒细胞减少症者预防。推荐用于引起中性粒细胞减少的诱导化疗期间。预防方案为：

1）氟康唑：6 mg/（kg·d），口服或 iv（IDSA A-Ⅰ级）。氟康唑口服的生物利用度为 iv 剂量的 90%。

2）泊沙康唑：200 mg，口服，每天 3 次（IDSA A-Ⅰ级）（没有儿童剂量推荐）。

3）卡泊芬净：50 mg，iv，每天 1 次（IDSA B-Ⅱ级）（儿童 50 mg/m²，可达到成人 50 mg 的相似血药浓度）。

4）伊曲康唑：200 mg/d，口服（IDSA A-Ⅰ级）。成人给药 200 mg，儿童一般给药 3 mg/kg，但为达到与成人相同的血药浓度，儿童可能需要每天给药 2 次。与上述方案相比，伊曲康唑耐受性稍差。

（3）干细胞移植并中性粒细胞减少症者预防。中性粒细胞减少症高危期间，推荐真菌预防治疗。预防方案为：

1）氟康唑：6 mg/（kg·d），口服或 iv（IDSA A-Ⅰ级）。氟康唑口服剂量生物利用度为 iv 剂量的 90%。

2）泊沙康唑：200 mg，口服，每天 3 次（IDSA A-Ⅰ级）（没有儿童剂量推荐）。

3）米卡芬净：50 mg/d，iv（IDSA A-Ⅰ）（儿童 2 ～ 4 mg/kg，达到与成人 50 mg 剂量相当的血药浓度）。

2．ESCMID（2012）推荐

（1）对于同种异体造血干细胞移植（hemopoietic stem cell transplantation，HSCT）受体，方案包括：

1）氟康唑：8 ～ 12 mg/（kg·d），口服或 iv（ESCMID A-Ⅰ级）。仅用于侵袭性真菌感染发病率低的医疗场所或霉菌感染筛查程序。

2）米卡芬净：1 mg/（kg·d），iv（ESCMID A-Ⅰ级）。

3）伏立康唑。方案为：

A．≥2 岁儿童（ESCMID A-Ⅰ级），第一天 9 mg/kg，每天 2 次，口服；然后 8 mg/kg，每天 2 次。

B．≤12 岁儿童和体质量 <50 kg 的 12 ～ 14 岁儿童，9 mg/kg，每天 2 次，口服（最大量 350 mg，每天 2 次）。

C．体质量 >50 kg 的 ≥12 岁儿童及 >15 岁儿童，用量同成人。

D．进行治疗性药物监测（therapeutic drug monitoring，TDM）。

（2）对于急性髓性白血病或复发性白血病儿童，方案包括：

1）氟康唑：8 ～ 12 mg/（kg·d），口服或 iv，最后一剂化疗后即开始直到中性粒细胞恢复正常（ESCMID A-Ⅰ级），仅用于侵袭性真菌感染发病率低的医疗场所或霉菌感染筛查程序。

2）米卡芬净：最后一剂化疗后即开始，1 mg/（kg·d），iv，直到中性粒细胞恢复正常（ESCMID A-Ⅱ级），对于对三唑类药物有禁忌证、重复接受长春新碱治疗的急性淋巴细胞白血病（acute lymphoblastic leukemia，ALL）患儿，米卡芬净可能是一种有效的替代方案。

3）伏立康唑：适用于 ≥2 岁儿童，最后一剂化疗后即开始，直到中性粒细胞恢复正常（ESCMID B-Ⅰ级），9 mg/kg，每天 2 次，然后 8 mg/kg，iv，每天 2 次。

口服剂量：

A．≤12 岁儿童和体质量 <50 kg 12 ～ 14 岁儿童，9 mg/kg，每天 2 次，口服（最大量 350 mg，每天 2 次）。

B．体质量 >50 kg 的 ≥12 岁儿童及 >15 岁儿童，用量同成人。

C．进行 TDM。

4）两性霉素 B 脂质体：1 mg/kg，iv，隔天 1 次（ESCMID B-Ⅰ级），对于对三唑类有禁忌证、接受重复长春新碱治疗的急性淋巴细胞性白血病儿童，也许是一种有用的备选药物。

（3）预防性抗真菌治疗的疗效。*Cochrane Databse syst Rev* 2014 年刊登的综述显示，在预防免疫缺陷患者侵袭性真菌感染方面，与氟康唑相比，制霉菌素疗效较差[31]（Ⅱ）。

三、辅助用药和益生菌

侵袭性念珠菌病高危新生儿，可给予乳铁蛋白 100 mg/d，联合或不联合乳酸杆菌 10^6 菌落单位/d，口服，从生后 3 天开始，直至生后 6 周或从 NICU 出院[3]（ESCMID B-Ⅱ级）。1 项随机对照研究显示，益生菌可能减少接受抗菌药物治疗的重症儿童念珠菌定植[32]（Ⅲ）。1 项随机对照研究显示，对于极低出生体重儿，在母乳或配方奶中添加布氏酵母，可改善喂养（Ⅱ），与预防性制霉菌素比较，真菌定植率相似[33]（Ⅲ）。

小　结

侵袭性念珠菌病是由念珠菌属引起的侵袭性真菌感染，一线治疗是抗真菌药物。

一、新生儿侵袭性念珠菌病抗真菌治疗

1. 两性霉素 B 去氧胆酸盐

1 mg/(kg·d)（IDSA 强推荐，中等质量证据；ESCMID B-Ⅱ级）。

2. 两性霉素 B 脂质复合体

3～5 mg/(kg·d)（IDSA 弱推荐，低质量证据）或 2.5～5.0 mg/(kg·d)（ESCMID C-Ⅱ级）。

3. 氟康唑

12 mg/(kg·d)（IDSA 强推荐，中等质量证据；ESCMID B-Ⅱ级）。

4. 其他推荐药物

(1) 两性霉素 B 脂质体：2.5～7 mg/(kg·d)（ESCMID B-Ⅱ级）。

(2) 米卡芬净：4～10 mg/(kg·d)，iv（ESCMID B-Ⅱ级）。

(3) 卡泊芬净：25 mg/(m²·d)（ESCMID C-Ⅱ级）。

5. 经验性抗真菌治疗

在侵袭性真菌病的低出生体重儿，经验性抗真菌治疗可改善无神经发育障碍的存活率（Ⅱ）。

6. 撤除中心静脉导管

IDSA 强烈推荐撤除中心静脉导管（IDSA 强推荐，中等质量证据）。

二、儿童侵袭性念珠菌病抗真菌治疗

1. 两性霉素 B 脂质体

3 mg/(kg·d)（ESCMID A-Ⅰ级）。

2. 两性霉素 B 去氧胆酸盐

0.6～1 mg/(kg·d)（ESCMID C-Ⅰ级）。

3. 氟康唑

8～12 mg/(kg·d)（ESCMID B-Ⅰ级）。

4. 伏立康唑

用于≥2 岁儿童，2～12 岁或 12～14 岁体质量<50 kg 的儿童，开始剂量 9 mg/kg，每 12 小时 1 次（ESCMID B-Ⅰ级）。

5．米卡芬净

体质量 <40kg 儿童，2 ～ 4 mg/（kg・d）（ESCMID A-Ⅰ级）。

6．阿尼芬净

单次负荷量 3 mg/kg，然后 1.5 mg/（kg・d）（ESCMID B-Ⅱ级）。

7．卡泊芬净

负荷量 70 mg/（m² · d），然后 50 mg/（m² · d）（ESCMID A-Ⅰ级）。

8．两性霉素 B 脂质复合体

新生儿和成人的剂量通常相似（ESCMID B-Ⅱ级）。

9．撤除或更换静脉导管和其他植入设备

略。

三、儿童侵袭性念珠菌病预防

侵袭性念珠菌病的高危新生儿和儿童，是预防性抗真菌治疗的指征。在念珠菌病发病率 >10% 的医疗场所，对于极低出生体重儿及超低出生体重儿，推荐的常用预防药物是氟康唑。对于造血干细胞移植或实体器官移植受体及化疗导致的中性粒细胞减少症患者，推荐的常用预防药物有氟康唑、米卡芬净和伏立康唑等。

参考文献

[1] PAPPAS P G, KAUFFMAN C A, ANDES D R, et al. Clinical practice guideline for the management of candidiasis：2016 update by the infectious diseases society of america［J］. Clinical Infectious Diseases，2016，62（4）：e1 - 50.

[2] CUENCA-ESTRELLA M, VERWEIJ P E, ARENDRUP M C, et al. Escmid* guideline for the diagnosis and management of candida diseases 2012：diagnostic procedures［J］. Clinical Microbiology and Infection，2012，18（Suppl 7）：9 - 18.

[3] HOPE W W, CASTAGNOLA E, GROLL A H, et al. Escmid* guideline for the diagnosis and management of candida diseases 2012：prevention and management of invasive infections in neonates and children caused by candida spp［J］. Clinical Microbiology and Infection，2012，18（Suppl 7）：38 - 52.

[4] FAIX R G, CHAPMAN R L. Central nervous system candidiasis in the high-risk neonate［J］. Seminars in Perinatology，2003，27（5）：384 - 392.

[5] ZAOUTIS T, WALSH T J. Antifungal therapy for neonatal candidiasis［J］. Curr Opin Infect Dis，2007，20（6）：592 - 597.

[6] BENJAMIN D K, STOLL B J, GANTZ M G, et al. Neonatal candidiasis：epidemiology, risk factors, and clinical judgment［J］. Pediatrics，2010，126（4）：e865 - 873.

[7] BENJAMIN D K, STOLL B J, FANAROFF A A, et al. Neonatal candidiasis among extremely low birth weight infants：risk factors, mortality rates, and neurodevelopmental outcomes at 18 to 22 months［J］. Pediatrics，2006，117（1）：84 - 92.

[8] BLYTH C C, CHEN S C, SLAVIN M A, et al. Not just little adults：candidemia epidemiology, molecular characterization, and antifungal susceptibility in neonatal and pediatric patients［J］. Pediatrics，2009，123（5）：1360 - 1368.

[9] ALIAGA S, CLARK R H, LAUGHON M, et al. Changes in the incidence of candidiasis in neonatal intensive care units［J］. Pediatrics，2014，133（2）：236 - 242.

［10］CHITNIS A S, MAGILL S S, EDWARDS J R, et al. Trends in candida central line-associated blood-stream infections among nicus, 1999 – 2009 ［J］. Pediatrics, 2012, 130 (1): e46 – e52.

［11］MOREIRA M E. Controversies about the management of invasive fungal infections in very low birth weight infants ［J］. J Pediatr (Rio J), 2005, 81 (1 Suppl): S52 – S58.

［12］BUTLER K M, BAKER C J. Candida: an increasingly important pathogen in the nursery ［J］. Pediatr Clin North Am, 1988, 35 (3): 543 – 563.

［13］ZAOUTIS T E, HEYDON K, LOCALIO R, et al. Outcomes attributable to neonatal candidiasis ［J］. Clinical Infectious Diseases, 2007, 44 (9): 1187 – 1193.

［14］ROWEN J L. Mucocutaneous candidiasis ［J］. Seminars in Perinatology, 2003, 27 (5): 406 – 413.

［15］TAIRA C L, OKAY T S, DELGADO A F, et al. A multiplex nested pcr for the detection and identification of candida species in blood samples of critically ill paediatric patients ［J］. BMC Infectious Diseases, 2014, 14: 406.

［16］BEYDA N D, ALAM M J, GAREY K W. Comparison of the t2dx instrument with t2 Candida assay and automated blood culture in the detection of candida species using seeded blood samples ［J］. Diagn Microbiol Infect Dis, 2013, 77 (4): 324 – 326.

［17］KARAGEORGOPOULOS D E, VOULOUMANOU E K, NTZIORA F, et al. Beta-d-glucan assay for the diagnosis of invasive fungal infections: a meta-analysis ［J］. Clinical Infectious Diseases, 52 (6): 750 – 770.

［18］MIKULSKA M, CALANDRA T, SANGUINETTI M, et al. The use of mannan antigen and anti-mannan antibodies in the diagnosis of invasive candidiasis: recommendations from the third european conference on infections in leukemia ［J］. Critical Care (London, England), 2010, 14 (6): R222.

［19］CLERIHEW L, MCGUIRE W. Antifungal therapy for newborn infants with invasive fungal infection ［J］. Cochrane Database Syst Rev, 2012, 6: Cd003953.

［20］GREENBERG R G, BENJAMIN D K, Gantz M G, et al. Empiric antifungal therapy and outcomes in extremely low birth weight infants with invasive candidiasis ［J］. J Pediatr, 2012, 161 (2): 264 – 269, e262.

［21］BLYTH C C, PALASANTHIRAN P, O'BRIEN T A. Antifungal therapy in children with invasive fungal infections: a systematic review ［J］. Pediatrics, 2007, 119 (4): 772 – 784.

［22］VAN DER ELST K C, PEREBOOM M, VAN DEN HEUVEL E R, et al. Insufficient fluconazole exposure in pediatric cancer patients and the need for therapeutic drug monitoring in critically ill children ［J］. Clinical Infectious Diseases, 2014, 59 (11): 1527 – 1533.

［23］YANG Y L, LI S Y, CHENG H H, et al. The trend of susceptibilities to amphotericin b and fluconazole of candida species from 1999 to 2002 in Taiwan ［J］. BMC Infectious Diseases, 2005, 5: 99.

［24］PAMMI M, EDDAMA O, WEISMAN L E. Patient isolation measures for infants with candida colonization or infection for preventing or reducing transmission of candida in neonatal units ［J］. Cochrane Database Syst Rev, 2011, 11: Cd006068.

［25］ERICSON J E, KAUFMAN D A, KICKLIGHTER S D, et al. Fluconazole prophylaxis for the prevention of candidiasis in premature infants: a meta-analysis using patient-level data ［J］. Clinical Infectious Diseases, 2016, 63 (5): 604 – 610.

［26］CHE D, ZHOU H, LI T, et al. Duration and intensity of fluconazole for prophylaxis in preterm neonates: a meta-analysis of randomized controlled trials ［J］. BMC Infectious Diseases, 2016, 16: 312.

［27］KAUFMAN D A, CUFF A L, WAMSTAD J B, et al. Fluconazole prophylaxis in extremely low birth weight infants and neurodevelopmental outcomes and quality of life at 8 to 10 years of age [J]. J Pediatr, 2011, 158 (5): 759 – 765. e751.

[28] AUSTIN N, CLEMINSON J, DARLOW B A, et al. Prophylactic oral/topical non-absorbed antifungal agents to prevent invasive fungal infection in very low birth weight infants [J]. Cochrane Database Syst Rev, 2015, 10: Cd003478.

[29] AYDEMIR C, OGUZ S S, DIZDAR E A, et al. Randomised controlled trial of prophylactic fluconazole versus nystatin for the prevention of fungal colonisation and invasive fungal infection in very low birth weight infants [J]. Arch Dis Child Fetal Neonatal Ed, 2011, 96 (3): F164 – 168.

[30] PAPPAS P G, KAUFFMAN C A, ANDES D, et al. Clinical practice guidelines for the management of candidiasis: 2009 update by the Infectious Diseases Society of America [J]. Clinical Infectious Diseases, 2009, 48 (5): 503 – 535.

[31] GOTZSCHE P C, JOHANSEN H K. Nystatin prophylaxis and treatment in severely immunodepressed patients [J]. Cochrane Database Syst Rev, 2014, 9: Cd002033.

[32] KUMAR S, BANSAL A, CHAKRABARTI A, et al. Evaluation of efficacy of probiotics in prevention of candida colonization in a PICU — a randomized controlled trial [J]. Crit Care Med, 2013, 41 (2): 565 – 572.

[33] DEMIREL G, CELIK I H, ERDEVE O, et al. Prophylactic saccharomyces boulardii versus nystatin for the prevention of fungal colonization and invasive fungal infection in premature infants [J]. Eur J Pediatr, 2013, 172 (10): 1321 – 1326.

第十四章　急性细菌性脑膜炎

急性细菌性脑膜炎（accute bacterial meningitis）是脑膜细菌感染导致的组织炎症[1-3]。本章主要参考文献是美国感染性疾病协会（IDSA）、英国国家健康与临床卓越研究所（NICE）和法国感染性疾病协会（Société de pathologie infectieuse de langue francaise，SPILF）等国际专业机构的相关指南，同时尽可能广泛地查阅了近期相关文献。

第一节　流　行　病　学

1. 发病率

在 B 型嗜血杆菌联合疫苗、肺炎球菌疫苗和脑膜炎球菌疫苗广泛使用的地区，细菌性脑膜炎发病率呈下降趋势[1,3,4]。在美国，细菌性脑膜炎总发病率：1998—1999 年为 2/10 万，2006—2007 年为 1.38/10 万；儿童 2006—2007 年度发病率情况：<2 个月婴儿为 80.7/10 万，2～23 个月儿童为 6.9/10 万，2～10 岁为 0.56/10 万，11～17 岁为 0.43/10 万[5]。2000 年肺炎球菌 7 价联合疫苗（PCV7）上市后，美国犹他州，2001—2010 年细菌性脑膜炎年总发病率为 0.57/10 万，0～23 个月儿童年发病率为 4.47/10 万，7 价血清型肺炎球菌脑膜炎年发病率为 0.14/10 万[6]。2010—2011 年，英国和爱尔兰 <90 天婴儿细菌性脑膜炎发病率为 0.38‰[7]。

2. 高危因素

细菌性脑膜炎高危因素包括医学相关因素、环境因素和院内因素，常见致病菌有相对特殊的易感因素[1,2,4,8]，详见表 14-1、表 14-2。

表 14-1　细菌性脑膜炎高危因素

医学相关因素	环境因素	院内因素
（1）婴儿，尤其是 B 组链球菌阳性母亲生产的婴儿。 （2）免疫缺陷或免疫抑制，如免疫球蛋白缺陷症、补体缺乏症、HIV 感染、无脾症。 （3）调理素或杀菌抗体缺乏，在 B 组链球菌、肠杆菌、b 型流感嗜血杆菌、肺炎链球菌、脑膜炎奈瑟菌脑膜炎，调理素或杀菌抗体缺乏是主要高危因素。 （4）颅底骨折或头颅贯通伤。 （5）早产儿或低出生体重儿	（1）大型社区（如学校宿舍）。 （2）旅游。 （3）没有免疫接种。 （4）耳鼻喉感染	（1）脑室腹腔引流。 （2）人工电子耳蜗。 （3）神经外科术后

表 14 - 2　常见致病菌的易感因素

致病菌	易感因素
肺炎链球菌	脑脊液漏、耳蜗植入、肾病综合征、镰状细胞病、HIV 感染、耳炎、鼻窦炎、免疫缺陷、糖尿病
脑膜炎奈瑟菌	补体缺乏、新生住宿、暴发、前往"脑膜炎流行地区"
b 型流感嗜血杆菌	没有预防接种、无脾症、镰状细胞病、HIV 感染、耳炎、鼻窦炎
李司特菌	免疫缺陷、糖尿病

第二节　病因学和发病机理

1. 病因学

儿童细菌性脑膜炎相关病原与年龄和病理状态有一定的相关性[1,3,4,8-10]，其中，93%～94% 反复分流感染是革兰氏阳性菌，且常与之前感染的病菌相似[10]。详见表 14 -3、表 14 -4。

表 14 -3　各年龄段常见细菌病原

1～3 月	3～23 月	2～5 岁	6～21 岁
肺炎链球菌	肺炎链球菌	肺炎链球菌	肺炎链球菌
脑膜炎奈瑟菌	脑膜炎奈瑟菌	脑膜炎奈瑟菌	脑膜炎奈瑟菌
B 组链球菌	b 型流感嗜血杆菌	b 型流感嗜血杆菌	
大肠杆菌	未分型流感嗜血杆菌	未分型流感嗜血杆菌	
李斯特菌	B 组链球菌		
b 型流感嗜血杆菌及未分型流感嗜血杆菌			

表 14 -4　儿童脑脊液分流术常见细菌病原

初次感染	反复感染
凝固酶阴性葡萄球菌	凝固酶阴性葡萄球菌
甲氧西林敏感金黄色葡萄球菌	金黄色葡萄球菌
甲氧西林耐药金黄色葡萄球菌	草绿色链球菌
未分型流感嗜血杆菌	革兰氏阴性菌
b 型流感嗜血杆菌	
肠杆菌或其他革兰氏阴性细菌	
链球菌（包括肠球菌）	
痤疮丙酸杆菌	

2. 发病机理

细菌通过血源播散或由邻近组织直接蔓延感染[2]。

（1）引起脑膜炎的病原菌穿过细胞、细胞周围或通过感染吞噬细胞穿过血脑屏障[1]。

（2）病理过程及相关临床表现如下[11]：

第1期：细菌入侵致促炎细胞因子释放，导致蛛网膜下腔炎症，出现发热、头痛。

第2期：细胞因子及其他化学介质，导致软脑膜下脑组织病变，引起脑膜刺激征和意识模糊；并引起 CSF 糖降低。

第3期：血脑屏障破坏，白细胞经过内皮细胞迁移；脑水肿，意识不清，CSF 压力升高，CSF 蛋白升高，局部症状。

并发病变：脑血流异常，颅压升高，血管炎导致血管梗塞、抽搐、局部神经症状体征（如颅神经麻痹）。

后遗症：局部神经损伤致瘫痪、认知障碍、昏迷，如不及时治疗可致死亡。

第三节　实验室检查

1. 血液检测

常规血液检测如血培养、白细胞计数、血糖[3,8]；炎症指标的检测如 C - 反应蛋白（C-reactive protein，CRP）、降钙素原（procalcitonin，PCT）[3,8]；血气分析、凝血筛查[3]；血液多聚酶链反应[3]。在鉴别细菌性或病毒性脑膜炎方面，血 PCT ≥ 0.5 ng/mL，其敏感度为 97%，特异度为 88%，诊断细菌性脑膜炎的 *OR* 为 190（95% *CI* 69～521）[12]。新生儿 PCT 平均值：出生 0.48 ng/mL[13]，24 小时 1.7 ng/mL[13]，48 小时 <0.5 ng/mL[14]，早产儿较高的 PCT 水平可持续至生后 5 周[15]。

2. 影像学检查

在一些特定患者应在腰穿前做头颅 CT，以排除头颅肿物或其他颅内高压的病因[3,4,8]，但应在 CT 之前给予抗菌药物，因为 CT 可能延迟诊断[3,8]。头颅 CT 可显示颅内高压的征象，但阴性结果不能作为腰穿的依据[3]。

在治疗期间，以下是头颅 CT 或 MRI 的指征[2,4,9,16]：

（1）非肺炎链球菌或脑膜炎奈瑟菌性脑膜炎。

（2）存在以下情况的肺炎球菌性脑膜炎（特别是 <2 岁儿童）：没有耳鼻喉局部感染；在已接种疫苗的儿童，肺炎球菌疫苗血清型引起的细菌性脑膜炎。

（3）持续血管梗塞。

（4）抽搐持续至治疗后 72 小时以上。

（5）持续过度激惹。

（6）CSF 指标持续异常，包括 CSF 细菌持续阳性。

（7）出现局部神经症状体征。

（8）新生儿。

（9）脑脊液分流术和引流术或其他医疗相关脑室膜炎和脑膜炎（IDSA 强推荐，中等质量证据）。

（10）<2 岁儿童头围进行性增大。

（11）出现剧烈头痛或头痛加重。

3．腰穿指征、禁忌证、时机

除非有禁忌证或腰穿前需要做头颅 CT，所有发热并嗜睡、突然神志不清或可疑脑膜炎的患者均应做紧急腰穿[1,3,4,8]。有以下情况时，腰穿前先做头颅 CT：有特殊神经系统病史（如 CSF 分流、脑积水、创伤、占位性病变）、颅内压增高体征（如神志不清：Glasgow 昏迷评分 <9 分，或降低 >3 分；非Ⅵ或Ⅶ对颅神经瘫的局灶性神经系统病变、相对高血压或相对缓脉、视乳头水肿、异常"玩偶眼"动作、瞳孔不对称或对光反射迟钝）、近期或持续抽搐（大于 5 岁儿童的局灶性或全面性发作、单侧抽搐）、免疫缺陷。腰穿禁忌证是相对的，临床上必须评估腰穿利弊，包括：颅内肿块引起的颅内高压、脑室梗阻、腰穿部位感染、播散性或广泛性紫癜、抗凝剂、凝血障碍、血小板 < $100 \times 10^9/L$、正在抽搐、休克、心肺功能不全或潜在心肺功能不全。

4．CSF 检测

指南关于细菌性脑膜炎的相关推荐及循证医学证据如下：

（1）CSF 检测内容：推荐检测白细胞（white blood cell，WBC）、血糖、蛋白质、革兰氏染色、细菌 DNA 分子测定、PCR、高危儿结核杆菌特异性检测、抗菌药物敏感试验等[3,4,8]。

（2）复查 CSF：在细菌性脑膜炎治疗期间，抗菌药物治疗 48 小时后无好转（IDSA A-Ⅲ级），新生儿革兰氏阴性杆菌性脑膜炎复查腰穿核实 CSF 培养是否阴性（IDSA A-Ⅲ级）[8]、儿童 B 组链球菌[4]或非常见致病菌的细菌性脑膜炎[16]、新生儿患者出现某些情况，如临床恶化、发热反复或持续、炎症指标持续异常、出现新的临床症状体征等[8]。

（3）CSF 正常值：正常开放压力为婴幼儿 1 ～ 10 cmH2O，8 岁以上 6 ～ 20 cmH2O。CSF 白细胞计数正常参考值为出生不超过 28 天的新生儿 ≤19 × 10^6 L^{-1}，29 ～ 56 天的婴儿 ≤9 × 10^6 L^{-1}[17,18]。

（4）CSF 改变：细菌性脑膜炎 CSF 典型的 WBC 计数为 1 000 ～ 5 000 × 10^6 L^{-1}，80% ～ 95% 以中性粒细胞为主，但仍有 10% 患者以淋巴细胞为主（淋巴细胞或单核细胞 >50%）。当 WBC 或红细胞（RBC）、细菌、蛋白浓度特别高时，CSF 呈现混浊状[1,2,8]。据报道，未经抗菌药物治疗的患者，CSF 培养阳性率达 70% ～ 85%[8]；如果腰穿前已经进行抗菌药物治疗，CSF 蛋白及 WBC 升高通常足以诊断细菌性脑膜炎[1]。50% ～ 60% 儿童细菌性脑膜炎，CSF 糖浓度 ≤2.2 mmol/L；在 >2 个月儿童，CSF 血浆糖比值 ≤0.4，诊断细菌性脑膜炎的敏感度为 80%，特异度为 98%；在新生儿，≤0.6 为异常[8]。大部分细菌性脑膜炎儿童 CSF 蛋白升高[1,2,8]，平均浓度为 4.18 g/L，参考值可因实验室而异。腰穿损伤可使 CSF 蛋白升高［校正方法：校正蛋白浓度 = 实测值 − 0.01 g/（L·1000 RBC）］[17]。NICE（2014 年）认为支持进行抗菌药物治疗的

CSF 白细胞计数值为：新生儿 $\geqslant 20 \times 10^6$ L^{-1}（如果存在其他脑膜炎症状体征，计数可低些），儿童 $\geqslant 5 \times 10^6/L$ 或中性粒细胞 $\geqslant 1 \times 10^6$ L^{-1}（不管其他 CSF 指标如何）[3]。

（5）医疗相关性细菌性脑膜炎：对于脑脊液分流和引流或其他医疗相关室膜炎、脑膜炎，CSF 检测结果不可靠。细胞计数、血糖、蛋白的异常结果不是可靠的感染指标（IDSA 弱推荐，中等质量证据）；细胞计数、血糖、蛋白的正常结果不能可靠地排除感染（IDSA 弱推荐，中等质量证据）；CSF 革兰氏染色阴性不能排除感染，特别是已经接受抗菌药物治疗的患儿（IDSA 强推荐，中等质量证据）[9]。

（6）腰穿损伤：由于 CSF 中渗入了外周血 WBC，使 CSF 白细胞计数的解释变得困难[2]。曾建议过几种腰穿损伤后，WBC 校正的方法，但没有一种足以协助正确临床决策[2]；据报道，<60 天婴儿如果腰穿损伤，采用 RBC∶WBC 比值（1 000∶1，500∶1）校正 CSF 的 WBC 计数，可提高特异度（63%～82%），但降低了敏感度（67%～61%）[19]（Ⅱ）。

（7）CSF 其他检测：PCR 检测有助于病因诊断，特别是革兰氏染色阴性时[1,3,8]；CSF 样本可送检进行特定 PCR 检测（如脑膜炎奈瑟菌和肺炎链菌）[3]，嵌套式 PCR 检测（检测细菌、病毒及真菌系列）[20]；实时定量 PCR 检测肺炎链球菌和流感嗜血杆菌比培养敏感，使用抗菌药物对革兰氏染色和实时 PCR 敏感性无显著影响[21]（Ⅱ）。在革兰氏染色或培养阴性时，免疫层析法（immunochromatography，ICT）可用于检测肺炎球菌[1]。IDSA 不推荐常规 CSF 乳胶凝集试验（IDSA D-Ⅱ级），因为其存在假阳性，其阳性结果不能帮助临床决策；该试验可诊断培养结果为阳性患者，但不能诊断培养结果为阴性患者；但对于革兰氏染色阴性患者可能有用，特别是之前使用了抗菌药物、革兰氏染色或培养阴性患者（IDSA B-Ⅲ级）；该试验易操作，≤15 分钟即可出结果；各病原菌敏感度如下：流感嗜血杆菌为 78%～100%，肺炎链球菌为 67%～100%，无乳链球菌为 69%～100%，脑膜炎奈瑟菌 50%～93%。CSF 乳酸是在细菌性脑膜炎期间由组织无氧代谢产生，不推荐疑似社区获得性细菌性脑膜炎患者常规进行 CSF 乳酸浓度检测（IDSA D-Ⅲ级）。对于神经外科手术后患者，如果 CSF 乳酸浓度 $\geqslant 4$ mmol/L，可给予抗菌药物经验治疗，直到其他检验结果回报（IDSA B-Ⅱ级）。不推荐常规用鲎溶解产物检测（IDSA D-Ⅱ级）。

有关 CSF 实验室检测的诊断效力[22]，详见表 14 – 5。

5. 活检病理检查

特别是腰穿前已经使用抗菌药物或 CSF 革兰氏染色阴性的情况下，对紫癜性皮损可考虑活检病理检查，进行 PCR、革兰氏染色[16]。

表14 –5   CSF 各实验室检测效力

病原菌	细菌培养	革兰氏染色	实时 PCR
肺炎链球菌、脑膜炎奈瑟菌、流感嗜血杆菌	敏感度 81% （95% *CI* 73%～89%）	敏感度 98% （95% *CI* 95%～100%）	敏感度 96% （95% *CI* 91%～100%）
	特异度 99.7% （95% *CI* 99%～100%）	特异度 99% （95% *CI* 97%～100%）	特异度 94% （95% *CI* 92%～97%）
肺炎链球菌	敏感度 85% （95% *CI* 75%～96%）	敏感度 98% （95% *CI* 91%～100%）	敏感度 96% （95% *CI* 91%～100%）
	特异度 100% （95% *CI* 99.9%～100%）	特异度 99% （95% *CI* 98%～100%）	特异度 99% （95% *CI* 97%～99.7%）
脑膜炎奈瑟菌	敏感度 78% （95% *CI* 65%～90%）	敏感度 99% （95% *CI* 95%～100%）	敏感度 96% （95% *CI* 89%～100%）
	特异度 99.8% （95% *CI* 99%～100%）	特异度 99.6% （95% *CI* 99%～100%）	特异度 97% （95% *CI* 95%～98%）

第四节   诊断与鉴别诊断

1. 细菌性脑膜炎的确诊条件

有临床表现并找到病原菌为确诊。找到病原菌有 2 种途径[8]：CSF 培养和多聚酶链反应（PCR）。

2. 细菌性脑膜炎的临床诊断

CSF 革兰氏染色阳性；如果不能找到病原菌，出现以下脑脊液异常：CSF 压力升高，CSF 混浊，CSF 白细胞计数升高（典型的为 1 000 ～1 500 × 10^6/L。对于 >6 月龄儿童，如果 WBC 计数 < 30 × 10^6 L^{-1}，排除其他病理因素情况下，细菌性脑膜炎可能性低），中性粒细胞为主，典型占 80%～95%（约 10% 患者以淋巴细胞为主，淋巴细胞或单核细胞 >50%）；脑脊液葡萄糖 < 2.22 mmol/L；蛋白升高（接近 100% 患者，但在新生儿则不确定）[8]。

CSF 分流术或引流患者的 CSF 检测不一定可靠，在部分治疗的患者，脑膜炎的诊断是困难的[23]。有发热、激惹、倦怠的新生儿，应进行尿培养[24]。

3. 鉴别诊断

需与下列疾病鉴别：无菌性脑膜炎［肠道病毒、柯萨奇病毒、埃可病毒、麻疹病毒、单纯疱疹病毒、流感病毒、西奈病毒、巨细胞病毒（CMV）、EB 病毒、微小病毒 B19 等］、真菌性脑膜炎、螺旋体性脑膜炎、结核分枝杆菌性脑膜炎、炎症情况［非感染性，如结节病、SLE、贝赫切特综合征（白塞综合征）]、癌性脑膜炎、急性鼻窦炎、脑炎、出血性脑膜刺激（如蛛网膜下腔出血、硬膜下出血）、其他少见病因（人类免疫缺陷病毒感染、人类单纯疱疹病毒感染、自身免疫疾病、恶性肿瘤、血管炎如川崎病等）[25]。

第五节　治　　疗

一、治疗地点

基层医生应尽快将可疑细菌性脑膜炎患者转运到最近的医院，不要因为等待肠道外使用抗菌药物而延迟转运[3]。如果不能紧急转运，应开始肠道外抗菌药物治疗[3]。SPILF 推荐以下情况收入 ICU 治疗：广泛紫癜、Glasgow 昏迷评分≤8、神经定位征、癫痫持续状态、循环功能不稳定[16]。

二、水、电解质

NICE 关于液体管理的有关推荐：评估休克、脱水、颅内压升高等情况，如果存在颅内高压和休克，应予紧急处理，有颅内压升高或抗利尿激素（antidiuretic hormone，ADH）分泌增加时，才限制液体。如果患者脱水，尽可能肠道补充液体或喂养，如果需要静脉补液，则应选用等张液：如 0.9% 氯化钠 +5% 葡萄糖；对于新生儿选用 10% 葡萄糖 + 氯化钠，维持电解质平衡并避免低血糖和水化过度。静脉补液期间，监测液体入量和尿量，至少每天检测一次电解质和血糖[3]。

除非患者合并抗利尿激素分泌不当且没有血容量不足，否则不应限制液体。没有证据说明限制液体能减轻脑水肿。限制液体可引起血容量不足、降低血压、损害脑灌注[2]。有证据显示，在急性细菌性脑膜炎儿童与青少年，维持液体疗法可降低神经系统后遗症发生率[26]（Ⅱ）。

三、抗菌药物

IDSA 关于抗菌药物的推荐[8]：一旦经 CSF 检测确立细菌性脑膜炎诊断，应立即开始抗菌治疗。如果疑似 b 型流感嗜血杆菌性脑膜炎，推荐在抗菌药物应用前或应用后20 分钟内使用地塞米松，但不建议用于新生儿。存在以下任何 1 项，应开始抗菌药物经验性治疗：腰穿被推迟或腰穿前要进行 CT 检查；化脓性脑膜炎（尽管 CSF 革兰氏染色阴性）。作为初始治疗，要估计细菌耐药性。当革兰氏染色提示可能存在致病菌，或从血液或 CSF 分离出致病菌后应调整经验治疗方案。

经验抗菌药物治疗

经验性抗菌药物选择根据患者年龄及相关高危因素，并根据 CSF 革兰氏染色调整用药[1]。

（一）IDSA 关于经验治疗的相关推荐[8]

1. 新生儿（IDSA A-Ⅲ级）

（1）0～7 天：静脉使用抗菌药物（2 选 1）。

1）氨苄西林+头孢噻肟：氨苄西林 150 mg/（kg·d），每 8 小时 1 次；头孢噻肟 100～150 mg/（kg·d），每 8～12 小时 1 次。

2）氨苄西林+氨基糖苷类：氨苄西林 150mg/（kg·d），每 8 小时 1 次；氨基糖苷类（庆大霉素或妥布霉素）5 mg/（kg·d），每 12 小时 1 次，或阿米卡星 15～20 mg/（kg·d），每 12 小时 1 次。

（2）8～28 天：静脉使用抗菌药物（2 选 1）。

1）氨苄西林+头孢噻肟：氨苄西林 200 mg/（kg·d），每 6～8 小时 1 次；头孢噻肟 200 mg/（kg·d），每 6～8 小时 1 次。

2）氨苄西林+氨基糖苷类：氨苄西林 150 mg/（kg·d），每 6～8 小时 1 次；氨基糖苷类（庆大霉素或妥布霉素）7.5 mg/（kg·d），每 8 小时 1 次，或阿米卡星 30 mg/（kg·d），每 8 小时 1 次。

（3）对于低出生体重儿（<2 500 g），应减少剂量、延长用药间隔。

2. ≥1 个月儿童（IDSA A-Ⅲ级）

（1）标准方案（2 种同时使用）：①万古霉素 60 mg/（kg·d），每 6 小时 1 次；②头孢曲松 80～100 mg/（kg·d），每 12～24 小时 1 次，或头孢噻肟 225～300 mg/（kg·d），每 6～8 小时 1 次。

（2）如果使用地塞米松：如疑似肺炎球菌性脑膜炎，可考虑利福平，10～20 mg/（kg·d）（最大 600 mg/d），每 12～24 小时 1 次。

（3）如果考虑李司特菌：标准方案+氨苄西林，300 mg/（kg·d），每 6 小时 1 次。

3. 特殊情况（IDSA A-Ⅲ级）

（1）医疗相关脑室膜炎/脑膜炎（包括 CSF 分流）[9]：

1）万古霉素+头孢吡肟/头孢他啶/美罗培南（IDSA 强推荐，低质量证据）。

2）氨曲南或环丙沙星用于对 β–内酰胺类抗菌药物过敏或禁用美罗培南的儿童（IDSA 强推荐，低质量证据）。

3）对于另有高度耐药病原菌感染或定植部位的儿童，要调整经验治疗方案（IDSA 强推荐，低质量证据）。

（2）颅底骨折：万古霉素+头孢曲松或头孢噻肟。

（3）头颅贯通伤或神经外科术后：万古霉素+头孢吡肟/头孢他啶/美罗培南。

（4）如果可疑新生儿感染单纯疱疹病毒：应用阿昔洛韦 20 mg/kg，每 8 小时 1 次，iv。

（二）NICE 对经验抗菌药物治疗的推荐[3]

1．疑似脑膜炎儿童

（1）<3 月婴儿。

1）立即 iv 头孢噻肟 + 阿莫西林或氨苄西林。

2）头孢曲松可替代头孢噻肟（合用或不合用氨苄西林或阿莫西林），然而头孢曲松不可用于早产儿或合并黄疸、低蛋白血症、酸中毒的新生儿，因其可加重高胆红素血症。

（2）>3 月儿童：立即 iv 头孢曲松。

（3）疑似脑膜炎球菌，立即 iv 头孢曲松。

（4）过去 3 个月有旅游既往史，或长期、多次暴露抗菌药物的儿童，联合万古霉素。

（5）使用头孢曲松时，不可同时输注含钙液，此时可用头孢噻肟替代。

（6）结核性脑膜炎，使用抗结核药物治疗。

（7）可疑单纯疱疹病毒脑膜脑炎时，给予适当的抗病毒治疗。

2．未确诊、临床疑似细菌性脑膜炎儿童

（1）<3 个月婴儿：头孢噻肟 + 氨苄西林或阿莫西林，疗程≥14 天，但在复杂病例，疗程可延长并请儿科感染性疾病专家会诊。

（2）>3 个月儿童，非复杂病例：iv 头孢曲松≥10 天，疗程取决于症状体征和疾病过程。

根据药敏试验抗菌药物治疗

特定抗菌药物的选择取决于药物体外敏感试验和脑膜炎症情况下药物进入 CSF 的渗透性[8]。

（一）肺炎链球菌

IDSA 推荐：根据青霉素敏感试验最小抑菌浓度（minimal inhibitory concentrations，MIC）进行治疗，疗程 10 ~ 14 天（IDSA A-Ⅲ级）。肺炎球菌青霉素敏感试验临界值（修订）[27]，见表 14 - 6。

表 14 - 6　肺炎球菌 MIC

项目	敏感/（μg·mL^{-1}）	中介/（μg·mL^{-1}）	耐药/（μg·mL^{-1}）
脑膜炎，iv 青霉素	≤0.06	不适用	≥0.12
非脑膜炎，iv 青霉素	≤2	4	≥8
非脑膜炎，口服青霉素	≤0.06	0.12 ~ 1.0	≥2

1．MIC <0.1 μg/mL

（1）青霉素 G 或氨氨苄青霉素（IDSA A-Ⅲ级）。

（2）备选：头孢曲松，头孢噻肟，氯霉素（IDSA A-Ⅲ级）。

2. MIC 为 0.1～1.0 μg/mL

（1）头孢曲松或头孢噻肟（IDSA A-Ⅲ级）。

（2）备选：头孢吡肟或美罗培南（IDSA A-Ⅲ级）。

3. MIC≥2 μg/mL（或头孢曲松、头孢噻肟 MIC≥1 μg/mL）

（3）万古霉素＋头孢曲松或头孢噻肟（IDSA A-Ⅲ级）。

（4）如果头孢曲松 MIC＞2 μg/mL，考虑加利福平（IDSA A-Ⅲ级）。

（5）备选：加替沙星或莫西沙星（IDSA A-Ⅲ级），但在新生儿和儿童细菌性脑膜炎还没有相关研究。

（二）脑膜炎奈瑟菌（脑膜炎双球菌）

IDSA 推荐：根据青霉素 MIC，疗程 7 天（IDSA A-Ⅲ级）。

1. MIC＜0.1 μg/mL

（1）青霉素 G 或氨氨苄青霉素（IDSA A-Ⅲ级）。

（2）备选：头孢曲松，头孢噻肟，氯霉素（IDSA A-Ⅲ级）。

2. MIC 0.1～1.0 μg/mL

（1）头孢曲松或头孢噻肟（IDSA A-Ⅲ级）。

（2）备选：氯霉素，喹诺酮（未报道推荐剂量），美罗培南。

（3）30%～80% 脑膜炎双球菌对青霉素敏感性降低或没有敏感性，对第三代头孢菌素耐药不常见[1,4]。

（三）李司特菌

1. IDSA 推荐

（1）氨苄西林或青霉素 G（IDSA A-Ⅲ级）。

（2）考虑青霉素＋氨基糖苷类（IDSA A-Ⅲ级）。

（3）备选：复方新诺明（IDSA A-Ⅲ级）或美罗培南（IDSA B-Ⅲ级）。

（4）疗程≥21 天（IDSA A-Ⅲ级）。

2. NICE[3] 和 SPILF[16] 推荐

氨氨苄青霉素，疗程 21 天，在疗程最初不少于 7 天应加用庆大霉素。

（四）B 组链球菌

1. IDSA 推荐

（1）氨苄西林或青霉素（IDSA A-Ⅲ级）。

（2）可考虑：青霉素 G＋氨基糖苷类（IDSA A-Ⅲ级）。

（3）备选：头孢曲松或头孢噻肟（IDSA B-Ⅲ级）。

（4）疗程：14～21 天（IDSA A-Ⅲ级）。

2. 加拿大儿科学会（CPS）推荐

疗程 14～21 天，取决于是否存在脑炎，并在疗程最初 5～7 天加用庆大霉素直至证实 CSF 无菌[4]。

3. NICE 推荐

头孢噻肟，iv，疗程≥14 天，在复杂病例考虑延长疗程，并请儿科感染性疾病专家会诊[3]。

（五）大肠杆菌

1. IDSA 推荐（针对大肠杆菌和肠杆菌科）[8]

（1）抗菌药物的选择取决于体外药敏试验（IDSA A-Ⅲ级）。

（2）第三代头孢菌素（头孢曲松或头孢噻肟）（IDSA A-Ⅱ级）。

（3）备选：氨曲南（未推荐儿童剂量）、氟喹诺酮（未推荐儿童剂量）、美罗培南、复方新诺明、氨苄西林（IDSA A-Ⅲ级）。

（4）疗程：21 天。

2. SPILF 推荐

小于 3 个月的婴儿，头孢菌素治疗最初 2 天加用庆大霉素，3 ～ 5 mg/（kg·d），每天 1 次。

（六）流感嗜血杆菌

1. IDSA 推荐

（1）疗程。

7 天（IDSA A-Ⅲ级）。

（2）β-内酰胺酶阴性。

1）氨苄西林。

2）备选：头孢曲松、头孢噻肟、头孢吡肟、氯霉素、氟喹诺酮（未报道儿童推荐剂量）。

（3）β-内酰胺酶阳性。

1）第三代头孢菌素（IDSA A-Ⅰ）。

2）备选：头孢吡肟（IDSA A-Ⅰ）、氯霉素（IDSA A-Ⅲ级）或氟喹诺酮（未报道儿童推荐剂量）（IDSA A-Ⅲ级）。

（七）绿脓杆菌

IDSA 推荐

1）抗菌药物选择必须参考体外药敏试验（IDSA A-Ⅲ级）。

2）头孢吡肟或头孢拉定（IDSA A-Ⅱ级）。

3）备选：氨曲南（未报道儿童推荐剂量）、环丙沙星（未报道儿童推荐剂量）、美罗培南（IDSA A-Ⅲ级）。

（4）考虑在上述药物基础上，加用氨基糖苷类（IDSA A-Ⅲ级）。

（5）疗程：21 天（IDSA A-Ⅲ级）。

（八）金黄色葡萄球菌

IDSA 推荐

（1）甲氧西林敏感。

1）萘夫西林或苯唑西林（IDSA A-Ⅲ级）。

2）备选：万古霉素（IDSA A-Ⅲ级）或美罗培南（IDSA B-Ⅲ级）。

（2）甲氧西林耐药[28]。

1）万古霉素，15 mg/kg，iv，每6小时1次（IDSA A-Ⅱ级）。

2）备选：

A. 利奈唑胺，10 mg/kg，口服或 iv，每8小时1次（最大量600 mg/次）（IDSA B-Ⅲ级），或12岁以上者，600 mg 口服，每天2次。

B. 复方新诺明（未报道推荐剂量）。

（九）表皮葡萄球菌

IDSA 推荐

（1）万古霉素（IDSA A-Ⅲ级）。

（2）考虑：万古霉素 + 利福平（IDSA A-Ⅲ级）。

（3）备选：利奈唑胺（未报道推荐剂量）。

（十）肠球菌

IDSA 推荐

（1）氨苄西林敏感：氨苄西林 + 庆大霉素（IDSA A-Ⅲ级）。

（2）氨苄西林耐药：万古霉素 + 庆大霉素（IDSA A-Ⅲ级）。

（3）氨苄西林和万古霉素均耐药：利奈唑胺（未推荐剂量）（IDSA B-Ⅲ级）。

一旦选择了抗菌药物，请参考推荐的剂量[8]，见表 14 – 7。

表 14 – 7　IDSA 推荐的抗菌药物剂量

药物	新生儿 0～7 天*	新生儿 8～28 天*	>28 天儿童
丁胺卡那（监测血浆峰谷浓度）	15 ～ 20 mg/（kg·d），q12h	30 mg/（kg·d），q8h	20 ～ 30 mg/（kg·d），q8h
氨苄西林	150 mg/（kg·d），q8h	200 mg/（kg·d），q6～8h	300 mg/（kg·d），q6h
头孢吡肟	不适用	不适用	150 mg/（kg·d），q8h
头孢噻肟	100 ～ 150 mg/（kg·d），q8～12h	150 ～ 200 mg/（kg·d），q6～8h	225 ～ 300 mg/（kg·d），q6～8h

续表 14-7

药物	新生儿 0 ~ 7 天*	新生儿 8 ~ 28 天*	>28 天儿童
头孢他啶	100 ~ 150 mg/ (kg·d), q8 ~ 12h	150 mg/ (kg·d), q8h	150 mg/ (kg·d), q8h
头孢曲松	不适用	不适用	80 ~ 100 mg/ (kg·d), qd 或 q12h
氯霉素	25 mg/ (kg·d), q12h	25 ~ 50 mg/ (kg·d), q12h	20 ~ 25 mg/ (kg·d), q12h
庆大霉素或妥布霉素（监测血浆峰谷浓度）	5 mg/ (kg·d), q12h	7.5mg/ (kg·d), q8h	7.5 mg/ (kg·d), q8h
美罗培南	不适用	不适用	120 mg/ (kg·d),q8h
萘夫西林	75 mg/ (kg·d), q8 ~ 12h	100 ~ 150 mg/ (kg·d), q6 ~ 8h	200 mg/ (kg·d), q6h
甲氧西林	75 mg/ (kg·d), q8 ~ 12h	150 ~ 200 mg/ (kg·d), q6 ~ 8h	200 mg/ (kg·d), q6h
青霉素 G	15 万 U/ (kg·d), q8 ~ 12h	20 万 U/ (kg·d), q6 ~ 8h	30 万 U/ (kg·d), q4 ~ 6h
利福平	不适用	10 ~ 20 mg/ (kg·d), q12h	10 ~ 20 mg/ (kg·d), q12 h（最大 600 mg/d）
复方新诺明	不适用	不适用	10 ~ 20 mg/ (kg·d), q6 ~ 12h
万古霉素	20 ~ 30 mg/ (kg·d), q8 ~ 12h**	30 ~ 45 mg/ (kg·d), q6 ~ 8h**	60 mg/ (kg·d), q6h**

注： *低出生体重儿（体质量 < 2 500 g），减少剂量和延长用药间隔。 **维持血浆谷浓度为 15 ~ 20 μg/mL。

门诊抗菌药物治疗

IDSA 推荐

满足以下条件的特定患者可以出院，在门诊完成抗菌药物疗程（IDSA A-Ⅲ级）[8]：

（1）住院抗菌治疗≥6 天。

（2）病情持续好转或临床稳定。

1）退热≥24 ~ 48 小时。

2）无癫痫发作、明显神经系统功能障碍或局灶性病变。

3）可以口服液体。

（3）出院计划包括医务人员随访、实验室检查、应急计划。

（4）适当的家庭资源。

1）获得药物应用的家庭医疗保健服务。

2）每天医生随访。

3）如果需要，有可靠的随访道路和注射设备。

4）患者和/或家庭对计划的依从性。

5）具备获得电话、公共设施、冰箱和食物的安全环境。

药物治疗的注意事项

（一）氨基糖苷类

禁单用氨基糖苷类药物治疗脑膜炎[1]。

（二）碳氢酶烯类

因为有抽搐的潜在风险（有报道抽搐发生率达33%），对于治疗细菌性脑膜炎有争议（IDSA D-Ⅱ级）。美罗培南不是青霉素高度耐药肺炎球菌的备选药物（IDSA D-Ⅱ级）。革兰氏阴性菌可产生广谱 β‐内酰胺酶（如肠杆菌属、柠檬酸杆菌属、沙雷菌属），美罗培南是治疗革兰氏阴性菌脑膜炎的最佳选择[8]。

（三）头孢菌素

第一和第二代头孢菌素不进入 CSF。第三代头孢菌素在经验治疗成人和儿童细菌性脑膜炎方面，与前代抗菌药物（如氨苄西林、氯霉素）一样有效[29]（Ⅱ）。

（四）氯霉素

在一些地区，50% 流感嗜血杆菌对氯霉素耐药[2]。

（五）氟喹诺酮类

由于氟喹诺酮显著的耐药率，因此，其作用有限，使用前需做药敏试验。仅用于对多重耐药革兰氏阴性菌引起的脑膜炎，以及对标准抗菌药物治疗无效或不适用的患者（IDSA A-Ⅲ级）。IDSA 认为应该仅作为治疗细菌性脑膜炎的备选药物（IDSA B-Ⅲ级）。在细菌性脑膜炎新生儿和儿童还没有相关研究，应仅作为对标准治疗无效的备选药物[8]。

（六）利福平

仅在致病菌敏感且临床或细菌学疗效慢的情况下才选用（IDSA A-Ⅲ级）。在 CSF 分流葡萄球菌感染，特别是分流管不能撤除的情况下，与万古霉素联合使用（IDSA A-Ⅲ级）[8]。

（七）万古霉素

在脑膜炎症消失或应用地塞米松的情况下，其 CSF 渗透性降低[1]。如分离出对其他抗菌药物敏感的菌株，则不推荐万古霉素（IDSA E-Ⅱ级）。即使是对青霉素或头孢菌素高度耐药菌株引起的脑膜炎，万古霉素也应与第三代头孢菌素联用（IDSA A-Ⅲ级），不应单用。当经肠道外给药无效时，可考虑鞘内给药（IDSA A-Ⅲ级）[8]。维持谷浓度 15 ～ 20 μg/mL（IDSA B-Ⅲ级）[8]。

（八）抗菌药物疗程

推荐的抗菌药物疗程取决于分离出的病原菌（IDSA A-Ⅲ级），详见上述。有研究显示，头孢曲松治疗儿童细菌性脑膜炎，短疗程（4 ～ 7 天）与长疗程（7 ～ 10 天）疗效相同[30]（Ⅱ）；另 1 项研究也显示，在细菌性脑膜炎儿童，头孢曲松 5 天疗程与 10 天疗程一样有效[31]（Ⅱ）。

（九）抗菌药物静脉推注

IDSA 推荐在整个抗菌药物疗程中，抗菌药物均应该 iv[8]。

四、皮质激素的应用

皮质激素可以减轻脑水肿、降低颅内压、改善脑血流、减轻脑血管炎，并通过减轻炎症反应而减少神经系统损害，但对于用药前已经出现的损害则不可逆转[3,4,8]。指南关于地塞米松的有关推荐各异。

1. IDSA 推荐

皮质激素适用于可疑或确诊的流感嗜血杆菌性脑膜炎（IDSA A-Ⅰ级）。但激素在可疑或确诊的脑膜炎球菌性脑膜炎的应用还有争议（IDSA C-Ⅱ级）。IDSA 推荐地塞米松的年龄限制是 <1 个月，地塞米松用于新生儿细菌性脑膜炎的证据不充分（IDSA C-Ⅰ级）。

2. NICE 推荐

皮质激素的应用指征为 >3 个月儿童可疑或确诊的细菌性脑膜炎，CSF 显示有任何以下情况者：①明显脓性 CSF；②CSF 白细胞升高，同时蛋白 >1g/L；③CSF 白细胞计数 >1 000×10^6/L；④细菌革兰氏染色阳性[3]。

3. 激素应用的疗程

IDSA 推荐地塞米松的用法为：0.15 mg/kg，iv（最大剂量为10 mg），每 6 小时 1 次，疗程 2 ～ 4 天；苏格兰校际指南网（Scottish Intercollegiate Guidelines Network, SIGN）推荐的疗程为 4 天。

4. 激素的应用时机

机构推荐的第 1 次应用地塞米松时间：

（1）IDSA 推荐：在应用第一剂抗菌药物同时或 10 ～ 20 分钟之前（IDSA A-Ⅰ级）。

（2）NIEC 推荐：开始使用抗菌药物 4 小时内，如果 >12 小时则不予使用。

（3）加拿大儿科协会（Canadian Paediatric Society，CPS）推荐：在应用抗菌药物 30 分钟内。

（4）SIGN 推荐：在第一剂抗菌药物同时，或 24 小时之内。

（5）SPILF 推荐：如果确诊了脑膜炎球菌性脑膜炎，则停用地塞米松。

The Lancet Neurology 2010 年刊登的 1 篇系统述和荟萃分析[32]（Ⅱ）显示，地塞米松不能降低脑膜炎球菌性脑膜炎儿童死亡率，并且降低听力丧失风险的证据也不足。*Cochrane Database Syst Rev* 2015 年刊登的 1 篇综述显示，关于地塞米松治疗新生儿细菌性脑膜炎能降低死亡率或听力丧失的证据还不充分[33]。同年，*Cochrane Database Syst Rev* 刊登的另一篇综述报道[34]（Ⅱ），在高收入国家，地塞米松辅助治疗儿童细菌性脑膜炎，可降低严重听力丧失和神经系统后遗症的发生率，但不能降低死亡率。

五、辅助治疗

有研究显示，头孢曲松联合甘油治疗急性细菌性脑膜炎，可降低神经功能障碍和听力丧失风险，但不能降低死亡率[35]（Ⅱ）。另据报道，口服甘油 1.5 g/kg，每 6 小时 1 次，疗程为 48 小时，可减少严重神经系统后遗症（如失明、四肢瘫痪、需要引流的脑水肿、严重精神运动发育迟缓），但不能降低听力损害发生率[36]。

其他治疗措施还包括：呼吸、循环功能支持，纠正低血糖、酸中毒、低钙血症、低镁血症、凝血障碍、贫血、电解质异常等。降低颅内压措施：床头抬高 30°，避免反复插管或气管吸引、短期过度通气。

需要外科处理的相关并发症及有关情况包括：持续静脉窦脓肿、乳突炎、脑脓肿、引起持续 CSF 耳漏或鼻漏的骨损（有些可自行愈合）、中耳炎、颅内高压、皮窦管等[37]。

六、CSF 分流感染的处理

IDSA 医疗相关性脑室膜炎和脑膜炎临床实践指南（2017）关于儿童分流相关性细菌性脑膜炎的推荐（非血源性播散）如下[9]：

1. 抗菌药物

给予适当的抗菌药物 10 ～ 14 天，疗程取决于病原菌（IDSA 强推荐，低质量证据）。

2. 分流管处理

撤除分流管，放置脑室外引流管。

（1）撤除感染的 CSF 分流管所有组件，放置脑室外引流管（联合静脉抗菌药物治疗）（IDSA 强推荐，中等质量证据）。

（2）撤除感染的 CSF 引流管（IDSA 强推荐，中等质量证据）。

（3）外引流管可监测 CSF 和治疗脑积水直到感染消除。

3．脑室注射抗菌药物

对于单纯全身抗菌药物治疗效果不佳的儿童，考虑脑室内抗菌药物治疗（IDSA 强推荐，低质量证据）。

（1）经脑室引流管给药后，夹管 15 ～ 60 分钟（IDSA 强推荐，低质量证据）。

（2）根据以下情况调整药物剂量和用药间隔：CSF 药浓度为 MIC 的 10 ～ 20 倍（IDSA 强推荐，低质量证据），脑室大小（IDSA 强推荐，低质量证据），脑室引流量（IDSA 强推荐，低质量证据）。

（3）推荐的脑室内抗菌药物日剂量：万古霉素 5 ～ 20 mg（大部分 10 ～ 20 mg），庆大霉素 1 ～ 8 mg（通常 1 ～ 2 mg），妥布霉素 5 ～ 20 mg，丁胺卡那 5 ～ 50 mg（通常 30 mg），多黏菌素 B 2 mg，黏菌素 10 mg，奎奴普丁/达福普丁 2 ～ 5 mg，达托霉素 2 ～ 5 mg。

（4）抑菌商数（CSF 谷浓度除以 MIC）＞10 ～ 20，可起到持续灭菌的目的。

4．疗效监测

（1）儿童应根据临床判断疗效（IDSA 强推荐，低质量证据）。

（2）监测 CSF 以确保培养阴性（IDSA 强推荐，低质量证据）。

（3）对于临床无明确好转的儿童，应进一步检查，确保 CSF 检测指标好转和细菌培养阴性（IDSA 强推荐，低质量证据）。

（4）除非临床有指征，如果不采用 CSF 外引流管，不需要每天复查 CSF 培养和检测（IDSA 强推荐，低质量证据）。

据报道，庆大霉素＋氨苄西林联合室内注射治疗新生儿革兰氏阴性菌脑膜炎并脑室膜炎，增加死亡率[38]（Ⅱ）。

第六节　随　访

儿童急性细菌性脑膜炎的随访包括听力和神经系统评估。听力评估需在出院前或出院后 2 周内进行，然后进行定期评估。发病后的 1 年内应进行神经系统评估，包括发育、行为和神经评估。NICE 关于出院后随访的有关推荐[3]：向监护人解释注意事项，出院后立即取得相关社区服务，了解疾病潜在的远期影响及康复的可能方式；提供支持机构的联系细节，如脑膜炎慈善机构；尽快进行正式的听力评估，最好在出院前，并在适合测试后 4 周内进行；对于重度或明显耳聋的儿童，一旦适合进行耳蜗植入测试，应立即考虑对其进行评估。

第七节　并发症和预后

（一）并发症

（1）脓毒症[3]。

（2）可以在诊断前或治疗后数天出现的并发症：死亡、休克、肢端坏疽[2,39]。

（3）抗利尿激素分泌不当综合征[2]。

（4）神经系统后遗症：10%～15%可出现局灶性神经体征，包括：偏瘫、四肢瘫、面神经瘫、视野缺失。1/3 的细菌性脑膜炎患者有抽搐，大部分为全身性抽搐，而局部抽搐预后更差，确诊后抽搐难以控制或持续超过 4 天，以及住院后期首次抽搐与神经系统后遗症有关。低出生体重儿脑膜炎，颅内出血更多见，而抽搐相对少见[1-3,40,41]。

（5）脑积水偶可见于没有合适治疗或延误治疗的患者，更多见于婴儿[2]。

（6）硬膜下积液发病率＞30%[2]，多见于流感嗜血杆菌和肺炎球菌（相较于脑膜炎球菌）脑膜炎，以＜2 岁儿童为常见，通常自行消失而不留神经系统后遗症。

（7）脑脓肿罕见，特别是在新生儿柠檬酸杆菌或变形杆菌性脑膜炎[2]。

（8）脑室膜炎（是脑室系统炎症，与脑室扩张和脑室粘连有关）[42]。

（9）颅内压升高[2]。

（10）脑疝，与颅内压升高患者进行腰穿有关[2,8]。

（11）关节病变：微生物直接侵袭，常见于 b 型流感嗜血杆菌（典型的是早期出现）；免疫复合物相关关节损害，常累及数个关节，最常见于脑膜炎球菌感染（常出现于开始治疗 4 天后）[40]。

（12）肾功能衰竭[3]。

（二）预后

如果不治疗，几乎所有细菌性脑膜炎患者都会死亡，甚至适当治疗的患者也会死亡[2]。2010—2011 年，英国和爱尔兰，＜90 天婴儿细菌性脑膜炎总死亡率为 8%，其中，早产儿细菌性脑膜炎为 17%，足月儿细菌性脑膜炎为 4%；死亡率与致病菌有关：肺炎球菌性脑膜炎为 19%，链球菌性脑膜炎为 5%[7]。

听力丧失发生率为 14%～31%，高危因素包括：CT 片显示颅内压升高、男性、CSF 糖水平低、病原菌为肺炎链球菌、颈强直、住院时间长、抽搐、CSF 蛋白升高[43-45]。此外与病原菌有关：肺炎链球菌性脑膜炎 22%～35%，流感嗜血杆菌或脑膜炎奈瑟菌脑膜炎 5%～10%[1,2]。其他后遗症包括：认知障碍和发育迟缓、学习困难、神经运动障碍、癫痫、视力障碍、行为障碍[1,2,46]。新生儿细菌性脑膜炎相关远期后遗症发生率高达 42%，其中脑瘫 21%，听力丧失 12%，视力障碍或失明 40%，癫痫 11%[47]。

（三）影响预后因素

死亡和发病的高危因素：年龄 0 ～ 28 天、生活在低收入国家、肺炎链球菌、耐药菌、病原菌信息不完整、就诊时病情重、CSF 革兰氏染色阳性但 WBC 计数较低、抗菌药物治疗延迟、CSF 灭菌延迟、诊断后抽搐 > 4 天、病程后期出现抽搐、局部抽搐[1,2,4,8]。抽搐、昏迷和应用强心药是新生儿细菌性脑膜炎死亡和神经系统损害的预测因素[48]（Ⅱ）。Glasgow 昏迷评分是儿童细菌性脑膜炎预后的独立预测因素[49]（Ⅱ），见表 14 – 8。

表 14 – 8　Glasgow 昏迷评分与预后

Glasgow 昏迷评分*	死亡	死亡或严重神经系统后遗症	死亡或任何神经系统后遗症
10 ～ 12	*OR*# 3. 1 (95% *CI* 1.1 ～ 9)	*OR* 3. 5 (95% *CI* 1.5 ～ 8.3)	*OR* 3. 7 (95% *CI* 1.8 ～ 7.5)
7 ～ 9	*OR* 3. 3 (95% *CI* 0.93 ～ 11.6)	*OR* 11 (95% *CI* 3.7 ～ 31)	*OR* 5. 7 (95% *CI* 2 ～ 17)
≤6	*OR* 9 (95% *CI* 2.3 ～ 36)	*OR* 29 (95% *CI* 6.8 ～ 122)	*OR* 13 (95% *CI* 2.8 ～ 59)

注：*各评分组与 13 ～ 15 分组比较；#OR 为各评分与相关预后的优势比，下同。

小　　结

细菌性脑膜炎是一种神经病学急重症，当临床怀疑脑膜炎时，一旦取得 CSF 送检后，即应开始抗菌药物治疗，其疗程取决于分离出的病原菌，静脉补充维持液可降低神经系统后遗症。地塞米松 0.15 mg/kg，iv，每 6 小时 1 次，疗程 2 ～ 4 天（应用第一剂抗菌药物的前、后 12 ～ 20 分钟），用于可疑或确诊 b 型流感嗜血杆菌性脑膜炎，而用于肺炎球菌性脑膜炎则有争议；地塞米松可能降低高收入国家儿童急性细菌性脑膜炎后严重听力丧失的发生率。随访包括听力和神经系统评估。

参考文献

[1] KIM K S. Acute bacterial meningitis in infants and children [J]. The Lancet Infectious Diseases, 2010, 10 (1): 32 – 42.

[2] CHAVEZ-BUENO S, MCCRACKEN GH JR. Bacterial meningitis in children [J]. Pediatr Clin North Am, 2005, 52 (3): 795 – 810, vii.

[3] National Institute for Health and Care Excellence. Meningitis (bacterial) and meningococcal septicaemia in under 16 s: recognition, diagnosis and management. [S/OL]. [2015 – 02 – 01]. http://www.

nice. org. uk/guidance/cg102/resources.

[4] LE SAUX N. Guidelines for the management of suspected and confirmed bacterial meningitis in canadian children older than one month of age [J]. Paediatrics & Child Health, 2014, 19 (3): 141 – 152.

[5] THIGPEN M C, WHITNEY C G, MESSONNIER N E, et al. Bacterial meningitis in the united states, 1998 – 2007 [J]. N Engl J Med, 2011, 364 (21): 2016 – 2025.

[6] STOCKMANN C, AMPOFO K, BYINGTON C L, et al. Pneumococcal meningitis in children: Epidemiology, serotypes, and outcomes from 1997 – 2010 in utah [J]. Pediatrics, 2013, 132 (3): 421 – 428.

[7] OKIKE I O, JOHNSON A P, HENDERSON K L, et al. Incidence, etiology, and outcome of bacterial meningitis in infants aged < 90 days in the united kingdom and republic of ireland: prospective, enhanced, national population-based surveillance [J]. Clinical Infectious Diseases, 2014, 59 (10): e150 – 157.

[8] TUNKEL A R, HARTMAN B J, KAPLAN S L, et al. Practice guidelines for the management of bacterial meningitis [J]. Clinical Infectious Diseases, 2004, 39 (9): 1267 – 1284.

[9] TUNKEL A R, HASBUN R, BHIMRAJ A, et al. 2017 infectious diseases society of america's clinical practice guidelines for healthcare-associated ventriculitis and meningitis [J]. Clinical Infectious Diseases, 2017.

[10] TUAN T J, THORELL E A, HAMBLETT N M, et al. Treatment and microbiology of repeated cerebrospinal fluid shunt infections in children [J]. Pediatr Infect Dis J, 2011, 30 (9): 731 – 735.

[11] CHAUDHURI A, MARTINEZ-MARTIN P, KENNEDY P G, et al. Efns guideline on the management of community-acquired bacterial meningitis: report of an efns task force on acute bacterial meningitis in older children and adults [J]. European Journal of Neurology, 2008, 15 (7): 649 – 659.

[12] HENRY B M, ROY J, RAMAKRISHNAN P K, et al. Procalcitonin as a serum biomarker for differentiation of bacterial meningitis from viral meningitis in children: evidence from a meta-analysis [J]. Clin Pediatr (Phila), 2016, 55 (8): 749 – 764.

[13] ALTUNHAN H, ANNAGUR A, ORS R, et al. Procalcitonin measurement at 24 hours of age may be helpful in the prompt diagnosis of early-onset neonatal sepsis [J]. International Journal of Infectious Diseases, 2011, 15 (12): e854 – 858.

[14] CHIESA C, PANERO A, ROSSI N, et al. Reliability of procalcitonin concentrations for the diagnosis of sepsis in critically ill neonates [J]. Clinical Infectious Diseases, 1998, 26 (3): 664 – 672.

[15] FUKUZUMI N, OSAWA K, SATO I, et al. Age-specific percentile-based reference curve of serum procalcitonin concentrations in japanese preterm infants [J]. Sci Rep, 2016, 6: 23871.

[16] CAB International. Practice guidelines for acute bacterial meningitidis (except newborn and nosocomial meningitis) [J]. Med Mal Infect, 2009, 39 (6): 356 – 367.

[17] SEEHUSEN D A, REEVES M M, FOMIN D A. Cerebrospinal fluid analysis [J]. American Family Physician, 2003, 68 (6): 1103 – 1108.

[18] KESTENBAUM L A, EBBERSON J, ZORC J J, et al. Defining cerebrospinal fluid white blood cell count reference values in neonates and young infants [J]. Pediatrics, 2010, 125 (2): 257 – 264.

[19] LYONS T W, CRUZ A T, FREEDMAN S B, et al. Interpretation of cerebrospinal fluid white blood cell counts in young infants with a traumatic lumbar puncture [J]. Annals of Emergency Medicine, 2017, 69 (5): 622 – 631.

[20] FAZZELI H, ARABESTANI M R, ESFAHANI B N, et al. A new multiplex polymerase chain reaction assay for the identification a panel of bacteria involved in bacteremia [J]. Advanced Biomedical Re-

search, 2013, 2: 7.

[21] DUNNE E M, MANTANITOBUA S, SINGH S P, et al. Real-time QPCR improves meningitis pathogen detection in invasive bacterial-vaccine preventable disease surveillance in Fiji [J]. Sci Rep, 2016, 6: 39784.

[22] WU H M, CORDEIRO S M, HARCOURT B H, et al. Accuracy of real-time PCR, gram stain and culture for streptococcus pneumoniae, neisseria meningitidis and haemophilus influenzae meningitis diagnosis [J]. BMC Infectious Diseases, 2013, 13: 26.

[23] EL BASHIR H, LAUNDY M, BOOY R. Diagnosis and treatment of bacterial meningitis [J]. Arch Dis Child, 2003, 88 (7): 615 – 620.

[24] TEBRUEGGE M, PANTAZIDOU A, CLIFFORD V, et al. The age-related risk of co-existing meningitis in children with urinary tract infection [J]. Plos One, 2011, 6 (11): e26576.

[25] IRANI D N. Aseptic meningitis and viral myelitis [J]. Neurologic clinics, 2008, 26 (3): 635 – 655, vii – viii.

[26] MACONOCHIE I K, BHAUMIK S. Fluid therapy for acute bacterial meningitis [J]. Cochrane Database Syst Rev, 2016, 11: Cd004786.

[27] REINGOLD A, GERSHMAN K, HADLER J, et al. Effects of new penicillin susceptibility breakpoints for streptococcus pneumoniae—united states, 2006 – 2007 [J]. Morbidity and Mortality Weekly Report, 2008, 57 (50): 1353 – 1355.

[28] LIU C, BAYER A, COSGROVE S E, et al. Clinical practice guidelines by the infectious diseases society of america for the treatment of methicillin-resistant staphylococcus aureus infections in adults and children [J]. Clinical Infectious Diseases, 2011, 52 (3): e18 – 55.

[29] PRASAD K, KUMAR A, GUPTA P K, et al. Third generation cephalosporins versus conventional antibiotics for treating acute bacterial meningitis [J]. Cochrane Database Syst Rev, 2007, 4: Cd001832.

[30] KARAGEORGOPOULOS D E, VALKIMADI P E, KAPASKELIS A, et al. Short versus long duration of antibiotic therapy for bacterial meningitis: a meta-analysis of randomized controlled trials in children [J]. Arch Dis Child, 2009, 94 (8): 607 – 614.

[31] MOLYNEUX E, NIZAMI S Q, SAHA S, et al. 5 versus 10 days of treatment with ceftriaxone for bacterial meningitis in children: a double-blind randomized equivalence study [J]. Lancet, 2011, 377 (9780): 1837 – 1845.

[32] VAN DE BEEK D, FARRAR J J, DE GANS J, et al. Adjunctive dexamethasone in bacterial meningitis: a meta-analysis of individual patient data [J]. The Lancet Neurology, 2010, 9 (3): 254 – 263.

[33] OGUNLESI T A, ODIGWE C C, OLADAPO O T. Adjuvant corticosteroids for reducing death in neonatal bacterial meningitis [J]. Cochrane Database Syst Rev, 2015, 11: Cd010435.

[34] BROUWER M C, MCINTYRE P, PRASAD K, et al. Corticosteroids for acute bacterial meningitis [J]. Cochrane Database Syst Rev, 2015, 9: Cd004405.

[35] WALL E C, AJDUKIEWICZ K M, BERGMAN H, et al. Osmotic therapies added to antibiotics for acute bacterial meningitis [J]. Cochrane Database Syst Rev, 2018, 2: Cd008806.

[36] PELTOLA H, ROINE I, FERNANDEZ J, et al. Adjuvant glycerol and/or dexamethasone to improve the outcomes of childhood bacterial meningitis: a prospective, randomized, double-blind, placebo-controlled trial [J]. Clinical Infectious Diseases, 2007, 45 (10): 1277 – 1286.

[37] CHERIAN A, BAHETI N N, EASWAR H V, et al. Recurrent meningitis due to epidermoid [J]. Journal of Pediatric Neurosciences, 2012, 7 (1): 47 – 48.

［38］SHAH S S, OHLSSON A, SHAH V S. Intraventricular antibiotics for bacterial meningitis in neonates ［J］. Cochrane Database Syst Rev, 2012, 7: Cd004496.

［39］AGARWAL M P, SHARMA V. Clinical images: purpura fulminans caused by meningococcemia ［J］. Canadian Medical Association Journal, 2010, 182 (1): E18.

［40］SAEZ-LLORENS X, MCCRACKEN G H. Bacterial meningitis in children ［J］. Lancet, 2003, 361 (9375): 2139 – 2148.

［41］KREBS V L, COSTA G A. Clinical outcome of neonatal bacterial meningitis according to birth weight ［J］. Arquivos De Neuro-Psiquiatria, 2007, 65 (4b): 1149 – 1153.

［42］YIKILMAZ A, TAYLOR G A. Sonographic findings in bacterial meningitis in neonates and young infants ［J］. Pediatr Radiol, 2008, 38 (2): 129 – 137.

［43］WOOLLEY A L, KIRK K A, NEUMANN A M, et al. Risk factors for hearing loss from meningitis in children: the children's hospital experience ［J］. Archives of Otolaryngology—Head & Neck Surgery, 1999, 125 (5): 509 – 514.

［44］KUTZ J W, SIMON L M, CHENNUPATI S K, et al. Clinical predictors for hearing loss in children with bacterial meningitis ［J］. Archives of Otolaryngology—Head & Neck Surgery, 2006, 132 (9): 941 – 945.

［45］KOOMEN I, GROBBEE D E, ROORD J J, et al. Hearing loss at school age in survivors of bacterial meningitis: assessment, incidence, and prediction ［J］. Pediatrics, 2003, 112 (5): 1049 – 1053.

［46］BEDFORD H, DE LOUVOIS J, HALKET S, et al. Meningitis in infancy in england and wales: follow up at age 5 years ［J］. BMJ, 2001, 323 (7312): 533 – 536.

［47］MWANIKI M K, ATIENO M, LAWN J E, et al. Long-term neurodevelopmental outcomes after intrauterine and neonatal insults: a systematic review ［J］. Lancet, 2012, 379 (9814): 445 – 452.

［48］KLINGER G, CHIN C N, BEYENE J, et al. Predicting the outcome of neonatal bacterial meningitis ［J］. Pediatrics, 2000, 106 (3): 477 – 482.

［49］ROINE I, PELTOLA H, FERNANDEZ J, et al. Influence of admission findings on death and neurological outcome from childhood bacterial meningitis ［J］. Clinical Infectious Diseases, 2008, 46 (8): 1248 – 1252.

第十五章　弥散性血管内凝血

弥散性血管内凝血（disseminated intravascular coagulation，DIC）是一种获得性临床病理综合征，其特征是凝血系统激活，导致血栓形成并引起器官损伤，同时因为凝血因子和血小板消耗而严重出血。DIC 是多种疾病进展的并发症，如全身性感染、实体瘤、血液恶性肿瘤、肝脏疾病等。DIC 别称有：消耗性凝血病、去纤维蛋白综合征、去纤维蛋白原综合征。

第一节　类型及发病率

1. DIC 分类

按发病机制分为血栓形成型 DIC（纤维蛋白溶解障碍）和纤维蛋白溶解型 DIC（纤维蛋白溶解增强）。按临床表现可分显性 DIC（凝血系统受抑制并失代偿）和非显性 DIC（凝血系统受抑制但可代偿）。在疾病进程中，DIC 类型及严重度可发生改变[1-5]，详见表 15-1。

表 15-1　DIC 类型

类型	别称	下列情况更常见	发病机制
血栓形成型 DIC	器官衰竭型 DIC，抗纤溶型 DIC	感染（尤其是脓毒症），创伤后期，胰腺癌，腺癌	高凝为主
纤维蛋白溶解型 DIC	出血性 DIC	急性早幼粒细胞白血病，某些实体瘤如转移性前列腺癌，产科疾病，早期创伤，主动脉瘤	纤溶亢进为主
非显性 DIC	无症状型 DIC，亚临床 DIC 或 DIC 前期	不适用	高凝和纤溶亢进都参与，但以凝血系统激活为主

2. 发病率

DIC 发病率因基础疾病特点而异：ICU 患者约 19%[6]，疑似 DIC 患者约 34%[7]，严重脓毒症患者约 55%[8]。

第二节 实验室检查

DIC 没有特异性实验室检测，因为 DIC 病情是动态的，实验室复查非常重要（BCSH B 级，Ⅳ水平）（BCSH, British Committee for Standards in Hematology，英国血液病学标准委员会），影响 DIC 实验室检测结果的潜在因素[1,9]，详见表 15 – 2。

表 15 –2 DIC 实验室检查

实验检查项目	结果	异常结果的其他原因
PLT* 计数	降低	骨髓疾病，药物性血小板减少性紫癜
PT*	升高	肝功能障碍，维生素 K 缺乏
纤维蛋白降解产物/D – 二聚体	升高	静脉血栓形成，近期手术
纤维蛋白原	降低	肝功障碍

＊PLT, platelet, 血小板；＊PT, prothrombin time, 凝血酶原时间。

第三节 诊 断

当患者存在 DIC 高危因素并出现出血或微血栓表现时，应警惕 DIC，其诊断应根据临床表现及实验室检查综合分析（BCSH C 级，Ⅳ水平）[9]，一些诊疗指南推荐应用 DIC 评分系统协助 DIC 诊断，评分越高死亡风险越高。因为没有客观标准，评价各评分系统优缺点是困难的[10]。DIC 应与下列疾病相鉴别：大量失血、血栓性微血管病（如血栓性血小板减少性紫癜和溶血尿毒综合征）、肝素性血小板减少性紫癜、维生素 K 缺乏、口服抗凝剂、肝功能障碍或肝硬化[9,11]。

国际上几个专业机构推荐的 DIC 评分系统[12,13]，详见表 15 – 3。

成人新的脓毒症定义（3.0）于 2016 年颁布后，Iba 等[14]也相应提出新的脓毒性凝血病的诊断标准，将 PT 比率、血小板计数和序贯器官衰竭评分（sequential organ failure assessment，SOFA）（详见第十六章相关章节）3 项指标纳入作为脓毒性凝血病的诊断标准，评分≥4 分或前两项凝血相关积分之和 >2 分即可诊断，详见表 15 – 4，该标准对病死率预测价值优于 JAAM-DIC 诊断标准。

表 15 - 3　DIC 诊断评分系统

机构*	ISTH	JMHW	JAAM	CDSS
基础疾病	基本要求	1 分	基本要求	2 分
临床症状	不适用	出血，1 分；器官衰竭，1 分	SIRS 评分 ≥3，1 分	满足以下任意 1 项计 1 分：严重或多发出血；不能用原发病解释的循环衰竭或休克；广泛性皮肤黏膜缺血坏死或器官衰竭
PLT/ ($\times 10^9$ L^{-1})	50 ~ 100，1 分；<50，2 分	80 ~ 120，1 分；50 ~ 80，2 分；<50，3 分	80 ~ 120 或减少 >30%，1 分；减少 50% ~ 80%，2 分	≥100，0 分；80 ~ 100，1 分；<80，2 分
D - 二聚体 (D-Dimer) 或纤维蛋白降解产物 (FDP)	中度升高，2 分；明显升高，3 分	FDP/(μg·mL^{-1})：10 ~ 20，1 分；20 ~ 40，2 分；>40，3 分	FDP (μg/mL)：10 ~ 25，1 分；>25，3 分	D-dimer/ (μg·mL^{-1})：<5，0 分；5 ~ 9，2 分；≥9，3 分
纤维蛋白原/ (g·L^{-1})	<1，1 分	1 ~ 1.5，1 分；<1，2 分	不适用	≥1，0 分；<1，2 分
凝血酶原时间 (PT)	延长 3 ~ 6 s，1 分；延长 >6 s，2 分	PT 比率：1.25 ~ 1.67，1 分；>1.67，2 分	PT 比率 ≥1.2，1 分	PT 延长 <3 s，且 APTT 延长 <10 s，0 分；PT 延长 >3 s，且 APTT 延长 >10 s，1 分；PT 延长 >6 s，2 分
诊断标准	≥5 分	≥7 分	≥4 分	≥7 分

注：*机构包括 ISTH，国际血栓止血协会；JMHW，日本厚生省；JAAM，日本重病协会；CDSS，中国 DIC 诊断评分系统。

表 15 - 4　脓毒性凝血病评分系统

指标	0 分	1 分	2 分
PT-INR	≤1.2	>1.2	>1.4
PLT/ ($\times 10^9$ L^{-1})	≥150	<150	<100
SOFA	0	1	≥2

第四节 治 疗

一、专业机构推荐

由于循证医学证据有限，专业机构关于 DIC 治疗的推荐有差异[1,9,15-17]，详见表 15-5。

二、《儿科学》教科书观点

《儿科学》指出，DIC 的治疗关键是早期诊断和及时治疗。具体措施包括治疗原发病、改善微循环（低分子右旋糖酐不但能扩充血容量、疏通微循环，还能降低血液黏稠度、减低血小板黏附和抑制红细胞凝集等作用，因而可以改善微循环，防止或减少血栓形成。首次剂量为 10 mL/kg，iv，以后每次 5 mL/kg，每 6 小时/次，全日量不超过 30 mL/kg）、纠正酸中毒、应用血管活性药物、抗凝治疗（阿司匹林、双嘧达莫、肝素）、抗凝血因子的应用（如抗凝血酶Ⅲ、浓缩蛋白-C）、补充疗法（在活动性 DIC 未控制之前，补充以下成分是安全的：经洗涤的浓缩红细胞、浓缩血小板和不含凝血因子的扩容剂，若肝素化后仍持续出血，有必要补充凝血因子）、抗纤溶药物（在 DIC 时，特别是在早期高凝状态，应禁用抗纤溶药物；若病情发展并出现以纤溶为主时，最好在肝素化的基础上慎用纤溶抑制剂，可能有助于 DIC 后期的治疗）、溶栓治疗（以血栓形成为主要表现且疗效不好，或 DIC 后期，器官功能恢复缓慢、又有明显血栓形成者，应考虑溶栓治疗，药物包括尿激酶、单链尿激酶、组织纤溶酶原激活物）、糖皮质激素的应用（一般认为如果治疗原发病需要，可在肝素化的基础上慎用）。

三、有关治疗的说明

积极治疗原发病是治疗 DIC 的基础[1,9,11]。是否输血小板或血浆主要取决于出血或出血高危因素，而不是实验室检查（BCSH C 级，Ⅳ水平），对于 PT 和 APTT 延长的 DIC 患者，考虑使用新鲜冰冻血浆（fresh frozen plesmo，FFP）；由于液体过负荷不能输 FFP 时，考虑使用浓缩凝血因子（如浓缩凝血酶原复合物）替代。对于新鲜冰冻血浆替代无效的持续重度低纤维蛋白原血症（<1 g/L），考虑输浓缩纤维蛋白原或冷沉淀。据报道，重组因子Ⅶa 可减轻 DIC 患者的致命出血，但其有效性及安全性未确定，仍在临床研究之中[9]。在治疗中，应复查血小板和凝血实验室检查，监测对替代疗法的反应[1,9]。肝素在实验研究中，可部分抑制凝血激活，但在临床上还没有评价肝素治疗 DIC 疗效的随机对照研究[1,9,11]。对于重症而没有出血症状的患者，可预防性应用肝素

（常规肝素或小分子肝素），预防静脉血栓形成。对于以高凝为主的患者，如动脉或静脉栓塞、严重暴发性紫癜合并肢端缺血或血管性皮肤坏死，考虑使用治疗剂量的常规肝素连续输注。出血高危患者，常规肝素因其半衰期较短，故优先考虑，使用剂量按体质量计算［如 10 μg/（kg·h）］，而不必考虑延长活化部分凝血活酶时间（activated partial thromboplastin time，APTT）1.5～2.5 倍（较正常对照）[9]。还没有评价血浆、浓缩纤维蛋白原、冷沉淀或血小板有效性的证据，但仍认为是重度出血患者的标准治疗[11]。2011 年，礼来公司把上市 9 年的活性蛋白 C 撤出市场，因为最终证明其并不能降低脓毒症患者的死亡率[18]。

表 15 -5　专业机构关于 DIC 治疗的推荐

治疗措施	BCSH*	SISET*	JSTH*	ISTH/SSC*
基础疾病	推荐（C 级，Ⅳ水平）	推荐	推荐（JSTH 共识）	推荐（中等质量）
浓缩血小板	出血或出血高风险且血小板* <50（C 级，Ⅳ水平）；除非存在出血高危因素（如血小板 <10～20），否则不要预防性输血小板	活动性出血（D 级）；出血或出血高风险且血小板 <50	重度出血或正在手术，特别是血小板 <50（共识）	推荐用于活动性出血，并且血小板 <50，或高危出血且血小板 <20（低质量）
新鲜冰冻血浆（FFP）	出血或高危出血，并且 PT* 和 APTT* 延长（C 级，Ⅳ水平）	活动性出血或高危出血（SISET D 级）	重度出血或正在手术，且 INR* >2，APTT 升高 2 倍，纤维蛋白原 <1g/L（共识）	推荐用于活动性出血或进行侵入性操作，并且 PT/APTT 延长（1.5 倍）或纤维蛋白原减少（<1.5 g/L）（低质量）
纤维蛋白原，冷沉淀	FFP 替代后仍重度低纤维蛋白原血症（<1 g/L）可考虑（C 级，Ⅳ水平）	推荐用于活动性出血（D 级）；FFP 替代后仍重度低纤维蛋白原血症（<1 g/L）	未提及	推荐用于活动性出血且 FFP 替代后仍重度低纤维蛋白原血症（<1.5 g/L）（低质量）
浓缩凝血酶原复合物（PCC）	不能耐受液体或 FFP 的出血患者可考虑（C 级，Ⅳ水平）	不能耐受液体的患者，作为 FFP 替代品	未提及	活动出血且不能输注 FFP 的患者（低质量）
rFⅦa*	不推荐或谨慎使用	不推荐（D 级）	未提及	不推荐。谨慎使用，或仅作研究用

续表 15 – 5

治疗措施	BCSH*	SISET*	JSTH*	ISTH/SSC*
常规肝素（UFH）（预防）	推荐用于重症且无出血患者（A级，1b水平）	建议用于高危且没有出血患者（D级）	未提及	推荐用于重症且没出血患者（中等质量）
UFH（治疗）	高凝为主（如动脉/静脉血栓栓塞、暴发性紫癜并肢端缺血或血管性皮肤坏死）可考虑（C级，Ⅳ水平）	不推荐（D级）	总体上推荐（C级），出现血栓并发症（B2级）或严重出血（D级）	高凝为主可考虑，推荐 LMWH 优于 UFH（低质量）
低分子肝素（LMWH）（预防）	推荐用于重症且无出血患者（A级，1b水平）	建议用于高危且没有出血的患者（D级）	未提及	推荐用于重症且无出血患者（高质量）
LMWH（治疗）	未提及	不推荐（D级）	总体上推荐（B2级）及用于出现血栓并发症（B1级）或严重出血（D级）	UFH 高凝为主可考虑，推荐 LMWH 优于 UFH（低质量）
抗凝血酶	不推荐（A级，1b水平）	不推荐（D级）	推荐（B1级）	可以考虑。因为没有有利证据，故没有正式推荐
重组凝血调节蛋白	未提及	不推荐用于血癌或感染患者（B级）	未提及	由于没有有利的证据，故没有正式的推荐，但也许可以考虑
抗纤溶制剂	总体上不推荐；对于以原发性纤溶亢进状态且有严重出血为特征的患者可考虑（C级，Ⅳ水平）	未提及	不推荐；除非重度出血并纤溶亢进，并且联合抗凝治疗情况下（D级）	总体不推荐（低质量）；在严重出血且明显纤溶亢进如白血病（低质量）或创伤（中等质量）的患者

注：*BCSH，英国血液病学标准委员会；*SISET，意大利血栓止血学会；*JSTH，日本血栓止血学会；*ISTH/SSC，国际血栓止血学会/科学与标准化委员会；*血小板单位，×10^9 L^{-1}；*INR，国际标准化比度；*rFⅦa，重组活化组织因子Ⅶ。

第五节 并发症和预后

DIC 的主要并发症是出血和器官功能衰竭[1,9,11]，其死亡率与 DIC 评分有关。Take-mitsu 等[19] 2011 年在 *Thrombosis and haemostasis* 杂志上发表了 1 项前瞻性研究，目的是评价 3 个专业机构 DIC 评分系统对死亡率的预测价值，共 413 例重症患者，结果显示 3 个 DIC 评分系统对预测死亡的敏感度和特异度各异，详见表 15 - 6。

表 15 - 6 3 个评分系统对预测死亡的敏感度和特异度

项目	JMHW	ISTH	JAAM
并发 DIC 例数（比例）	166（40.2%）	143（34.6%）	291（70.5%）
无 DIC 例数	247	270	122
并发 DIC 病例死亡率	35.50%	40.60%	31.70%
预测死亡敏感度	51.30%	50.40%	80%
预测死亡特异度	64.90%	71.40%	33.20%

参考文献

[1] WADA H, MATSUMOTO T, YAMASHITA Y. Diagnosis and treatment of disseminated intravascular coagulation (DIC) according to four dic guidelines [J]. J Intensive Care, 2014, 2 (1): 15.

[2] DI NISIO M, THACHIL J, SQUIZZATO A. Management of disseminated intravascular coagulation: A survey of the international society on thrombosis and haemostasis [J]. Thromb Res, 2015, 136 (2): 239 - 242.

[3] GANDO S, WADA H, THACHIL J. Differentiating disseminated intravascular coagulation (DIC) with the fibrinolytic phenotype from coagulopathy of trauma and acute coagulopathy of trauma-shock (COT/ACOTS) [J]. J Thromb Haemost, 2013, 11 (5): 826 - 835.

[4] THACHIL J, FALANGA A, LEVI M, et al. Management of cancer-associated disseminated intravascular coagulation: guidance from the SSC of the ISTH [J]. J Thromb Haemost, 2015, 13 (4): 671 - 675.

[5] THACHIL J, FALANGA A, LEVI M, et al. Management of cancer-associated disseminated intravascular coagulation: guidance from the SSC of the ISTH: reply [J]. J Thromb Haemost, 2015, 13 (7): 1352 - 1353.

[6] SIVULA M, TALLGREN M, PETTILA V. Modified score for disseminated intravascular coagulation in the critically ill [J]. Intensive Care Medicine, 2005, 31 (9): 1209 - 1214.

[7] BAKHTIARI K, MEIJERS J C, DE JONGE E, et al. Prospective validation of the international society of thrombosis and haemostasis scoring system for disseminated intravascular coagulation [J]. Crit Care Med, 2004, 32 (12): 2416 - 2421.

[8] HAYAKAWA M, SAITO S, UCHINO S, et al. Characteristics, treatments, and outcomes of severe sepsis of 3195 ICU-treated adult patients throughout japan during 2011 – 2013 [J]. J Intensive Care, 2016, 4: 44.

[9] LEVI M, TOH CH, THACHIL J, et al. Guidelines for the diagnosis and management of disseminated intravascular coagulation: British Committee for Standards in Haematology [J]. Br J Haematol, 2009, 145 (1): 24 – 33.

[10] GANDO S. The utility of a diagnostic scoring system for disseminated intravascular coagulation [J]. Critical Care Clinics, 2012, 28 (3): 373 – 388, vi.

[11] LEVI M. Diagnosis and treatment of disseminated intravascular coagulation [J]. International Journal of Laboratory Hematology, 2014, 36 (3): 228 – 236.

[12] TOH C H, ALHAMDI Y. Current consideration and management of disseminated intravascular coagulation [J]. Hematology American Society of Hematology Education Program, 2013: 286 – 291.

[13] TAYLOR F B, TOH C H, HOOTS W K, et al. Towards definition, clinical and laboratory criteria, and a scoring system for disseminated intravascular coagulation [J]. Thrombosis and Haemostasis, 2001, 86 (5): 1327 – 1330.

[14] IBA T, NISIO M D, LEVY J H, et al. New criteria for sepsis-induced coagulopathy (SIC) following the revised sepsis definition: a retrospective analysis of a nationwide survey [J]. BMJ Open, 2017, 7 (9): e017046.

[15] DI NISIO M, BAUDO F, COSMI B, et al. Diagnosis and treatment of disseminated intravascular coagulation: guidelines of the Italian Society for Haemostasis and Thrombosis (SISET) [J]. Thromb Res, 2012, 129 (5): e177 – 184.

[16] WADA H, ASAKURA H, OKAMOTO K, et al. Expert consensus for the treatment of disseminated intravascular coagulation in Japan [J]. Thromb Res, 2010, 125 (1): 6 – 11.

[17] WADA H, THACHIL J, DI NISIO M, et al. Guidance for diagnosis and treatment of DIC from harmonization of the recommendations from three guidelines [J]. J Thromb Haemost, 2013.

[18] BORAL B M, WILLIAMS D J, BORAL L I. Disseminated intravascular coagulation [J]. American Journal of Clinical Pathology, 2016, 146 (6): 670 – 680.

[19] TAKEMITSU T, WADA H, HATADA T, et al. Prospective evaluation of three different diagnostic criteria for disseminated intravascular coagulation [J]. Thrombosis and Haemostasis, 2011, 105 (1): 40 – 44.

第十六章 脓 毒 症

在全球，儿童及青少年脓毒症（sepsis）发病率为 48/10 万，新生儿为 2 202/10 万；儿童及青少年严重脓毒症发病率为 22/10 万[1]。PICU 严重脓毒症或脓毒性休克的发病率因地而异，总发病率为 8.2%，其中，亚洲发病率为 15.3%，欧洲为 6.2%，非洲 23.1%[2]。≤4 岁儿童占 PICU 严重脓毒症一半以上[3]。儿童严重脓毒症合并症非常常见，尤其是心血管疾病和神经系统疾病[3]。高达 75% 儿科脓毒症病因未明[4]，在南美，导致 PICU 脓毒症的病原中，G⁻菌为 20.9%，G⁺菌为 16.7%，病毒为 17.1%，真菌为 3.6%[5]。在儿童及青少年脓毒症，呼吸系统感染和菌血症是最常见的感染，中枢神经系统感染在婴儿脓毒症中较多见，而新生儿脓毒症 50% 以上由中枢神经系统感染引起[6]。

第一节 定 义

一、《儿科学》定义及诊断标准

脓毒症（sepsis）是指明确或可疑的感染引起的全身炎症反应综合征（systemic inflammatory response syndrome，SIRS），严重脓毒症（severe sepsis）是指脓毒症导致的器官功能障碍和/或组织低灌注。脓毒症、严重脓毒症及脓毒性休克是机体在感染后出现的一系列病理生理改变及临床病情严重程度变化的动态过程，其实质是全身炎症反应不断加剧、持续恶化的结果。

凡是急性发热、外周血白细胞及中性粒细胞明显增高，而无局限于某一系统的急性感染时，都应考虑有脓毒症的可能。凡新近有感染病史者，或者呼吸道、尿路等感染病灶或局灶感染虽经有效抗菌药物治疗但体温仍未控制且感染中毒症状明显者，应高度怀疑脓毒症/脓毒性休克，血培养和/或骨髓培养阳性为脓毒症确诊的依据，但一次培养阴性不能否定脓毒症的诊断。

二、国际会议共识定义及诊断标准

2005 年国际会议共识关于儿科脓毒症和器官功能障碍的定义[7]：

1. SIRS 诊断标准

具有下列 2 项（其中 1 项必须是体温或白细胞异常）：

（1）中心温度 >38.5 ℃或 <36.0 ℃。

（2）白细胞计数升高或下降（非继发于化疗的白细胞减少症），或未成熟中性粒细胞 >10%。

（3）平均呼吸频率 >同年龄组正常值 2 个标准差以上，或因急性病程需机械通气（无神经肌肉疾病，也与全身麻醉无关）。

（4）心律异常（具有下列 2 项中的 1 项）：

1）心动过速，平均心率 >同年龄组正常值 2 个标准差以上（无外界刺激、慢性药物或疼痛刺激），或不可解释的持续性增快超过 0.5 小时。

2）小于 1 岁婴儿出现心动过缓，平均心率 <同年龄组第 10 百分位（无外部迷走神经刺激及先天性心脏病，亦未使用 β 受体阻滞剂类药物），或不可解释的持续性减慢超过 0.5 小时。

2. 脓毒症

可疑或已证实的感染引起的 SIRS，即 SIRS 诊断 + 感染诊断[4,8-10]。

3. 脓毒性休克

脓毒症 + 心血管功能障碍。

4. 严重脓毒症（severe sepsis）

脓毒症合并下列 1 条及以上：

（1）心血管功能障碍，1 小时内静脉输入等张液体 ≥40 mL/kg 后仍有以下任意 1 项：

1）血压下降且血压小于该年龄组第 5 百分位或收缩压；该年龄组第 5 百分位或收缩压小于该年龄组正常值 2 个标准差。

2）需用血管活性药物才能维持血压在正常范围［多巴胺 >5 μg/（kg·min）或任何剂量的多巴酚丁胺、肾上腺素、去甲肾上腺素］。

3）具备下列 2 条：①不可解释的代谢性酸中毒，碱缺失 >5.0 mEq/L；②动脉血乳酸增加，为正常上限的 2 倍以上；③无尿或尿量 <0.5 mL/（kg·h），毛细血管再充盈时间延长 >5 s，中心与外周温差 >3 ℃。

（2）ARDS/脓毒性休克。

（3）不小于 2 个其他器官发生的器官功能障碍综合征（multiple organ dysfunction syndrome，MODS），MODS 的定义如下：

1）呼吸功能障碍：$PaO_2/FiO_2 < 300$ mmHg，无青紫型先天性心脏病，病前亦无肺部疾病，$PaCO_2 > 65$ mmHg 或超过基线 20 mmHg 以上，或证明需要高氧流量或 $FiO_2 > 0.5$ 方能维持氧饱和度 ≥92%，或需要紧急侵入性或非侵入性机械通气。

2）神经功能障碍：Glasgow 昏迷评分 ≤11，或精神状态急性改变并 Glasgow 昏迷评分从异常基线下降 ≥3 分。

3）血液功能障碍：血小板计数 $<80 \times 10^9 L^{-1}$ 或在过去 3 天内从最高值下降 50%（适用于慢性血液病/肿瘤患儿），或国际标准化比值 >2（标准化的 PT）。

4）肾功能障碍：血清肌酐为同年龄组正常值上限的 2 倍及以上，或较基线增加 2 倍。

5）肝功能障碍：总胆红素≥4 mg/dL（新生儿不适用），谷丙转氨酶（alanine aminotransferase，ALT）2 倍于同年龄正常值上限。

5．难治性休克

应用血管扩张剂、血管升压药、强心剂及维持激素（如胰岛素、氢化可的松、甲状腺素）和代谢（如血钙、糖）内环境稳定等的针对性治疗后无效，仍持续存在的休克[8]。

6．多器官功能障碍综合征（MODS）

在急症患者，没有干预措施情况下不能维持体内平衡者称为多器官功能障碍综合征[10]。

7．成人脓毒症 3.0

2015 年，Kaukonen 等[11] 对 109 663 例感染伴器官功能衰竭患者进行回顾性研究，分为全身炎症反应综合征（systemic inflammatory response syndrome，SIRS）阳性组和 SIRS 阴性组。研究发现按 SIRS 诊断标准，严重脓毒症漏诊率达 12.5%。该研究结论对脓毒症 3.0 新定义的出台具有极其重要的促进意义。成人脓毒症定义变迁详见表 16-1。

表 16-1　成人脓毒症定义变迁

年份	定义	主要特点	诊断标准	优缺点
1991	脓毒症 1.0（脓毒症、严重脓毒症、脓毒性休克）	感染引起的全身炎症反应综合征	两条 SIRS 诊断标准	敏感度高，特异度低。
2001	脓毒症 2.0	同上	21 个指标及参数	复杂，阻碍临床应用
2016	脓毒症 3.0（成人）	机体对感染反应失调而导致危及生命的器官功能障碍	序贯器官衰竭评分（SOFA）；快速 SOFA（qSOFA）（呼吸频率≥22 次/min、意识状态改变及收缩压≤100 mmHg，每项各计 1 分）≥2 分	实用性较强

三、异常生命体征定义

各年龄组异常生命体征定义[7]，详见表 16-2。

表 16 -2 异常生命体征定义

年龄组	心动过缓/（次/min）	心动过速/（次/min）	呼吸频率/（次/min）	收缩压/mmHg
<1 周	<100	>180	>50	<65
1 周～1 月	<100	>180	>40	<75
1 月～1 岁	<90	>180	>34	<100
2 ～5 岁	不适用	>140	>22	<94
6 ～12 岁	不适用	>130	>18	<105
13 ～18 岁	不适用	>110	>14	<117

第二节　治　疗

一、呼吸支持

美国重症医学院（American College of Critical Care Medicine，ACCM）推荐监测呼吸道、氧合、通气，吸氧及经鼻高流量吸氧可作为初始治疗的一部分，应滴定氧疗以避免低氧血症或高氧血症（SpO$_2$ 100%）（ACCM 1 级，C 水平）。如有临床指征（呼吸功增加、低通气、神志改变），给予气管插管，插管时可应用镇静剂和神经肌肉阻断剂；插管前或插管期间，提供容量支持，并应用强心药/血管活性药物（ACCM 1 级，C 水平）[12]。

二、血流动力学支持

1．容量复苏的第 1 小时
（1）快速建立（5 分钟内）外周静脉或骨髓通道（ACCM 1 级，C 水平）。

（2）推注或快速输注等张晶体液（生理盐水或乳酸林格氏液）或 5% 白蛋白，每次 20 mL/kg，过程中要观察有无液体过负荷的体征（如呼吸功增加、肺部啰音、肝脏增大、心脏奔马律、体质量增加≥10% 等），如果没有液体过负荷体征，第 1 小时输液总量可达 40 ～60 mL/kg，以确保灌注和血压恢复正常。用等张含钠 10% 葡萄糖维持输液，保持适当的葡萄糖输送并防止低糖血症（ACCM 1 级，C 水平）[12]。

（3）儿童脓毒性休克初步治疗的终点目标包括：毛细血管再充盈时间≤2 秒，肢端温暖，正常年龄组血压、脉搏正常且周围脉搏与中心脉搏没有差异，尿量 >1 mL/（kg·h），神志正常，血糖正常，血离子钙正常（ACCM 1 级，C 水平）[12]。

（4）尽快开始抗菌药物治疗。

2. 血管活性药物

如果液体复苏无效或出现液体过负荷，则根据休克类型进行相应治疗（ACCM 1 级，C 水平）。

（1）暖休克。中心静脉滴注去甲肾上腺素，剂量从 0.05 μg/（kg·min）开始，直到治疗目标。如果去甲肾上腺素不适用，中心静脉滴注多巴胺，剂量可 ≥10 μg/（kg·min）[12]。

（2）冷休克。中心静脉滴注肾上腺素，剂量 0.05～0.3 μg/（kg·min），直到治疗目标。如果肾上腺素不适用，中心静脉滴注多巴胺，剂量 5～9 μg/（kg·min）。

3. 氢化可的松

如果患儿有"绝对肾上腺功能不全或肾上腺垂体轴衰竭"风险时（如暴发性紫癜、先天性肾上腺增生症、皮质激素用药史、上丘脑/垂体异常等），输注氢化可的松（ACCM 1 级，C 水平）[12]。

4. 输血

严重贫血（重度地贫或镰状细胞危象）而没有低血压的患者，应予输血，而不是液体复苏。

5. 后续复苏

（1）继续用等张含钠 10% 葡萄糖输液，补充累积损失量；如果 Hb < 100 g/L，输红细胞悬液。其他治疗目标包括（需要侵入性监测）：中心静脉氧饱和度 ≥70%，心脏指数 >3.3 L/（min·m²）、并 <6.0 L/（min·m²）（ACCM 1 级，C 水平）[12]。

（2）如果是儿茶酚胺抵抗型休克，根据休克类型治疗（ACCM 1 级，D 水平）[12]：

1）暖休克：加用血管升压素、特利加压素或血管紧张素；如果心脏指数降低，添加多巴酚丁胺、米力农、依诺昔酮、左西孟旦。

2）血压正常冷休克：添加米力农，负荷量 50～75 μg/kg，10～60 分钟输注，随后立即以 0.50～0.75 μg/（kg·min）输注；如果心脏指数较低，静脉输注硝酸普赛德 0.3 μg/（kg·min）[最高 10 μg/（kg·min）] 或硝酸甘油；如果心脏指数持续降低，考虑添加左西孟旦。

3）低血压冷休克：添加去甲肾上腺素，0.1 μg/（kg·min）输注，调整剂量以达最佳疗效 [通常为 0.05～0.30 μg/（kg·min）]（最大 6 μg/min）。如果心脏指数降低，添加多巴酚丁胺、米力农、依诺昔酮、左西孟旦。

（3）液体过负荷：对于复苏后液体过负荷 ≥10% 而不能通过自然排尿或肾外脱水维持液体平衡的患者，可用利尿剂或肾替代疗法（ACCM 2 级，C 水平；SCCM 2 级，C 水平）[9,12]。

6. 其他治疗

如果对上述治疗仍无效，评估并治疗未诊断的合并症（ACCM 1 级，C 水平），考虑 ECMO（ACCM 2 级，C 水平）[12]。

三、感染治疗

1. 抗菌药物

美国重症医学会（Society of Critical Care Medicine，SCCM）认为应在第 1 小时内开始广谱抗菌药物治疗，如有可能在获得血培养后使用，选择一种或多种对可能病原菌都有抗菌活性的药物，根据当地流行模式、地理和临床表现估计可能病原菌（细菌和/或真菌或病毒），并能在感染组织产生足够的药物浓度（SCCM 1 级，D 水平）。在成功初步复苏后，尽快实施感染源控制措施（SCCM 1 级，C 水平）。SCCM 认为考虑有限度的抗生素联合治疗不超过 3～5 天（如果病原菌明确，根据药物敏感试验而定）（SCCM 2级，B 水平）。根据循证医学证据的级别不同，认为联合抗生素治疗不应超过 7～10天，除非抗生素不敏感、感染灶引流不通畅或免疫缺陷（SCCM 2 级，C 水平)[9]。

2. 免疫球蛋白

对其他治疗无效的脓毒性休克，考虑输注免疫球蛋白（ACCM 2 级，C 水平）。

四、支持治疗

血糖控制，维持血糖在 4.5～8.3 mmol/L（ACCM 1 级，C 水平）；如果出现高血糖，添加胰岛素治疗（ACCM 1 级，C 水平）；考虑肠道内营养，如果不能进行肠道内营养，则选择肠道外营养（SCCM 2 级，C 水平)[9]。

第三节　并　发　症

脓毒症常见的并发症包括 ARDS、多器官功能障碍、DIC、急性肾衰、低氧血症、低钙血症、低血糖、心肌病、缺氧性肝炎 [又称缺血性肝炎（ischemic hepatitis）或"休克肝"（shock liver)]、脑功能障碍[8,9,13-15]。

第四节　预　　后

大部分儿童或青少年脓毒症患者住院后能存活[4]，住院死亡率为 2%～10%[9]，在美国 PICU，小于 19 岁严重脓毒症患者死亡率为 14.4%[3]。另据报道，PICU 的严重脓毒症或脓毒性休克住院死亡率是 25%[2]。死亡和/或严重脓毒症的高危因素包括先天性心脏病、慢性心肺疾病、心内膜炎、心搏量降低、早产、中心静脉感染、免疫缺陷、实体癌或造血系统癌、多器官系统功能障碍[4,8]。真菌、耐药菌如耐甲氧西林金黄色葡萄球菌、G⁻杆菌、院内感染病原菌预后更差[4]。多器官系统功能障碍、慢性疾病、合并症均会增加儿童和青少年脓毒症死亡率[3,16,17]。功能障碍器官系统数量与死亡率有正相关：1 个系统功能障的死亡 OR 为 1.61（95% CI 1.38 ～ 1.88），2 个系统功能障的死亡 OR 为 3.8（95% CI 3.27 ～ 4.43），3 个系统功能障的死亡 OR 为 9.18（95% CI 7.85 ～10.73），4 个系统功能障的死亡 OR 为 15.52（95% CI 13.05 ～ 18.46），5 个及以上系统功能障的死亡 OR 为 20.15（95% CI 16.18 ～ 25.09）[3]。

2017 年 Matics 等[18] 提出了儿科快速序贯器官衰竭评分（quick sequential organ failure assessment，qSOFA），qSOFA 共 6 项，分别代表 6 个器官系统（每个项目分值 0 ～4 分），包括呼吸功能、凝血功能、肝脏功能、心血管功能、神经系统功能和肾功能，详见表 16 - 3。按每个入住 PICU 患者分析，日 qSOFA 最高评分与儿科重症患者住院死亡率有关，日最高分对应的死亡率为：0 ～4 分 0%，5 ～8 分 2%，9 ～12 分 8%，13 ～16 分 30%，17 ～ 20 分 50%，20 ～ 24 分 70%，qSOFA 统计学上优于儿科逻辑器官功能障碍评分和儿科多脏器功能障碍评分。

表 16 - 3 儿科序贯器官衰竭评分

项目	评分及依据				
	0	1	2	3	4
呼吸					
PaO_2 : FiO_2	≥400	300 ～ 399	200 ～ 299	100 ～ 199（需要呼吸支持）	< 100（需要呼吸支持）
SpO_2 : FiO_2	≥292	264 ～ 291	221 ～ 264	148 ～ 220（需要呼吸支持）	< 148（需要呼吸支持）
凝血					
血小板/（ $\times 10^9$ L^{-1}）	≥150	100 ～ 149	50 ～ 99	20 ～ 49	< 20
肝					
胆红素/（mg · dL⁻¹）	< 1.2	1.2 ～ 1.9	2.0 ～ 5.9	6.0 ～ 11.9	>12.0

续表 16－3

项目	评分及依据				
	0	1	2	3	4
年龄组	平均血压/mmHg		血管活性药物（连续输注时间≥1 h）/［μg·(kg·min)$^{-1}$］		

心血管 年龄组	0（平均血压）	1（平均血压）	2	3	4
<1 月	≥46	<46			
1～11 月	≥55	<55			
12～23 月	≥60	<60	多巴胺≤5 或多巴酚丁胺（任何剂量）	多巴胺>5 或肾上腺素≤0.1 或去甲肾上腺素≤0.1	多巴胺>15 或肾上腺素>0.1 或去甲肾上腺素>0.1
24～59 月	≥62	<62			
60～143 月	≥65	<65			
144～216 月	≥67	<67			
>216 月	≥70	<70			

神经系统

Glasgow 昏迷评分	15 分	13～14 分	10～12 分	6～9 分	<6 分

肾脏 年龄组	按年龄肌酐值/(mg·dL^{-1})				
<1 月	<0.8	0.8～0.9	1.0～1.1	1.2～1.5	≥1.6
1～11 月	<0.3	0.3～0.4	0.5～0.7	0.8～1.1	≥1.2
12～23 月	<0.4	0.4～0.5	0.6～1.0	1.1～1.4	≥1.5
24～59 月	<0.6	0.6～0.8	0.9～1.5	1.6～2.2	≥2.3
60～143 月	<0.7	0.7～1.0	1.1～1.7	1.8～2.5	≥2.6
144～216 月	<1.0	1.0～1.6	1.7～2.8	2.9～4.1	≥4.2
>216 月	<1.2	1.2～1.9	2.0～3.4	3.5～4.9	≥5.0

参考文献

[1] FLEISCHMANN-STRUZEK C, GOLDFARB D M, SCHLATTMANN P, et al. The global burden of paediatric and neonatal sepsis: a systematic review [J]. The Lancet Respiratory Medicine, 2018, 6 (3): 223-230.

[2] WEISS S L, FITZGERALD J C, PAPPACHAN J, et al. Global epidemiology of pediatric severe sepsis: the sepsis prevalence, outcomes, and therapies study [J]. American Journal of Respiratory and Critical Care Medicine, 2015, 191 (10): 1147-1157.

[3] RUTH A, MCCRACKEN C E, FORTENBERRY J D, et al. Pediatric severe sepsis: current trends and outcomes from the pediatric health information systems database [J]. Pediatr Crit Care Med, 2014, 15 (9): 828-838.

［4］ RANDOLPH A G, MCCULLOH R J. Pediatric sepsis: important considerations for diagnosing and managing severe infections in infants, children, and adolescents ［J］. Virulence, 2014, 5 (1): 179 – 189.

［5］ DE SOUZA D C, SHIEH H H, BARREIRA E R, et al. Epidemiology of sepsis in children admitted to picus in South America ［J］. Pediatr Crit Care Med, 2016, 17 (8): 727 – 734.

［6］ HARTMAN M E, LINDE-ZWIRBLE W T, ANGUS D C, et al. Trends in the epidemiology of pediatric severe sepsis* ［J］. Pediatr Crit Care Med, 2013, 14 (7): 686 – 693.

［7］ GOLDSTEIN B, GIROIR B, RANDOLPH A. International pediatric sepsis consensus conference: definitions for sepsis and organ dysfunction in pediatrics ［J］. Pediatr Crit Care Med, 2005, 6 (1): 2 – 8.

［8］ PRUSAKOWSKI M K, CHEN A P. Pediatric sepsis ［J］. Emergency Medicine Clinics of North America, 2017, 35 (1): 123 – 138.

［9］ DELLINGER R P, LEVY M M, RHODES A, et al. Surviving sepsis campaign: international guidelines for management of severe sepsis and septic shock: 2012 ［J］. Crit Care Med, 2013, 41 (2): 580 – 637.

［10］ MARTIN G S. Sepsis, severe sepsis and septic shock: changes in incidence, pathogens and outcomes ［J］. Expert Review of Anti-infective Therapy, 2012, 10 (6): 701 – 706.

［11］ KAUKONEN K M, BAILEY M, BELLOMO R. Systemic Iinflammatory response syndrome criteria for severe sepsis ［J］. The New England Journal of Medicine, 2015, 373 (9): 881.

［12］ DAVIS A L, CARCILLO J A, ANEJA R K, et al. American college of critical care medicine clinical practice parameters for hemodynamic support of pediatric and neonatal septic shock ［J］. Crit Care Med, 2017, 45 (6): 1061 – 1093.

［13］ JAIN A, SANKAR J, ANUBHUTI A, et al. Prevalence and outcome of sepsis-induced myocardial dysfunction in children with 'sepsis' 'with' and 'without shock'-a prospective observational study ［J］. J Trop Pediatr, 2018.

［14］ HENRION J. Hypoxic hepatitis ［J］. Liver International, 2012, 32 (7): 1039 – 1052.

［15］ SANZ D, D'ARCO F, ROBLES C A, et al. Incidence and pattern of brain lesions in paediatric septic shock patients ［J］. The British Journal of Radiology, 2018, 91 (1084): 20170861.

［16］ PROUT A J, TALISA V B, CARCILLO J A, et al. Children with chronic disease bear the highest burden of pediatric sepsis ［J］. J Pediatr, 2018, 199: 194 – 199, e191.

［17］ LIN J C, SPINELLA P C, FITZGERALD J C, et al. New or progressive multiple organ dysfunction syndrome in pediatric severe sepsis: a sepsis phenotype with higher morbidity and mortality ［J］. Pediatr Crit Care Med, 2017, 18 (1): 8 – 16.

［18］ MATICS T J, SANCHEZ-PINTO L N. Adaptation and validation of a pediatric sequential organ failure assessment score and evaluation of the sepsis-3 definitions in critically ill children ［J］. JAMA Pediatrics, 2017, 171 (10): e172352.

第十七章 癫痫发作

癫痫发作（seizure）是大脑神经元异常电活动所致的、短暂而刻板的临床症状和/或体征。在美国，儿童首次原发性癫痫发作 25 000 ～ 40 000 例/年[1]，瑞典斯德哥尔摩 28 天～ 18 岁儿童，首次原发性癫痫发作年总发病率为 67/10 万，随着年龄的增长发病率下降[2]，美国 6 ～ 17 岁儿童，首次癫痫发作年总发病率为 168/10 万[3]。

第一节 定 义

癫痫发作也称为抽搐、惊厥发作、痉挛，全身强直 - 阵挛性癫痫发作也称为大发作，继发性癫痫发作也称为反射性癫痫发作或急性症状性癫痫发作。相关术语的变迁：婴儿痉挛现在称为癫痫痉挛，单纯局灶性发作现称为意识清楚的局灶性发作，复杂局灶性发作现在称为意识障碍的局灶性发作[4]。

1. 描述癫痫发作病因的术语[1,4]

（1）症状性癫痫发作：已知病因的癫痫发作。

（2）继发性癫痫发作：由发热、低血糖、毒物摄入、颅内感染、创伤或其他诱发因素等急性病引起的癫痫发作。

（3）特发性癫痫发作：癫痫发作并非由急性病引起，包括以下 3 种类型。

1）远程症状性癫痫发作：由先前存在的大脑异常或损伤引起。

2）特发性癫痫发作：由于遗传原因。

3）不明原因的癫痫发作：原因不明。

2. 热性惊厥

热性惊厥是指 6 ～ 60 月龄儿童出现的癫痫发作，体温≥38 ℃，且无中枢神经系统感染、代谢紊乱，没有非热性惊厥病史。

3. 癫痫痉挛

癫痫痉挛旧称婴儿痉挛，强直 - 阵挛发作，其特征为屈肌、伸肌或屈肌 - 伸肌痉挛，发生于婴儿，幼儿少见。

4. 癫痫

癫痫是一种大脑病变，其定义如下：

（1）原发性或反射性癫痫发作≥2 次，间隔 >24 小时。

（2）单次原发性（或反射性）癫痫发作和未来 10 年内复发的高风险（≥60%）

有关。

（3）癫痫综合征，如 West 综合征、Lennox-Gastaut 综合征等。

5. 癫痫持续状态

由于癫痫发作终止机制失败或发作机制启动导致癫痫发作异常延长，可导致长期损害，包括神经元死亡、神经元损伤和神经网络改变，其严重程度取决于发作类型和持续时间（癫痫持续时间标准不同）。

第二节　分　类

继发性癫痫发作是指由急性病如低血糖、摄入毒物、颅内感染、创伤或其他促发因素引起的，热性惊厥是儿童常见的一种继发性癫痫发作。特发性癫痫发作可能有远程病因（既往存在大脑异常或损伤），也可能由遗传因素引起，或者没有明显病因。

Epilepsia 于 2017 年刊登了国际抗癫痫联盟（International League Against Epilepsy，ILAE）对癫痫发作的分类[4]。ILAE 根据癫痫发作的特征，将癫痫发作分为 3 种类型：局灶性、全面性、起始不明发作；再根据癫痫发作的额外特征，进行亚分类。

一、局灶性发作

局灶性发作根据意识状态可分为意识清楚的局灶性发作（旧称单纯局灶性发作）和意识障碍的局灶性发作（在发作的任何阶段出现意识障碍，旧称复杂局灶性发作）。根据运动状态可分为运动性或非运动性发作。根据癫痫发作最早、最突出的症状和体征进一步亚分类。

1. 局灶性运动性发作

（1）自动症。

（2）失张力发作：肌肉张力突然丧失或降低，而没有明显的前驱肌阵挛或强直，涉及头部、躯干、下颌、肢体肌肉。

（3）阵挛发作：相同肌群对称或不对称的抽动，并规则地重复。

（4）癫痫痉挛：主要是近端和躯干肌肉突然出现屈曲、伸展或混合屈曲－伸展，通常比肌阵挛持续更久，但比强直发作短（更少见的形式为做鬼脸，点头或细微眼球运动）。

（5）多动发作。

（6）肌阵挛发作：肌肉或肌肉群突然的、短暂的不自主收缩，动作不像阵挛发作重复和持续。

（7）强直发作：肌肉持续收缩，持续几秒到几分钟。

2. 局灶性非运动性发作

（1）自主神经性发作：自主神经系统功能的改变，涉及心血管、瞳孔、胃肠、汗腺调节、血管运动和体温调节功能。

（2）行为骤停性发作：主要特征为活动骤停。

（3）认知性发作：语言或其他认知领域障碍，如似曾相识、幻觉、错觉或知觉扭曲等。

（4）情绪性发作：焦虑、恐惧、愉悦、其他情绪，或没有主观情绪的情感表象。

（5）感觉性发作：感知经验不是由外部世界的适当刺激引起的。

3．局灶性继发双侧强直－阵挛发作

强直－阵挛性癫痫发作传播到两侧大脑半球，而不是同时起源于两侧半球。

二、全面性发作

1．运动性发作

（1）强直－阵挛发作：强直期，随后是阵挛期。

（2）阵挛发作。

（3）强直发作。

（4）肌阵挛发作。

（5）肌阵挛－强直－阵挛发作：一侧（较少为双侧）肢体抽动，随后是强直－阵挛发作。

（6）肌阵挛－失张力发作：肌阵挛性抽动，然后是失张力表现。

（7）失张力发作。

（8）癫痫痉挛。

2．失神发作（非运动性）

（1）典型失神发作：活动中断，其特征是突然发作，空白凝视，对说话无反应，并在约 30 秒内快速恢复。

（2）不典型失神发作：缓慢发作或终止，语气显著改变，脑电图棘波 < 3 Hz。

（3）肌阵挛发作：伴有节律性肌阵挛动作并导致手臂抬高的失神发作。

（4）眼睑肌阵挛发作：在失神发作期间强迫性眼睑向上抽动。

三、起始不明发作

（1）运动－强直－阵挛发作或癫痫痉挛。

（2）非运动性发作。出现活动骤停。

（3）未分类。信息不足或无法包括在其他类别中。

第三节　病　　因

1. 儿童癫痫发作的常见病因

发热、中枢神经系统感染、头部外伤、先天性代谢性疾病、毒物摄入、抗癫痫药物（antiepileptic drugs，AED）剂量过低或停用、代谢紊乱（如电解质或葡萄糖失衡，酸中毒）、缺氧/无氧相关疾病、脑血管疾病、颅内肿瘤（原发性或转移性）等。

2. 其他原因

遗传性疾病（如先天性代谢紊乱、其他先天性疾病、儿童癫痫综合征），自身免疫性疾病、传染病、药物、造影剂、毒素等。

第四节　辅助检查与诊断

当表现为阵发性事件、咒语，或以阵发性运动或非运动症状为特征的症状时，应怀疑癫痫发作。在患者稳定后，应立即进行评估，以确定是否发生了癫痫发作并确定其原因[1]。往往根据详细可靠的病史和神经系统体检即可足以诊断癫痫发作。如果单纯病史和体检不能明确提示病因，应进行一些检查。

一、神经影像学检查

（一）权威指南推荐

美国神经病学会/儿童神经病学协会/美国癫痫协会（American Academy of Neurology/Child Neurology Society/American Epilepsy Society，AAN/CNS/AES）等专业机构认为MRI是神经影像学检查的首选（AAN/CNS/AES 指南），以下是相关机构指南关于儿童癫痫发作神经影像学检查的相关推荐[5]。

1. 急诊神经影像学检查

怀疑需要立即干预的严重疾病；癫痫发作持续时间长（如 Todd 麻痹），或癫痫发作后几小时还未能恢复到基础水平者（AAN/CNS/AES 选项），均应进行急诊神经影像学检查。

急诊计算机断层成像（computed tomography，CT）检查有下列任何表现者考虑为异常神经系统体征：有发病诱因病史、局灶性癫痫发作。有以下情况可考虑：大于 6 个月婴儿、任何首次癫痫发作儿童、任何艾滋病儿童（AAN C 水平）。没有关于慢性癫痫发作患儿急诊 CT 的建议（AAN U 水平）。

2. 非急诊神经影像学检查

没有需要紧急干预的情况，但神经影像学检查可能影响预后和治疗者应进行非急诊神经影像学检查。具备以下情况时应认真考虑 MRI 检查（AAN/CNS/AES 选项）[1]：神经系统检查无法解释的异常、病因不明的严重认知或运动障碍、局灶性发作伴有或不伴有继发性全面性发作、脑电图提示非儿童良性部分性癫痫或原发性全面性癫痫、小于 1 岁婴儿。

（二）美国放射学会关于儿童癫痫发作颅脑影像学检查的适用性标准（2012）

1. 新生儿

（1）头颅超声（ultrasound, US）：是新生儿大脑成像的主要手段，因为它的可移动性和床旁评估，使之成为一种理想的评价方法。超声没有辐射，特别适用于辐射敏感的患者。

（2）磁共振成像（magnetic resonance imaging, MRI）：越来越有价值，特别是在确定脑实质病变程度方面，扩散成像增加了常规自旋回波序列的灵敏度。此外，头颅 MRI 对与癫痫相关的颅脑发育异常的检测灵敏度最高，包括皮质发育畸形。MRI 兼容的培养箱和熟练的新生儿护理团队使得 MRI 在重症新生儿的应用得以增强。

（3）CT：可以在确定出血程度方面发挥作用，并有助于定量，但它涉及电离辐射，并且在评估缺氧缺血性损害和结构方面的敏感度不如 MRI。

2. 创伤后癫痫发作

没有静脉造影的头颅 CT 通常是合适的；没有静脉造影的头颅 MRI 也许是合适的。

3. 局灶性发作

无静脉造影的头颅 MRI 通常是适当的；如果 MRI 不适用或有禁忌，有或没有静脉造影的头颅 CT 可能是合适的；对于复发性癫痫发作，头颅 FDG-PET/CT 或 SPECT 可能是合适的。

4. 首次全面性发作

（1）如果神经系统正常：有和没有静脉造影的头颅 MRI，或没有静脉造影的头颅 CT 可能是合适的；有或没有静脉造影的头颅 CT、头颅 FDG-PET/CT、SPECT 和头颅超声通常是不合适的。

（2）如果神经系统异常：没有静脉造影的头颅 MRI 通常是合适的；没有和有静脉造影的头颅 MRI 可能适合于鉴别非静脉造影的头颅 MRI 上的异常，或者怀疑感染、炎症时是合适的；没有静脉造影的头颅 CT 可能是合适的；没有和有静脉造影的 CT、头颅 FDG-PET/CT、SPECT 和头颅超声通常是不合适的。

5. 热性惊厥

单纯型热性惊厥持续时间不超过 15 分钟，并且 24 小时内不复发。单纯型热性惊厥没有神经影像学检查的指征。复杂型热性惊厥（持续时间延长，24 小时内复发，或呈局灶性发作）极少与潜在病因如脑膜炎、脑炎或儿童虐待有关。大脑异常可降低发热儿童癫痫发作的阈值，当怀疑脑膜炎/脑炎或潜在创伤时，某些特定的复杂型热性惊厥患儿可优先选择 MRI 进行影像学检查。复杂型热性惊厥（特别是迁延复杂型热性惊厥）是否导致颞叶内侧硬化还存在争论。越来越多的证据表明，海马体组织水肿和局限性浸润可以在 MRI 得以确认，而这些病变可能和后颞叶内侧硬化有关，然而，这些发现在热性惊厥发作时的临床意义极为有限，对患者及时处理也没有临床意义。

6. 难治性癫痫发作

没有静脉造影的头颅 MRI 通常是合适的；有静脉造影的头颅 MRI 也许是合适的；头颅 FDG-PET/CT、SPECT，以及有或没有静脉造影的头颅 CT 也许是合适的。

（三）循证医学证据

研究显示，癫痫发作高风险的既往病史和神经系统局部体征均预示儿童首次原发性癫痫发作神经影像可能存在异常[6]（Ⅱ）。另 1 项对小于 33 月龄儿童进行的研究显示，癫痫诱因及局灶性癫痫发作预示儿童新发无热性惊厥神经影像异常的风险较高[7]（Ⅱ）。根据卡塔尔 1 项回顾性队列研究[8]（Ⅱ），96 名病前健康的 14 岁以下儿童，2012—2013 年首次出现无热性癫痫发作，48 小时内进行神经影像学检查（CT 为 96%，MR 为 14%），研究显示影像异常率 33%。神经影像异常率情况比较：<2 岁与≥2 岁儿童为 59%∶25%（$P = 0.002$）；癫痫持续时间≥5 分钟与<5 分钟为 58%∶25%（$P = 0.003$）；局灶性发作与全面性发作相比，神经影像异常率差异无显著性。

二、脑脊液检测

疑诊脑膜炎或脑炎时，应进行腰穿（第一次非发热性癫痫发作的儿童腰穿的价值有限）（AAN/CNS/AES 选项）[1]。新生儿癫痫发作，也应考虑腰椎穿刺[9]。1 项多中心回顾性队列研究[10]（Ⅱ）对 212 名 2～24 月龄儿童进行总结分析，诊断为新发生特发性非发热性癫痫发作、复杂型热性惊厥、癫痫持续状态，于发作后 24 小时内进行腰穿及 CSF 检查，除外病毒性或细菌性脑膜炎、中毒或毒物摄入引起的癫痫发作或单纯型热性惊厥。结果显示，CSF 白细胞超过正常上限者：12% 为非发热性癫痫发作，10% 为复杂型热性惊厥，6% 为癫痫持续状态；CSF 蛋白超过正常上限者：11% 为非发热性癫痫发作，9% 为复杂型热性惊厥，8.5% 为癫痫持续状态；CSF 葡萄糖超过正常上限者：51% 为非发热性癫痫发作，84% 为复杂型热性惊厥，91.5% 为癫痫持续状态。另 1 项对 141 名 1～6 月龄婴儿的回顾性队列研究也显示[11]（Ⅱ），在疑似新发癫痫发作的无发热婴儿中脑脊液异常很常见，认为对诊断没帮助。

三、脑电图

美国神经病学会（AAN）等机构推荐脑电图（electroencephalogram，EEG）作为儿童首次原发性癫痫发作的神经诊断评估的一部分（AAN/CNS/AES 标准）[1]。脑电图对判断癫痫发作类型或癫痫综合征以及预测复发风险有帮助[1]。

1. 特征性 EEG 改变

（1）失神发作：全导同步 3 Hz 棘 – 慢复合波[12]。

（2）非典型失神发作：≤2.5 Hz 全导慢 – 棘慢复合波[12]。

（3）意识障碍局灶性发作（也称为复杂局灶性发作）：局灶性癫痫样活动或局灶性减慢[12]。

（4）全面性强直 – 阵挛发作：全导性癫痫样活动[12]。

（5）肌阵挛性强直或失张力发作：4～6 Hz 棘波/多刺波和 1.5～2.5 Hz 全导性棘波[12]。

（6）Lennox-Gastaut 综合征：清醒时慢 – 棘复合波（<2.5 Hz），通常伴有睡眠期间快速节律（10～12 Hz）的爆发。

（7）癫痫痉挛：高峰节律紊乱（通常是不同步、高波幅慢波和所有皮层区域的棘波，持续时间和位置不时变化，偶尔会出现全导性棘波放电）。

2. 脑电图检查的注意事项

做脑电图的最佳时机尚不清楚[1]，通常在门诊完成（癫痫持续状态除外）；癫痫发作后 24～48 小时内的异常脑电图可能是短暂性的（如发作后减慢）。单独脑电图异常不足以诊断癫痫发作，正常脑电图不能排除诊断[1]。睡眠剥夺是否提高儿童脑电图诊断率，其证据相互矛盾[13,14]。对于首次原发性癫痫发作的儿童，脑电图额叶阵发性异常提示癫痫发作风险增加[15]（Ⅱ）。

第五节 鉴 别 诊 断

儿童癫痫发作应与以下疾病鉴别：

（1）呼吸暂停。

（2）晕厥。

（3）屏气发作。6 个月至 5 岁儿童约有 5% 出现屏气发作，其特点是恢复快速而完全。紫绀发作：通常以剧烈的哭泣开始，然后依次是屏气、紫绀、僵硬，之后是身体松软。苍白发作：通常由痛苦的事件引发，苍白之后是短暂的意识丧失[9]。

（4）心律失常。

（5）先兆偏头痛。

（6）阵发性运动症状相关的其他疾病：

1）张力障碍反应。

2）良性肌阵挛（经常在入睡时发生）。

3）Sandifer 综合征。婴儿伴有胃食道反流、颈部和背部弓状痉挛性、扭转性肌张力障碍。

4）颤抖发作。头部、肩部，有时躯干快速颤抖，持续几秒钟[16]。

5）点头痉挛。眼球震颤，点头和斜颈，通常在 4～12 个月时出现并在 1～5 年缓解。

6）抽动障碍。抽动障碍可见于 Tourette 综合征或与链球菌感染相关的小儿自身免疫性神经精神疾病。

7）过度惊恐（遗传性惊恐病）：见于病例报道[17]。

（7）睡眠障碍，包括嗜睡症、夜惊、梦游。

（8）精神疾病，如心因性非癫痫发作，注意力缺陷多动障碍，恐慌症，过度通气综合征。

据报道，中耳炎患儿也可出现类似于癫痫发作的阵发性非癫痫事件[18]。

第六节　治　　疗

一、治疗急性发作的药物

1．开始药物治疗的时机

国际抗癫痫联盟（International League Against Epilepsy，ILAE）、美国癫痫协会（AES）和美国神经重症监护学会（neurocritical care society，NCS）都建议如果强直 - 阵挛发作持续 5 分钟就应开始治疗。如果临床或脑电图癫痫发作活动持续 5 分钟，或者癫痫发作之间没有恢复到基线，癫痫发作活动再次出现，NCS 建议开始治疗。如果不伴意识障碍的局灶性发作持续 10 分钟，或者失神发作持续 10 ～ 15 分钟，ILAE 建议开始治疗。

2．药物治疗的目标

快速终止癫痫发作。

3．苯二氮䓬类药物

癫痫持续状态的一线治疗药物（AES A 级；NCS 强推荐，高质量证据）。

4．初始治疗首选方案

（1）劳拉西泮（AES A 水平；NCS Ⅰ级，A 水平）：0.1 mg/kg，iv，可重复给药一次。

（2）咪达唑仑［im 给药（AES A 水平），经鼻或经口给药（NCS Ⅰ级，A 水平）］：体质量为 13 ～ 40 kg，5 mg，im；体质量 >40 kg、10 mg，或 0.2 mg/kg，im；鼻内给药，0.2 mg/kg；口服，0.5 mg/kg。

（3）地西泮［iv 给药（AES A 水平），直肠给药（AES B 水平）；NCS Ⅱa 级，A 水平]：0.15 ～ 0.2 mg/kg，iv，可重复一次；0.2 ～ 0.5 mg/kg，直肠给药。

5．苯二氮䓬类药物难治性癫痫持续状态的二线治疗药物

（1）丙戊酸钠（AES B 水平；NCS Ⅱa 级，A 水平）：AES 建议 40 mg/kg，iv，NCS 建议 20 ～ 40 mg/kg，iv。

（2）磷苯妥英（AES U 水平；NCS Ⅱa 级，B 水平）：20 mg/kg（苯妥英等效），iv。

（3）左乙拉西坦（AES U 水平；NCS Ⅱb 级，C 水平）：AES 建议 60 mg/kg，iv，NCS 建议 20 ～ 60 mg/kg，iv。

（4）苯巴比妥（如果上述二线药不适用）（AES B 水平，NCS Ⅱb 级，C 水平）：15 ～ 20 mg/kg，iv。

（5）苯妥英（NCS Ⅱa 级，B 水平）：20 mg/kg，iv。

（6）咪达唑仑持续输注（NCS Ⅱb 级，B 水平）：0.2 mg/kg，以 2 mg/min 速度静脉注射负荷剂量后，再以 0.05 ～ 2 mg/（kg·h），连续静脉注射（AES 不建议作为二线治疗）。

6. 难治性癫痫持续状态

（1）重复二线疗法（AES U 水平）。

（2）咪达唑仑：麻醉剂量的咪达唑仑（AES U 水平；NCS Ⅱa 级，B 水平），或异丙酚、戊巴比妥或硫喷妥钠（AES U 水平；NCS Ⅱb 级，B 水平）。

（3）拉考沙胺（NCS Ⅱb 级，C 水平）：尚未确立治疗儿童癫痫持续状态的推荐剂量。

（4）托吡酯（NCS Ⅱb 级，C 水平）：还未确立儿童癫痫持续状态的推荐剂量。

7. 循证医学证据

研究显示，对于急性强直 - 阵挛发作（包括癫痫持续状态）患儿，静脉注射劳拉西泮和地西泮对终止发作可能同样有效，但与地西泮直肠给药相比，直肠灌注劳拉西泮和口服咪达唑仑均可增加终止癫痫发作的有效性。治疗癫痫持续状态，与非静脉注射地西泮相比，静脉注射劳拉西泮、静脉注射地西泮和非静脉注射咪达唑仑更有效；口服咪达唑仑比地西泮直肠给药更有效；咪达唑仑经口和鼻给药具有相似的疗效。研究显示，治疗儿童急性惊厥或癫痫持续状态的抽搐，肌内注射咪达唑仑可能比其他非静脉注射苯二氮䓬类药物更快速地终止抽搐；鼻内劳拉西泮与静脉注射劳拉西泮同样有效。研究显示，在终止难治性癫痫持续状态方面，丙戊酸钠、苯巴比妥或左乙拉西坦可能比苯妥英钠更为有效。治疗地西泮耐药的儿童难治性癫痫持续状态，与苯巴比妥相比，丙戊酸钠可增加 20 分钟内惊厥终止率，并减少癫痫复发。注射咪达唑仑和巴比妥类药物均可有效控制儿童难治性癫痫持续状态的癫痫发作。治疗儿童难治性癫痫持续状态，左乙拉西坦可能与丙戊酸钠一样有效，并且可降低不良反应风险。利多卡因治疗儿童难治性癫痫持续状态发作，抽搐控制率≥50%。据报道，氯胺酮、拉考沙胺和托吡酯对一些儿童难治性癫痫持续状态有效。

二、预防癫痫发作复发的药物

1. 适应证

原发性癫痫发作≥2 次，通常推荐抗癫痫药物治疗，但在某些儿童首次原发性癫痫发作后也可考虑抗癫痫药物治疗[12,19]。美国神经病学会（AAN）及儿童神经病学协会

（CNS）关于儿童首次原发性癫痫发作后抗癫痫药物治疗的推荐[19]：抗癫痫药物不适用于预防癫痫的进展（AAN/CNS B 水平）。如果降低第二次癫痫发作风险的好处超过药物和社会心理副作用风险，可考虑使用抗癫痫药物（AAN/CNS B 水平）。尚未证实首次癫痫发作后而不是第二次癫痫发作后抗癫痫药物治疗可改善癫痫发作长期缓解。英国国家健康与临床卓越研究所（NICE）关于开始抗癫痫药物治疗的推荐：① 只有在确诊癫痫并且第二次癫痫发作后，才由专科医生开始抗癫痫药物治疗。但存在以下情况时，首次原发性癫痫发作后也考虑抗癫痫药物治疗：脑电图显示明确的癫痫活动、患者和/或家人和/或护理人员不愿冒未来癫痫发作的风险、患者有神经系统损伤、脑成像显示结构异常。

2．抗癫痫药物选择

抗癫痫药物的选择应根据癫痫综合征、癫痫发作类型、不良反应特征以及患者或护理人员的偏好等因素确定。如果可能的话，优先选择单一抗癫痫药物疗法，在考虑联合治疗之前，加入第二种药物后逐渐减少第一种药物以尝试单种抗癫痫药物治疗。

（1）癫痫综合征的一线药物：

1）儿童失神发作：乙琥胺，拉莫三嗪，丙戊酸钠。

2）特发性全面性癫痫发作：拉莫三嗪，丙戊酸钠，托吡酯。

3）青少年肌阵挛性癫痫：拉莫三嗪，左乙拉西坦，丙戊酸钠，托吡酯。

4）伴中央颞区棘波的儿童良性癫痫：卡马西平，拉莫三嗪，左乙拉西坦，奥卡西平，丙戊酸钠。

（2）不同癫痫发作类型的一线药物：

1）失神发作：乙琥胺，拉莫三嗪，丙戊酸钠。

2）全身性强直-阵挛发作：卡马西平，拉莫三嗪，奥卡西平，丙戊酸钠。

3）肌阵挛发作：左乙拉西坦，丙戊酸钠，托吡酯。

4）失张力发作或强直发作：丙戊酸钠。

5）局灶性发作：卡马西平，拉莫三嗪，左乙拉西坦，奥卡西平，丙戊酸钠。

3．抗癫痫药物治疗相关的心理社会问题

在进行抗癫痫药物治疗时应考虑儿童的自我认知，或家庭及社区对儿童慢性疾病的感知；应告知家长可能不利于获得日托或健康保险；对青少年，还应考虑对将要生育女性的致畸性以及对驾驶资格的影响[19]。

4．药物难治性癫痫发作的治疗选择

（1）生酮饮食：作为辅助治疗，尤其适用于强直发作、肌阵挛发作或失张力发作、非典型失神发作、癫痫痉挛、Lennox-Gastaut 综合征、癫痫持续状态。对于局灶性癫痫发作的儿童，饮食疗法可能效果较差[9]。

（2）迷走神经刺激。

（3）神经外科手术。

---

① The National Institute for Health and Clinical Excellence, "The epilepsies：the diagnosis and management of the epilepsies in adults and children in primary and secondary care," *Royal College of Physicians*, no. 1（2012）.

（4）补充或替代疗法（如大麻类）。

5．其他疗法

对药物难治性癫痫持续状态的其他疗法包括治疗性低温疗法，免疫调节（例如：皮质类固醇或促肾上腺皮质激素），电休克疗法。

6．循证医学证据

根据 *Cochrane Database syst Rev* 刊登的系统性综述[20]（Ⅱ），系统评价 6 项随机或半随机试验，（第 1 次发作后）立即抗癫痫治疗与（第 2 次发作后）延迟抗癫痫治疗、安慰剂与无治疗（对照）进行比较，首次原发性癫痫发作儿童和成人，共 1 634 例。2 项试验为立即与延迟抗癫痫治疗比较，3 项试验为立即治疗与未治疗比较，1 项试验为立即治疗与安慰剂比较。其中共 1 212 例儿童和成人的 2 项试验分析显示，立即抗癫痫治疗与 5 年内癫痫发作复发风险降低（5 年内发生 ≥1 次癫痫发作）有关，*RR* 0.78（95% *CI* 0.68 ~ 0.89），但 5 年缓解率（随机化后任何时间点连续缓解 5 年）差异无显著性。共 1 558 名儿童和成人的 5 项试验分析显示，与对照组比较，立即抗癫痫治疗与不良事件风险增加有关，*RR* 1.64（95% *CI* 1.37 ~ 1.97）。

根据 1 项无盲法的随机对照试验[21]（Ⅱ），1 443 例 ≥1 个月儿童，一次或多次原发性癫痫发作（包括临床医生和患者不能确定是否已经开始抗癫痫药物治疗）被随机分配到立即抗癫痫药物治疗组和延迟抗癫痫药物治疗组，1 847 名符合条件的患者中有 404 名（22%）不同意随机分组。

（1）立即治疗组和延迟治疗组任何癫痫发作的累积率比较：

1）6 个月：22%：33%（*P* < 0.05，*NNT* 9）。

2）2 年：37%：48%（*P* < 0.05，*NNT* 9）。

3）5 年：48%：58%（*P* < 0.05，*NNT* 10）。

4）8 年：52%：61%（*P* < 0.05，*NNT* 11）。

（2）立即治疗组和延迟治疗组 2 ~ 5 年缓解率比较：

1）2 年：64%：52%（*P* < 0.05，*NNT* 9）。

2）3 年：74%：71%（差异无显著性）。

3）5 年：76%：77%（差异无显著性）。

第七节　随　　访

1．治疗地点

以下情况通常收住院：新生儿首次癫痫发作、癫痫持续状态、脑膜炎或脑炎、与神经外科并发症有关的癫痫发作、复杂型热性惊厥。在以下方面良好的儿童考虑出院：首次原发性癫痫发作且实验室检查无异常，单纯型热性惊厥，无严重感染。应关注出院后可靠的随访。

2．儿童抗癫痫药物治疗的随访

对于大多数患者，不推荐常规血药浓度监测，患者依从性差、可能出现药物毒性或药物相互作用时，可进行药物浓度监测。抗癫痫药物停药：无癫痫发作≥2年可考虑停药，停药过程要缓慢，可能的话，停药过程持续数月[12]。

3．活动限制

为减少与癫痫发作相关的伤害风险，建议采取以下措施：在运动中适当使用头盔，如骑自行车；在人行道而不是街道上骑自行车；除非有人监护，选择淋浴而不是沐浴（泡浴）；游泳要结伴[19]。对驾驶的限制因地而异（根据各地法律而定）。

第八节　预　　后

据报道，原发性癫痫发作复发的高危因素包括：远程症状性病因、异常脑电图发现（癫痫样放电或局灶性减慢）、夜间癫痫发作、热性惊厥史、Todd麻痹性痴呆[12]。

异常脑电图、远程症状性病因和Todd麻痹性痴呆均可增加儿童首次原发性无发热性癫痫发作后的复发风险[22]（Ⅱ）。根据1项包括6项队列研究的观察性研究[23]，对815名病前健康、神经和发育正常的1个月至17.5岁儿童原发性癫痫发作复发情况进行评价，结果显示：首次原发性癫痫发作后1～3年总复发率为45%（95% CI 37%～60%）。1项回顾性队列研究对152例5月龄至17岁儿童首次原发性癫痫发作复发情况进行评估，平均随访18个月，神经系统检查正常，约65%儿童癫痫发作复发，并发现癫痫发作复发与癫痫家族史、神经系统并发症（注意力缺陷多动障碍或学习困难）及脑电图或磁共振成像异常无关[24]。1项前瞻性队列研究显示，大约60%儿童首次原发性癫痫发作后复发，局灶性癫痫发作或脑电图异常与复发风险增加有关[25]（Ⅱ）。根据1项前瞻性队列研究显示，在第1次原发性癫痫发作的儿童，脑电图额叶阵发性异常预示癫痫发作风险增加[15]（Ⅱ）。

小　　结

当出现阵发性症状或以发作性运动或非运动症状为特征的临床表现时，应怀疑癫痫发作。癫痫持续状态在治疗的同时，应尽快完成诊断检查。非癫痫持续状态发作病情稳定后，应根据临床表现进行必要实验室检查。急诊神经影像学检查指征包括：发作后持续存在局灶性表现（Todd麻痹）或癫痫发作后几小时仍未能恢复到发作前状态者；有异常神经系统体征、前驱疾病史或局灶性发作患儿；小于6个月婴儿，以及任何首次癫痫发作或艾滋病的儿童。非急诊MRI的指征包括：1岁以下的婴儿、任何神经系统异常体征、局灶性癫痫发作、与儿童良性部分性癫痫或原发性全面性癫痫不一致的脑电图表现。

1. 急性癫痫发作治疗

（1）初始治疗包括稳定病情和监测，包括气道评估和支持、呼吸、循环、神经系统检查。对于癫痫持续状态，应开通静脉通道并同时进行诊断性检查。

（2）对于正在癫痫发作的儿童：

1）终止急性癫痫发作的一线治疗是苯二氮䓬类药物。首选方案包括：

A. 劳拉西泮：0.1 mg/kg，iv，可重复 1 次。

B. 咪达唑仑：体质量 13 ～ 40 kg，5 mg，im；体质量 >40 kg，10 mg，im；或 0.2 mg/kg，im。

C. 地西泮：0.15 ～ 0.2 mg/kg，iv，可重复 1 次。

D. 如果静脉注射或肌肉注射剂型不适用，咪达唑仑可经口、鼻给药，地西泮可经直肠给药。

2）苯二氮䓬类药物难治性癫痫发作的二线治疗药物：静脉注射丙戊酸钠；静脉注射磷苯妥英、左乙拉西坦、苯巴比妥或苯妥英，或连续输注咪达唑仑。

3）一线和二线抗癫痫药物难治性癫痫发作的其他治疗药物：拉考沙胺、托吡酯以及麻醉剂量的咪达唑仑、异丙酚、戊巴比妥或硫喷妥钠。

4）对于继发性癫痫发作，如果可能，治疗潜在病因（例如，应用抗生素治疗中枢神经系统感染）。

2. 预防癫痫复发的抗癫痫药物治疗

不少于 2 次原发性癫痫发作。如果考虑减少第二次发作风险的益处大于药理学和心理社会学副作用的风险时，可在第一次非继发性发作后进行预防治疗。抗癫痫药物的选择应基于癫痫综合征、癫痫发作类型、不良反应特征以及患者/护理人员的偏好。

3. 治疗药物难治性癫痫发作的方法

生酮饮食、刺激迷走神经、神经外科手术、补充或替代疗法。

参考文献

[1] HIRTZ D, ASHWAL S, BERG A, et al. Practice parameter: evaluating a first nonfebrile seizure in children: report of the quality standards subcommittee of the american academy of neurology, the child neurology society, and the American Epilepsy Society [J]. Neurology, 2000, 55 (5): 616 – 623.

[2] ANDELL E, TOMSON T, CARLSSON S, et al. The incidence of unprovoked seizures and occurrence of neurodevelopmental comorbidities in children at the time of their first epileptic seizure and during the subsequent six months [J]. Epilepsy Research, 2015, 113: 140 – 150.

[3] MCAFEE A T, CHILCOTT K E, JOHANNES C B, et al. The incidence of first provoked and unprovoked seizure in pediatric patients with and without psychiatric diagnoses [J]. Epilepsia, 2007, 48 (6): 1075 – 1082.

[4] FISHER R S, CROSS J H, D'SOUZA C, et al. Instruction manual for the ilae 2017 operational classification of seizure types [J]. Epilepsia, 2017, 58 (4): 531 – 542.

[5] HARDEN C L, HUFF J S, SCHWARTZ T H, et al. Reassessment: neuroimaging in the emergency patient presenting with seizure (an evidence-based review): report of the Therapeutics and Technology Assessment Subcommittee of the American Academy of Neurology [J]. Neurology, 2007, 69 (18): 1772 – 1780.

[6] DAYAN P S, LILLIS K, BENNETT J, et al. Prevalence of and risk factors for intracranial abnormalities in unprovoked seizures [J]. Pediatrics, 2015, 136 (2): e351 – 360.

[7] SHARMA S, RIVIELLO J J, HARPER M B, et al. The role of emergent neuroimaging in children with

new-onset afebrile seizures [J]. Pediatrics, 2003, 111 (1): 1 – 5.

[8] AL-SHAMI R, KHAIR A M, ELSEID M, et al. Neuro-imaging evaluation after the first afebrile seizure in children: a retrospective observational study [J]. Seizure, 2016, 43: 26 – 31.

[9] FRIEDMAN M J, SHARIEFF G Q. Seizures in children [J]. Pediatr Clin North Am, 2006, 53 (2): 257 – 277.

[10] RIDER L G, THAPA P B, DEL BECCARO M A, et al. Cerebrospinal fluid analysis in children with seizures [J]. Pediatric Emergency Care, 1995, 11 (4): 226 – 229.

[11] LATEEF T M, TSUCHIDA T N, CHANG T, et al. Diagnostic value of lumbar puncture in afebrile infants with suspected new-onset seizures [J]. J Pediatr, 2008, 153 (1): 140 – 142.

[12] SIDHU R, VELAYUDAM K, BARNES G. Pediatric seizures [J]. Pediatr Rev, 2013, 34 (8): 333 – 341; 342.

[13] DEROOS S T, CHILLAG K L, KEELER M, et al. Effects of sleep deprivation on the pediatric electroencephalogram [J]. Pediatrics, 2009, 123 (2): 703 – 708.

[14] GILBERT D L, DEROOS S, BARE M A. Does sleep or sleep deprivation increase epileptiform discharges in pediatric electroencephalograms? [J]. Pediatrics, 2004, 114 (3): 658 – 662.

[15] KANEMURA H, SANO F, OHYAMA T, et al. Eeg characteristics predict subsequent epilepsy in children with their first unprovoked seizure [J]. Epilepsy Research, 2015, 115: 58 – 62.

[16] TIBUSSEK D, KARENFORT M, MAYATEPEK E, et al. Clinical reasoning: shuddering attacks in infancy [J]. Neurology, 2008, 70 (13): e38 – 41.

[17] MINEYKO A, WHITING S, GRAHAM G E. Hyperekplexia: treatment of a severe phenotype and review of the literature [J]. The Canadian Journal of Neurological Sciences Le Journal Canadien Des Sciences Neurologiques, 2011, 38 (3): 411 – 416.

[18] SOMAN T B, KRISHNAMOORTHY K S. Paroxysmal non-epileptic events resembling seizures in children with otitis media [J]. Clin Pediatr (Phila), 2005, 44 (5): 437 – 441.

[19] HIRTZ D, BERG A, BETTIS D, et al. Practice parameter: treatment of the child with a first unprovoked seizure: report of the Quality Standards Subcommittee of the American Academy of Neurology and the Practice Committee of the Child Neurology Society [J]. Neurology, 2003, 60 (2): 166 – 175.

[20] LEONE M A, GIUSSANI G, NOLAN S J, et al. Immediate antiepileptic drug treatment, versus placebo, deferred, or no treatment for first unprovoked seizure [J]. Cochrane Database Syst Rev, 2016, 5: Cd007144.

[21] MARSON A, JACOBY A, JOHNSON A, et al. Immediate versus deferred antiepileptic drug treatment for early epilepsy and single seizures: a randomized controlled trial [J]. Lancet, 2005, 365 (9476): 2007 – 2013.

[22] SHINNAR S, BERG A T, MOSHE S L, et al. The risk of seizure recurrence after a first unprovoked afebrile seizure in childhood: an extended follow-up [J]. Pediatrics, 1996, 98 (2 Pt 1): 216 – 225.

[23] GARCIA PIERCE J, ARONOFF S, DEL VECCHIO M. Systematic review and meta-analysis of seizure recurrence after a first unprovoked seizure in 815 neurologically and developmentally normal children [J]. J Child Neurol, 2017, 32 (13): 1035 – 1039.

[24] KIM H, OH A, DE GRAUW X, et al. Seizure recurrence in developmentally and neurologically normal children with a newly diagnosed unprovoked seizure [J]. J Child Neurol, 2016, 31 (4): 421 – 425.

[25] MIZOROGI S, KANEMURA H, SANO F, et al. Risk factors for seizure recurrence in children after first unprovoked seizure [J]. Pediatr Int, 2015, 57 (4): 665 – 669.

第十八章　吉兰-巴雷综合征

吉兰-巴雷综合征（Guillain-Barre syndrome，GBS）是单相性免疫介导的多发性神经根神经病[1-3]，平均发病年龄为 40 岁[1,3]，全球发病率为（1.1 ~ 1.8）/10 万[4]，冬季较夏季多见[5]。GBS 别称包括：Landry-Guillain-Barre 综合征、Guillain-Barre-Strohl 综合征、急性炎症性多神经病、急性炎性脱髓鞘性多神经病、急性运动轴突神经病、急性运动和感觉轴突神经病、急性自身免疫性神经病、特发性多神经炎等。

第一节　分　　类

根据受累神经纤维类型、受累方式、以及神志有否改变将 GBS 进行临床分类，常见类型如下[2,3]：

1. 急性炎症性脱髓鞘性多神经根神经病（acute inflammatory demyelinating polyneuropathy，AIDP）

AIDP 是 GBS 经典类型，欧洲和北美洲的大部分病例是这种类型。

2. 轴索型

轴索型在中国华北地区、日本和美国较多见，在北美和欧洲占 5%。分为以下 2 个类型：

（1）急性运动感觉轴索型神经病（acute motor sensory axonal neuropathy，AMSAN）：与 GM1、GM1b、GD1a 抗神经节苷脂抗体及空肠弯曲菌感染有关。

（2）急性运动性轴索型神经病（acute motor axonal neuropathy，AMAN）（俗称"中国麻痹病"）：与 GM1、GM1b、GD1a、GalNac-GD1a 抗神经节苷脂抗体相关，空肠弯曲菌肠炎后可出现短暂传导阻滞而无轴索丢失（"急性运动传导阻滞神经病"），近、远端对称无力而感觉无异常，可有正常或活跃的腱反射，预后较差（肌无力进展更快，更早出现极期症状，持续瘫痪和呼吸衰竭数天）。

3. Miller Fisher 综合征（Miller Fisher syndrome，MFS）

在西方国家，占 10%，东亚较常见（在日本占比高达 25%）。常表现为下述三联征的 2 个或以上：眼肌麻痹、共济失调和/或腱反射消失；与 GQ1b、GT1a 抗体相关；面部及颅底神经受累较典型，肢体运动无力不典型；可能出现重叠形式（MFS 合并肢体无力和呼吸系统受累）。比克斯塔夫（Bickerstaff）脑干脑炎（brain stem encephalitis，BBE）是 MFS 的一种类型，其特征是意识改变、反常的反射亢进、共济失调和眼肌麻痹，占 MFS 10%，92% 有前驱感染，59% 有 CSF 蛋白升高，66% 存在抗 GQ1b 抗体，30% 有 MRI 异常。

4．**运动型**

（1）咽-颈-臂运动型（较常见）：表现为上睑下垂、面部、咽部和颈部屈肌无力，并蔓延至手臂；下肢力量、感觉和反射不受影响；表现类似于肉毒中毒。

（2）下身轻瘫运动型（较少见）：腿部选择性反射消失，表现与急性脊髓病变相似，可出现背痛。

5．**其他少见类型**

上睑下垂不伴眼肌麻痹、面瘫或第六对颅神经麻痹伴感觉异常、GD1b 抗神经节苷脂抗体相关性急性感觉神经病、GT1a 相关性口咽综合征。

第二节　高危因素

GBS 高危因素包括空肠弯曲菌感染[6]、流感疫苗（GBS 风险稍微增加，1/100万）[7]、应激相关障碍[8]。1 项回顾性队列研究显示，麻疹/水痘/风疹病毒疫苗与 GBS 无关[8]。

第三节　临床特点

1．**进行性肌无力**

常为对称性，进展期为数天到数周，可以是四肢近端、远端或两者均有；50% 患者 2 周内、90% 患者 4 周内发展到极期[1-3]。

2．**感觉障碍**

常见（但不是感觉客观发现），四肢末端麻木和感觉异常，并向近端传播；在儿童，疼痛可以是主要症状[1-3]。

3．**其他少见症状**

约 5%，包括尿潴留、胃肠症状（便秘、胃胀、腹泻、大便失禁）[3]。

4．**自主神经功能障碍**

心动过速、血压波动大（高血压或体位性低血压）、心动过缓、神经源性肺水肿、出汗改变[1,3]。

5．**呼吸系统体征**

膈肌无力引起的矛盾呼吸、呼吸变浅[9]。

6．**单侧或双侧面瘫、眼肌麻痹**

少见，约 5%[1,3]。

7. 神经系统症状

对称性近端和远端肌无力、腱反射消失或减弱[1-3]。

第四节　诊断与鉴别诊断

一、脑脊液检测

所有 GBS 患者均应做腰穿，CSF 特点是蛋白细胞分离：蛋白浓度可高达 18 g/L，细胞计数正常或降低（大部分患者 CSF 白细胞 $\leqslant 10 \times 10^6$ L^{-1}）。据报道，50% 患者在第 1 周 CSF 蛋白正常，但在第 1 ～ 2 周后复查蛋白指标正常的患者的比例降 10% ～ 25%[10]。如果 CSF 细胞 $> 50 \times 10^6$ L^{-1}，GBS 可能性就很小，特别是起病 2 周后（应考虑早期 HIV 感染、软脑膜癌、巨噬细胞病毒性多神经根炎、结节病）。因为免疫球蛋白（IG）可引起无菌性脑膜炎（CSF 蛋白升高），因此，CSF 检测应在静脉注射 IG 治疗前进行[1]。

二、电生理检查

电生理检查可确定疾病的存在、型别、神经病变的程度[1-3]。常用于诊断分类，但并非所有诊断标准所必须[10]，在第 1 周可能正常，应于 1 ～ 2 周后复查。在脱髓鞘性 GBS 患者，85% 显示神经传导速度异常，运动传导异常出现最早（可以是部分传导阻滞），包括：F 波潜伏延迟，远端潜伏延长，然后出现感觉传导异常。如果是轴突消失，则肌电图可显示异常，包括诱发振幅降低。

三、诊断标准

1998 年，*J Neurol Neurosurg Psychiatry* 刊登了 AIDP 的诊断标准[11]，具体如下：

1. 临床特点

上升性肌无力并腱反射消失或减弱；相对对称；轻微感觉症状和体征；颅神经受累，特别是双侧面肌无力；自主神经功能障碍；起病时无发热；数天到 4 周内症状进展，然后开始恢复。

2. 实验室检查

CSF 检测示：蛋白升高，白细胞 $< 10 \times 10^6$ L^{-1}；电生理检查典型特点是周围脱髓鞘性多发性神经病。

3. 困扰诊断的特征

明显不对称性肌无力、持续性膀胱或肠道功能障碍、以膀胱或肠道功能障碍起病、体检发现感觉过于敏感；CSF 单核白细胞 $>50\times10^{6}$ L^{-1}，出现中性粒细胞。

4. 排除诊断的特征

卟啉代谢异常、铅毒性神经病、肉毒杆菌中毒、心因性瘫痪、脊髓灰质炎或中毒性神经病。

四、鉴别诊断

主要与以下疾病鉴别：急性脊髓病变（受累脊髓水平以下感觉运动麻痹）、重症肌无力、慢性炎性脱髓鞘性多发性神经根神经病（chronic inflammatory demyelinating polyradiculoneuropathy，CIDP）、感染（如 HIV、急性脑干脑炎、急性脊髓灰质炎、莱姆病）、肌肉疾病（如炎症性肌病、低钾血症、急性横纹肌溶解症）、中毒、药物（如苏拉明）、危重症神经病、基底动脉栓塞[1,2]。

第五节 治 疗

一、免疫球蛋白

1. 指南推荐

美国神经病学会（American Academy of Neurology，AAN）（2012）循证指南关于 iv IG 治疗神经肌肉疾病的推荐[12]：

（1）iv IG 用于成人 GBS（AAN A 水平）。

（2）iv IG 不应与血浆置换疗法联合治疗 GBS（AAN B 水平）。

（3）没足够的证据推荐甲泼尼龙联合 iv IG 治疗 GBS（AAN U 水平）。

（4）没有足够证据支持或反对 iv IG 治疗儿童 GBS（AAN U 水平）。

2. 循证医学证据

2005 年，Korinthenberg 等在 *Pediatrics* 发表了 1 项多中心随机对照研究[14]（Ⅱ），共 2 个项目。第 1 项 21 例 GBS 患儿，能够独立行走 5 米，随机分为 2 天 iv IG 1 g/kg 和无 iv IG 治疗组，对比两组运动能力评分改善情况，分别在第 8 天和第 32 天进行评估，结果显示，iv IG 组运动能力评分改善明显（$P=0.046$）。第 2 项 51 例 GBS 患儿，在无辅助下不能行走 5 米，随机分为 2 天 iv IG 1 g/kg 组和 5 天 iv IG 0.4 g/kg 组，两组的运动能力恢复天数分别为 19、13 天，两组无显著差异。2007 年 Mori 等在 *Neurology* 发表了 1 项回顾性研究[15]（Ⅱ），总结分析了 92 例 MFS 患者，iv IG 治疗组 28 例，血浆置换组 23 例，无 iv IG 或血浆置换组 41 例，结果显示：iv IG 而不是血浆置换与眼肌麻痹或共济失调改善稍快有关，各组间的症状完全消失时间无显著差异。*Cochrane Database Syst Rev* 2014 年刊登了一篇综述[13]（Ⅰ），包括 12 项随机或准随机对照研究，评价 iv IG 治疗 GBS，没有安慰剂对照组。iv IG 和血浆置换治疗成人 GBS 康复率相似，因为儿童资料太有限，没有进行亚组分析，其中 2 项研究共 59 例儿童患者，结果显示，iv IG 治疗组较支持治疗组恢复更快。

二、皮质激素

1. 指南推荐
AAN 不推荐皮质激素治疗 GBS（AAN A 水平，I 级）[16]。

2. 循证医学证据
Cochrane Database Syst Rev 2016 年刊登了一篇综述[17]（Ⅱ），包括 8 项随机对照研究，共 653 例 GBS 患者，分为激素组与非激素组，治疗时间 >2 周，两组进行比较。其中 4 项研究共 120 例，显示在第 4 周时激素治疗组患者能力恢复得更慢。其中 5 项研究共 133 例患者，两组的死亡率无显著差异。静脉注射皮质激素（单独或联合 iv IG）也不能改善 GBS 患者功能障碍。

三、疼痛处理

关于 GBS 患者疼痛处理的证据有限。据报道，卡马西平可减轻 GBS 疼痛[19]（Ⅱ）。*Cochrane Database syst Rev* 2015 年刊登的对有限证据进行的综述显示，加巴喷丁可减轻 GBS 疼痛，并比卡马西平更有效[18]（Ⅱ）。

四、试验性疗法

没有足够的证据确定除使用皮质激素、iv IG、血浆置换以外的治疗 GBS 的药物[20]。此外，金刚烷胺不能减轻 GBS 患者的疲劳[21]（Ⅱ）。

五、血浆置换

使用较大管径的双腔导管通过锁骨下、颈内、股静脉置管，应用白蛋白（首选）或新鲜冰冻血浆经数小时置换 3～6 L 血浆[3]，过程中要监测液体出入量、血压、脉搏。患者血流动力学不稳定是血浆置换的禁忌证[3]。

1. AAN 关于血浆置换的推荐
（1）对需要辅助通气或不能独立行走的急性炎症性脱髓鞘性多发性神经病/GBS 患者，血浆置换确切有效（AAN A 水平，I 级）[22]。

（2）对于急性炎症性脱髓鞘性多发性神经病/GBS 患者，血浆置换可能有效（AAN B 水平，I 级）[22]。

（3）没有足够证据显示 iv IG 和血浆置换哪个更有优势[22]。

2. 美国血浆置换学会（American Society of Apheresis，ASFA）推荐

（1）治疗性血浆置换可作为 GBS 的一线治疗（ASFA I类，1A 级）[23]。

（2）完成 iv IG 2 g/kg 的疗程后，血浆置换对 GBS 的作用还未确立（ASFA Ⅲ类，2C 级）[23]。

3. 循证医学证据

Cochrane Database syst Rev 刊登的综述显示，对于 GBS 患者，血浆置换可降低病程第 4 周对机械通气的依赖（Ⅰ），而且促进发病后 1 年时肌力完全恢复，但与 6～12 个月时复发风险增加有关[24]（Ⅱ）。1 项小样本的随机对照研究显示，与 iv IG 相比，血浆置换可缩短 GBS 患者机械通气时间[25]（Ⅱ）。与冰冻血浆相比，白蛋白作为置换液可减少不良反应[26]（Ⅱ）。

4. 血浆置换的并发症

气胸、低血压、脓毒症、肺栓塞、血小板减少、凝血参数延长、贫血、枸橼酸盐中毒、低钙血症[3]。

六、免疫吸附疗法

免疫吸附疗法不用人类血制品作为置换液而去除免疫球蛋白，是血浆置换的替代治疗技术。AAN 认为没有足够的证据推荐免疫吸附疗法（AAN U 水平，Ⅳ级），也不推荐血浆置换治疗后免疫吸附作为序贯治疗（AAN U 水平，Ⅳ级），IVIG 治疗后序贯免疫吸附疗法还没有得到适当检验（有限的 AAN Ⅳ级）[16]。

七、CSF 过滤疗法

AAN 认为没有足够证据推荐 CSF 过滤疗法（AAN U 水平，Ⅱ级）[16]。据 1 项小样本随机对照研究，37 例 GBS 患者随机分为 CSF 过滤组和血浆置换组，结果显示，两组在病程第 28 天症状改善方面无显著差异[27]（Ⅱ）。

八、其他处理

1. 血压管理

因为自主神经功能不稳定的患者对药物相当敏感，因此应避免过度治疗以免血压波动。没有指征使用长效降压药[3]。

2. 静脉栓塞预防

如果患者不能行走，使用皮下肝素和加压长袜预防深静脉血栓形成[10]。

3. 康复治疗

据研究，住院患者多学科康复计划可改善 GBS 患者功能预后及生活质量[28]（Ⅱ）。强化康复计划可减少 GBS 慢性期功能障碍[29]（Ⅲ）。

第六节　并发症和预后

一、并发症

据报道，GBS 患者需要机械通气的呼吸衰竭发生率为 25%～30%，可并发深静脉血栓形成及肺栓塞（由于长期不能活动），自主神经功能障碍较常见，如尿潴留、肠梗阻、窦性心动过速、高血压、心律不齐、体位性低血压，其他并发症包括肌肉萎缩、疼痛、肝功能不全、心理行为异常[1-3,30]。

二、预后

1. 死亡率

据报道，GBS 的死亡率是 4%～15%，死亡原因包括并发重症如感染、成人呼吸窘迫综合征或肺栓塞等[2,3]。需要机械通气的 GBS 患者，死亡率为 20%，存活者中 79% 通常能独立行走[31]。

2. 神经系统预后

大部分 GBS 患者在 28 天后开始恢复[3]。许多 GBS 患者在诊断 12 个月后有运动和感觉后遗症[32]。与经典 GBS 比较，大部分 AMAN 患者恢复较慢[3]。大部分 MFS 患者在 6 个月后才恢复。有队列研究显示，MFS 患者不管治疗与否，预后均良好[15]；比克斯塔夫脑干脑炎患者可于 6 个月内康复[33]。每 4～5 名儿童中就有 1 名可能有长期轻度肌肉无力，但没有残疾[34]。1 项队列研究显示，GBS 不良预后的预测因素包括老年人及发病前胃肠炎病史[35]。据 1 项队列研究显示，空肠弯曲菌感染与 GBS 不良预后有关[36]。在早期神经传导检测显示无反应者与 48 周不良预后有关[37]。

第七节　预　防

对于有过 GBS 病史而没有严重流感并发症风险的人员，一般不推荐流感疫苗接种[38]。

小　结

　　吉兰－巴雷综合征（GBS）是一组急性免疫介导的多发性神经病变，与空肠弯曲菌、肺炎支原体、非脊髓灰质炎肠道病毒、寨卡病毒等微生物前驱感染有关，流感疫苗是 GBS 的低危因素（1/100 万）。

　　GBS 最常见的类型是 AIDP，表现为急性进行性上升性且一般对称性的乏力、疼痛和感觉异常，腱反射减退或消失，有时双侧颅神经受累。所有疑似 GBS 的患者均应做腰穿并进行 CSF 检测，结果常提示 GBS 特征性改变：CSF 蛋白升高，白细胞正常或降低。电生理检查可以确定是否存在周围脱髓鞘性神经病及其型别和严重程度，典型改变是早期近端反应消失（F 波、H 反射），随后出现神经传导速度变慢或阻滞。

　　鉴别诊断主要包括其他类型急性周围神经病和慢性炎症性脱髓鞘性多神经根神经病，取决于其型别和临床表现。

　　监护内容包括生命体征、自主神经功能障碍、心率等；如果出现上肢无力、球麻痹或自主神经功能障碍并迅速恶化，应尽早转送 ICU，以准备气管插管。如果患者不能行走，应予深静脉血栓预防。

　　推荐免疫球蛋白主要用于起病后 2 ~ 4 周内且不能独立行走的成人（常用剂量 2 g/kg，分 5 天用完）；推荐血浆置换用于机械通气或不能独立行走的成人。

　　iv IG 和血浆置换在成人 GBS 疗效相似，但血浆置换副作用风险更大；不推荐 iv IG 与血浆置换联合或序贯治疗；在儿童，iv IG 1 g/kg 也许可加快疾病康复，但关于血浆置换的比较资料有限。治疗 GBS 相关性疼痛可用加巴喷丁，（基于家庭或门诊的）理疗康复计划可促进功能恢复。并发症包括呼吸衰竭（25% ~ 30%）、自主神经系统受累和活动受限相关并发症。预后良好，死亡率与并发症有关，与 GBS 本身无关，然而轻微的神经系统障碍常见，复发率大约为 5%。

参考文献

[1] WINER J B. Guillain-barre syndrome [J]. BMJ, 2008, 337：a671.

[2] HUGHES R A, Cornblath DR. Guillain-Barre syndrome [J]. Lancet, 2005, 366（9497）：1653 - 1666.

[3] DIMACHKIE M M, BAROHN R J. Guillain-Barre syndrome and variants [J]. Neurologic Clinics, 2013, 31（2）：491 - 510.

[4] MCGROGAN A, MADLE G C, SEAMAN H E, et al. The epidemiology of Guillain-Barre syndrome worldwide：a systematic literature review [J]. Neuroepidemiology, 2009, 32（2）：150 - 163.

[5] WEBB A J, BRAIN S A, WOOD R, et al. Seasonal variation in Guillain-Barre syndrome：a systematic review, meta-analysis and oxfordshire cohort study [J]. Journal of Neurology, Neurosurgery, and Psychiatry, 2015, 86（11）：1196 - 1201.

[6] NACHAMKIN I, ALLOS B M, HO T. Campylobacter species and guillain-barre syndrome [J]. Clinical Microbiology Reviews, 1998, 11（3）：555 - 567.

[7] JUURLINK D N, STUKEL T A, KWONG J, et al. Guillain-Barre syndrome after influenza vaccination in adults：a population-based study [J]. Archives of Internal Medicine, 2006, 166（20）：

2217 – 2221.

[8] SONG H, FANG F, TOMASSON G, et al. Association of stress-related disorders with subsequent auto-immune disease [J]. JAMA, 2018, 319 (23): 2388 – 2400.

[9] MEHTA S. Neuromuscular disease causing acute respiratory failure [J]. Respir Care, 2006, 51 (9): 1016 – 1013.

[10] YUKI N, HARTUNG H P. Guillain-Barre syndrome [J]. N Engl J Med, 2012, 366 (24): 2294 – 2304.

[11] REES J H, THOMPSON R D, SMEETON N C, et al. Epidemiological study of Guillain-Barre syndrome in South East England [J]. J Neurol, Neurosurg Psychiatry, 1998, 64 (1): 74 – 77.

[12] PATWA H S, CHAUDHRY V, KATZBERY H, et al. Evidence-based guideline: intravenous immuno-globulin in the treatment of neuromuscular disorders: report of the therapeutics and technology assess-ment subcommittee of the american academy of neurology [J]. Neurology, 2012, 78 (13): 1009 – 1015.

[13] HUGHES R A, SWAN A V, VAN DOORN P A. Intravenous immunoglobulin for Guillain-Barre syn-drome [J]. Cochrane Database Syst Rev, 2014, 9: Cd002063.

[14] KORINTHENBERG R, SCHESSL J, KIRSCHNER J, et al. Intravenously administered immunoglobu-lin in the treatment of childhood Guillain-Barre syndrome: a randomized trial [J]. Pediatrics, 2005, 116 (1): 8 – 14.

[15] MORI M, KUWABARA S, FUKUTAKE T, et al. Intravenous immunoglobulin therapy for Miller Fisher syndrome [J]. Neurology, 2007, 68 (14): 1144 – 1146.

[16] HUGHES R A, WIJDICKS E F, BAROHN R, et al. Practice parameter: immunotherapy for Guillain-Barre syndrome: report of the quality standards subcommittee of the American Academy of Neurology [J]. Neurology, 2003, 61 (6): 736 – 740.

[17] HUGHES R A, BRASSINGTON R, GUNN A A, et al. Corticosteroids for Guillain-Barre syndrome [J]. Cochrane Database Syst Rev, 2016, 10: Cd001446.

[18] LIU J, WANG L N, MCNICOL E D. Pharmacological treatment for pain in Guillain-Barre syndrome [J]. Cochrane Database Syst Rev, 2015, 4: Cd009950.

[19] TRIPATHI M, KAUSHIK S. Carbamezapine for pain management in Guillain-Barre syndrome patients in the intensive care unit [J]. Crit Care Med, 2000, 28 (3): 655 – 658.

[20] PRITCHARD J, HUGHES R A, HADDEN R D, et al. Pharmacological treatment other than corticoste-roids, intravenous immunoglobulin and plasma exchange for Guillain-Barre syndrome [J]. Cochrane Database Syst Rev, 2016, 11: Cd008630.

[21] GARSSEN M P, SCHMITZ P I, MERKIES I S, et al. Amantadine for treatment of fatigue in Guillain-Barre syndrome: a randomized, double blind, placebo controlled, crossover trial [J]. J Neurol Neu-rosurg Psychiatry, 2006, 77 (1): 61 – 65.

[22] CORTESE I, CHAUDHRY V, SO Y T, et al. Evidence-based guideline update: plasmapheresis in neurologic disorders: report of the therapeutics and technology assessment subcommittee of the American Academy of Neurology [J]. Neurology, 2011, 76 (3): 294 – 300.

[23] SCHWARTZ J, WINTERS J L, PADMANABHAN A, et al. Guidelines on the use of therapeutic a-pheresis in clinical practice-evidence-based approach from the writing committee of the American Society for Apheresis: the sixth special issue [J]. Journal of Clinical Apheresis, 2013, 28 (3): 145 – 284.

[24] CHEVRET S, HUGHES R A, ANNANE D. Plasma exchange for Guillain-Barre syndrome [J]. Co-

chrane Database Syst Rev, 2017, 2: Cd001798.

[25] El-BAYOUMI M A, El-REFAEY A M, ABDELKADER A M, et al. Comparison of intravenous immu-noglobulin and plasma exchange in treatment of mechanically ventilated children with Guillain-Barre syn-drome: a randomized study [J]. Critical Care (London, England), 2011, 15 (4): R164.

[26] BOUGET J, CHEVRET S, CHASTANG C, et al. Plasma exchange morbidity in Guillain-Barre syn-drome: results from the french prospective, randomized, multicenter study. [J]. Crit Care Med, 1993, 21 (5): 651 –658.

[27] WOLLINSKY K H, HULSER P J, BRINKMEIER H, et al. CSF filtration is an effective treatment of Guillain-Barre syndrome: a randomized clinical trial [J]. Neurology, 2001, 57 (5): 774 – 780.

[28] KHAN F, NG L, AMATYA B, et al. Multidisciplinary care for Guillain-Barre syndrome [J]. Co-chrane Database Syst Rev, 2010, 10: Cd008505.

[29] KHAN F, PALLANT J F, AMATYA B, et al. Outcomes of high- and low-intensity rehabilitation pro-gramme for persons in chronic phase after Guillain-Barre syndrome: a randomized controlled trial [J]. Journal of Rehabilitation Medicine, 2011, 43 (7): 638 – 646.

[30] RAJABALLY Y A, SERI S, CAVANNA A E. Neuropsychiatric manifestations in inflammatory neuropa-thies: a systematic review [J]. Muscle & Nerve, 2016, 54 (1): 1 – 8.

[31] FLETCHER D D, LAWN N D, WOLTER T D, et al. Long-term outcome in patients with Guillain-Barre syndrome requiring mechanical ventilation [J]. Neurology, 2000, 54 (12): 2311 – 2315.

[32] BERNSEN R A, DE JAGER A E, VAN DER MECHE F G, et al. How Guillain-Barre patients experi-ence their functioning after 1 year [J]. Acta Neurologica Scandinavica, 2005, 112 (1): 51 – 56.

[33] ODAKA M, YUKI N, YAMADA M, et al. Bickerstaff's brainstem encephalitis: clinical features of 62 cases and a subgroup associated with Guillain-Barre syndrome [J]. Brain: A Journal of Neurology, 2003, 126 (Pt 10): 2279 – 2290.

[34] VAJSAR J, FEHLINGS D, STEPHENS D. Long-term outcome in children with Guillain-Barre syndrome [J]. J Pediatr, 2003, 142 (3): 305 – 309.

[35] HUGHES R A, HADDEN R D, RESS J H, et al. The prognosis and main prognostic indicators of Guil-lain-Barre syndrome: a multicentre prospective study of 297 patients [J]. Brain: A Journal of Neurology, 1996, 119 (Pt 6): 2053 – 2061.

[36] HADDEN R D, KARCH H, HARTUNG H P, et al. Preceding infections, immune factors, and out-come in Guillain-Barre syndrome [J]. Neurology, 2001, 56 (6): 758 – 765.

[37] HADDEN R D, CORNBLATH D R, HUGHES R A, et al. Electrophysiological classification of Guillain-Barre syndrome: clinical associations and outcome. [J]. Ann Neurol, 1998, 44 (5): 780 – 788.

[38] FIORE A E, SHAY D K, BRODER K, et al. Prevention and control of seasonal influenza with vac-cines: recommendations of the Advisory Committee on Immunization Practices (ACIP), 2009 [J]. MMWR Recommendations and Report, 2009, 58 (Rr – 8): 1 – 52.

第十九章　糖尿病酮症酸中毒

糖尿病酮症酸中毒（diabetic ketoacidosis，DKA）主要发生在 1 型糖尿病患者，女性常见，也可发生在 2 型糖尿病患者[1]。"易患酮症 2 型糖尿病"可占 DKA 的 20%～50%[1]，在肥胖的非洲裔美国青少年，酮症可以是非胰岛素依赖型糖尿病的临床表现[2]。DKA 占新诊断糖尿病的 27%～37%[1]。儿童 1 型糖尿病最初表现为 DKA 常见，特别是小于 3 岁儿童。1 项回顾性队列研究显示[3]，805 例 8 个月～18 岁儿童糖尿病，最初表现为 DKA 占 34%，DKA 独立高危因素有：没有 1 型糖尿病家族史、没有个人医疗保险、3 岁以下、非洲裔美国人。确诊 1 型糖尿病的儿童和青少年，DKA 风险是 1～10/100[4]。1 项回顾性队列研究显示，约有 30% 新发病的儿童和青少年 1 型糖尿病表现为 DKA[5]。另据报道，小于 15 岁儿童，每年新增 1 型糖尿病 12.9～15.4/10 万，30%～49% 表现为 DKA[6,7]。2002—2003 年及 2008—2010 年，小于 19 岁儿童，表现为 DKA 的 2 型糖尿病发病率在减少[5]。

第一节　病因及发病机理

1. 病因

在尚未确诊糖尿病的婴幼儿，延误诊断是 DKA 最常见的病因[4]，在已经确诊糖尿病的儿童，特别是青少年，漏打胰岛素是 DKA 最常见的病因[4]。其次是感染，特别是肺炎、泌尿道感染、脓毒症，其他少见病因包括创伤、休克、精神紧张、怀孕、胰腺炎[1]。另外，还有与 DKA 有关的一些药物，如抗精神病药物，如氯氮平、奥氮平、利培酮、皮质激素、胰高血糖素、拟交感神经药物（万托林、多巴胺、多巴酚丁胺、特布他林、利托君、戊烷脒、干扰素）[1]。据报道，在儿童和青年，1 型糖尿病起病表现为 DKA 的风险与多种因素有关，包括年龄小、误诊、少数民族、生活在美国未投保险、体重指数低、前驱感染、延误治疗[8]。

2. 发病机理

胰岛素水平下降以及反调节激素（儿茶酚胺、胰高血糖素、皮质醇、生长激素）水平升高[1]。激素变化造成的影响[9]：糖原异生及肝糖原分解加速，同时周围组织葡萄糖的利用减少，导致高糖血症；脂肪分解增加，导致游离脂肪酸产生增加，脂肪酸在肝脏转化为酮体，导致酮血症；促炎细胞因子和促凝因子水平增加。

第二节　临 床 表 现

DKA 起病后在约 24 小时内出现症状，包括多饮、多尿、恶心、呕吐、倦怠乏力、嗜睡。体征有脱水、Kussmaul 呼吸（呼吸深长或叹气样呼吸）、呼气中带有酮味、神志改变。

第三节　实验室检查

一、血液检测

葡萄糖、电解质（同时测定阴离子间隙及渗透压）、磷、镁、尿素氮（BUN）、β-羟丁酸、完全血细胞计数及分类、HbA1c、肝功能等[1]。

二、DKA 血液检测的特点

葡萄糖 >13.9 mmol/L，碳酸氢根 <18 mmol/L，β-羟丁酸是 DKA 的主要酮体，其血浆临界值 >1.5 mmol/dL，肝转氨酶可轻度升高，特别是患脂肪肝的患者[1]。据研究，DKA 患者，白细胞升高不是检测细菌感染的良好指标[10]（Ⅱ）。由于疾病的特殊性，以及便于诊断和治疗，对实验室检测结果需要进行计算，相关计算公式如下[1]：

1. 校正血钠水平

血糖每升高 5.55 mmol/L，血钠假性降低 1.6 mmol/L；如果血糖以 mg/dL 为单位，校正血钠 = 实测血钠 + 0.016 ×（血糖 – 100）；如果血糖以 mmol/L 为单位，校正血钠 = 实测钠 + 0.016 ×（血糖 – 5.55）。血钠正常值为 135 ～ 140 mmol/L。

2. 计算阴离子间隙

阴离子间隙 = Na^+ –（Cl^- + HCO_3^-）（单位为 mmol/L），正常阴离子间隙为 7 ～ 13 mmol/L。

3. 计算有效血浆渗透压

有效血浆渗透压 = 2 ×（Na^+ + K^+）+ 血糖 +（BUN/2.8）（单位为 mmol/L），正常血浆渗透压为 285 ～ 295 mmol/L。

4. 计算渗透压间隙

渗透压间隙 = 实测渗透压浓度 – 计算渗透压浓度。正常渗透压间隙为 < 10 mmol/L。

尿液分析/尿酮体（定量）、动脉血气分析、心电图、如果怀疑感染做细菌培养（尿、血等）、如果怀疑心肺疾病做胸片。据研究，$PETCO_2 < 30$ mmHg 可诊断 DKA，$PETCO_2 \geq 36$ mmHg 可排除儿童 DKA[11]（Ⅱ），$PETCO_2 < 30$ mmHg，诊断 DKA 敏感度100%，特异度86%，阳性预测值71%，阴性预测值100%[12]。

心电图（ECG）可能提示电解质异常。低钾血症：ST 段压低、T 波降低或倒置、U 波抬高、QT 和 PR 间期明显延长。高钾血症：高、窄或帐篷形的 T 波，P 波降低或消失，QT 间期缩短，QRS 波增宽。低钙血症：QT 延长，T 波扁平或倒置。高钙血症：ST 缩短或消失，QT 缩短。低镁血症：心律失常。

第四节　诊断及鉴别诊断

DKA 诊断及鉴别诊断，应注意 DKA 的特征，并应同时诊断 DKA 的严重程度[1]。

1. DKA 特征

血清葡萄糖 > 13.9 mmol/L、血清碳酸氢根 < 18 mmol/L、血 pH 值 < 7.3、血清酮体升高及脱水。

2. 鉴别诊断

高血糖高渗状态（详见表 19 - 1）、引起阴离子间隙升高的代谢性酸中毒（乳酸酸中毒、酒精性酮症酸中毒、饥饿性酮症酸中毒、尿毒症、横纹肌溶解症、甲醇中毒、乙二醇中毒、水杨酸中毒、副醛中毒）、胃肠炎、胰腺炎，如果计算有效血浆渗透压 < 320 mmol/L，应考虑 DKA 以外的病因。

3. DKA 严重程度

诊断标准详见表 19 - 2。

表 19 - 1　DKA 与高血糖高渗状态鉴别

	血糖#	动脉血 pH	血碳酸氢盐#	血浆或尿酮体	有效血浆渗透压#	阴离子间隙#	神志改变
DKA	>13.9	<7.3	≤18	阳性	不等	>10 ~ 12	不等
高血糖高渗状态	>33.3	≥7.3	>18	少	>320	不等	嗜睡/昏迷

注：#血糖、血碳酸氢盐、血浆渗透压、阴离子间隙的单位为 mmol/L。

表 19 - 2　DKA 严重程度标准

	血糖#	动脉 pH	血碳酸氢盐#	血浆或尿酮体	有效血浆渗透压#	阴离子间隙#	神志改变
轻度	>13.9	7.24 ～ 7.30	15 ～ 18	阳性	不等	>10	清醒
中度	>13.9	7.00 ～ 7.24	10 ～ 15	阳性	不等	不等	清醒/嗜睡
重度	>13.9	<7.00	<10	阳性	不等	>12	嗜睡/昏迷

注：#血糖、血碳酸氢盐、血浆渗透压、阴离子间隙的单位均为 mmol/L。

第五节　治　疗

重度 DKA 患者应收入 ICU，收入 ICU 的指征包括：症状持续时间长、循环不稳定、或意识水平下降，脑水肿可能性大（如 <5 岁、二氧化碳分压降低、BUN 升高）[4]。监测项目包括：心脏监测，注意心律失常；每小时进行 1 次神经系统、生命体征、出入量评估；每小时进行 1 次周围血糖测定；每 2 ～ 4 小时或按临床需要，监测血气、血糖、钙、磷、镁；常规监测尿酮，直到消失[4]。

一、有关液体的推荐和证据

1. 美国糖尿病协会（American Diabetes Association，ADA）（2006）关于儿童 DKA 补液治疗指南

如果需要扩容，应予以补液以重建周围循环（液体复苏）：立即给予等张液（0.9% 氯化钠或乳酸林格氏液），通常补液量为 10 ～ 20 mL/kg，1 ～ 2 小时输完，按需可重复。评估脱水程度：中度 DKA，估计脱水量 5% ～ 7%；重度 DKA，估计脱水量 10%。补充液体损失量：输注 0.9% 氯化钠或乳酸林格液，最少 4 ～ 6 小时；然后，应用 ≥0.45% 含盐液，加钾；补充累积损失量应 ≥48 小时，均匀输入；所需输液速度极少超过生理维持量的 1.5 ～ 2 倍；尿量不应计算在补液量中。如果有低钠血症（以校正血钠水平为准），液体含钠应增加，但大量 0.9% 盐水可能导致高氯性代谢性酸中毒。应避免输液过快，以减少脑水肿的风险[4]。

2. 国际糖尿病基金会/国际儿童和青少年糖尿病协会（International Diabetes Foundation/International Society for Pediatric and Adolescent Diabetes，IDF/ISPAD）指南推荐（2011）

在儿童 DKA，用于初始液体复苏及初始 4 ～ 6 小时补液治疗应使用 0.9% 盐水输注。

3. 循证医学证据

在 DKA 补液治疗中，Dhatariya[13] 推荐 0.9% 盐水。Kuppermann[14] 进行了 1 项多中心随机对照研究，对共 1 255 例儿童的 1 389 次 DKA，随机分为四个组：快补液组、慢补液组、0.9% 氯化钠组、0.45% 氯化钠组。所有病例初始补液标准均为 10 mL/kg。快补液组：累积损失量为 10%，开始的 12 小时内至少补足累积损失量的一半，在此后的 24 小时内，补充余下的累积损失量和继续损失量。慢补液组：累积损失量 5%，在 48 小时内补充累积损失量及继续损失量。0.9% 氯化钠组：输注 0.9% 氯化钠。0.45% 氯化钠组：输注 0.45% 氯化钠。比较各组治疗后神志改变情况、临床脑损伤情况、恢复至基础水平情况。结果显示补液速度及盐浓度并不影响 DKA 儿童的神经系统治疗效果（Ⅱ）。

Bakes 等[15] 对儿童 1 型糖尿病合并 DKA 进行了 1 项随机对照研究（Ⅲ），共 50 例，随机分为大剂量补液组和小剂量补液组。大剂量补液组：第 1 个小时 20 mL/kg 快速补液，然后 0.675% 氯化钠 + 钾维持补液，速度为 1.5 倍生理需要量。小剂量补液组：第 1 个小时 10 mL/kg 快速补液，然后 0.675% 氯化钠 + 钾维持补液，速度为 1.25 倍生理需要量。所有患儿均于快速补液后输注胰岛素。结果显示，与小剂量补液比较，大剂量补液加快血 pH 及碳酸氢钠恢复，但对住院时间无影响。

Worly 等[16] 回顾性队列研究显示（Ⅱ），股中央静脉置管增加 DKA 患者深部静脉栓塞的风险。Glaser 等[17] 小样本的随机对照研究显示，在儿童 DKA，快速与慢速补液比较，亚临床脑水肿的严重程度相似（Ⅲ）。Felner[18] 回顾性研究显示（Ⅱ），与大量补液方案（每日补液量为生理需要量的 2.5 倍）相比，改良方案［与 ADA（2006）指南推荐的一致，每日补液量为生理需要量的 1.5 倍］具有更少补液量和更少计算量的特点，而且能够更快地纠正酸中毒。

二、有关补钾的推荐和证据

不管血钾如何，DKA 患者均需要补钾。如果有低血钾，扩容后，开始胰岛素之前，立即补钾。如果血钾正常，扩容后，与胰岛素同时补钾。如果有高钾血症，推迟补钾直到有尿为止。如果血钾未检测，心电图可帮助判断血钾状态：心电图显示 T 波低平、QT 延长、U 波提示低钾血症；高尖对称 T 波、QT 延长提示高钾血症。开始补钾浓度为 40 mmol/L，以后根据血钾水平调整。通常补钾速度最高为 0.5 mmol/（kg·h）[4]。

三、有关补镁的推荐和证据

血镁缺乏的症状包括感觉异常、震颤、肌肉痉挛、抽搐和心律失常。当出现低镁症状或血镁 <0.5 mmol/L 时，推荐补充镁[1]。

四、有关补磷的推荐和证据

当血清磷 <0.32 mmol/L 时，推荐补充磷，但没有研究显示补磷有何益处。当低磷

血症伴有肌肉疲劳、横纹肌溶解、溶血、呼吸衰竭或心律失常时，也推荐使用磷酸盐替代疗法。可用磷酸钾补充。应密切监测血钙水平，因为磷酸盐可引起低钙血症，当出现低钙血症时应停用磷酸盐。静脉补充磷酸盐：中度低磷血症（0.3 ～ 0.8 mmol/L），往往不需要积极补充磷酸盐，过度积极静脉补充磷酸盐有如下风险：高磷血症、低血压、肾衰、低钙性抽搐、心电图异常[1,4]。补充磷酸盐的推荐方案（所有初始剂量 2 ～ 4 小时用完）[1,4]：

（1）对于机械通气，中度低磷血症（0.3 ～ 0.8 mmol/L）患者，予磷酸盐 0.08 ～ 0.16 mmol/kg。

（2）对于重度低磷血症（小于 0.32 mmol/L），最近起病无并发症患者，予磷酸盐 0.08 mmol/kg。

（3）对于重度低磷血症（小于 0.32 mmol/L），慢性起病，病因复杂患者，予磷酸盐 0.16 mmol/kg。

有 2 项随机对照研究指出，对于 DKA 患者，静脉补充磷酸盐不见得改善代谢，反而加重低钙血症[19,20]（Ⅲ）。

五、有关胰岛素的推荐和证据

（一）儿童青少年 DKA 的胰岛素应用[4]

（1）儿科患者，不推荐一开始就输注胰岛素（可增加脑水肿的风险）。

（2）补液 1 ～ 2 小时后，才开始静脉输注常规胰岛素，速度 0.1 U/（kg·h）。

（3）用 50 mL 盐水稀释 50 U 常规胰岛素（1 mL = 1 U）。

（4）维持胰岛素输注速度为 0.1 U/（kg·h），直到纠正酸中毒（比血糖恢复正常的时间长）：pH > 7.3，碳酸氢根 > 15 mmol/L 和/或阴离子间隙关闭。

（5）如果没有取得静脉通道，每小时或每 2 小时皮下注射或肌内注射短效或快速胰岛素（天冬胰岛素或赖脯人胰岛素）。

（二）血糖管理

当血糖降至 16.7 mmol/L 或初步扩容后血糖下降速度 > 5 mmol/（L·h）时加用 5% 葡萄糖，也许还需要使用 10% ～ 12.5% 葡萄糖[4]。

六、有关碳酸氢盐的推荐和证据

如果 pH < 6.9，谨慎使用碳酸氢钠 1 ～ 2 mmol/kg，60 分钟输完；如果 pH ≥ 6.9，则不需使用碳酸氢盐[4]。

第六节 随 访

一、DKA 期间监测

每 2～4 小时监测 1 次血糖、电解质、钙、镁、磷、血气，每 6～8 小时测 1 次 BUN、Cr、红细胞压积，直到正常，监测尿酮体直至消失[4]。有研究指出，与监测尿酮体相比，监测血酮体（β-羟丁酸），可更快了解酮症酸中毒是否被纠正[21]（Ⅲ）。

二、纠正 DKA 后

当 pH >7.3、碳酸氢根≥15 mmol/L、阴离子间隙≤12 mmol/L 时，认为 DKA 已经纠正。查找并治疗潜在 DKA 病因，以防复发[4]。儿童 DKA 纠正后，仅当临床明显改善且患者想进食后才口服液体，将静脉补液改成口服补液[4]。当酮症酸中毒纠正后，血糖 <11.1 mmol/L，并且能口服后，胰岛素改为皮下注射[4]。皮下注射常规胰岛素 1～2 小时后或快速胰岛素 15～60 分钟后才停用静脉输注胰岛素[4]。已经诊断糖尿病的患者应恢复原来正常的胰岛素治疗方案[4]。

新诊断糖尿病患者开始皮下注射胰岛素，有以下 2 种方法，可择其一[4]：

1. 用速效和中效胰岛素方案

（1）每日总剂量：青春期前 0.75～1 U/kg，青春期 1.0～1.2 U/kg。

（2）早餐前予每日总量的 2/3，其中，1/3 为速效胰岛素，2/3 为中效胰岛素。

（3）晚餐前予每日总剂量余量的 1/3 或 1/2，作为短效胰岛素。

（4）睡前予剩余剂量，作为中效胰岛素。

2. 基础胰岛素注射方案

（1）予每日总剂量的半量作为基础胰岛素（甘精胰岛素）。

（2）另一半作为短效胰岛素，于每餐前分次给予。

当血糖 >11.1 mmol/L 时，按需要每 4 小时额外补充 1 次速效胰岛素。

第七节 并发症和预后

1. 并发症

DKA 常见的并发症包括低血糖（治疗相关）、低钾血症、急性肾衰、休克、反复高血糖、严重脱水、低磷血症、低镁血症[1]。少见并发症包括横纹肌溶解、血栓形成、中风、纵隔气肿、校正 QT 间期延长、肺水肿、认知功能障碍并记忆丧失[1]。

脑水肿占总病例的 0.5%～1.0%（儿童多见，偶见于成人），一旦出现脑水肿，儿童死亡率 20%～25%[1,4]。据英国 1 项队列研究显示，DKA 患者脑水肿风险估计为 0.68%，相关死亡率约 24%[22]。脑水肿的高危因素包括：较低的动脉血二氧化碳分压，较高的 BUN 和使用碳酸氢盐治疗[23]。

鼻旁窦毛霉菌病是一种罕见的酮症酸中毒相关感染，其特征为：面部疼痛、血性鼻分泌物、眼眶肿胀、眼球突出、视力模糊、意识障碍。

1 项以人口为基础的全国性研究显示，DKA 儿童死亡率稳定在 0.15%～0.30%[4]。小于 24 岁的糖尿病患者，首位死亡病因是脑水肿[1]。

2．DKA 的预防

DKA 的预防包括如下措施[1]：早期诊断，患者和监护人宣教（如提供可给予 24 小时支持的电话，指引患者获得相关教育的资源）。制定病假处理计划，包括：尽早与医生接触；当患者不能进食时，减少而不是停用胰岛素；经常监测血糖；如果血糖 > 13.32 mmol/L，定量测定尿酮体。在使用胰岛素泵的儿童中，在胰岛素泵失效时提供备用胰岛素方案（如基础胰岛素处方）。对于停止、减少胰岛素的儿童：评估其心理、经济、社会和文化障碍等因素，对于因身体形象问题而停用胰岛素或有心理疾病而影响糖尿病治疗的患者，应为其提供心理咨询。

小　结

DKA 是糖尿病常见的代谢性急重症。其特征是高糖血症和酸中毒，是由于胰岛素缺乏所致，而原因常常是已确诊糖尿病患者对胰岛素的依从性差或处理不当，或者是对新发糖尿病的误诊。及时诊断和处理 DKA 的目的是防止并发症，特别是脑水肿，其死亡率高达 20%～25%。

起病时常见症状包括多饮、多尿、恶心、呕吐、虚弱和嗜睡，在大约 24 小时内出现。体征有脱水、Kussmaul 呼吸、呼气有酮味、神志改变。

最初的检测应包括血糖、电解质、酮体、血气、尿酮体定量及尿液分析、心电图、完全血细胞计数、尿培养、血培养、肾功能、肝功能等。

DKA 的诊断性试验结果包括血糖 > 13.9 mmol/L，血碳酸氢根 < 18 mmol/L，血 pH < 7.3。

DKA 治疗包括水电解质、血糖控制和胰岛素应用：

1．水电解质

输注 0.9% 生理盐水或乳酸林格氏液 10～20 mL/kg 进行液体复苏（根据休克情况可重复）。经过初步补液后，评估脱水程度，补充液体累积损失量的时间应 ≥48 小时。因为过度补液增加脑水肿的风险，因此要避免输液速度过快，一般不超过生理维持量的 1.5～2.0 倍，并且最初的 4～6 小时使用 0.9% 生理盐水或乳酸林格氏液，然后使用 ≥0.45% 盐水。在静脉补液中加钾（如果有高血钾，则见尿后补钾）。如果血镁 < 0.5 mmol/L，应考虑补镁。如果血磷 < 0.32 mmol/L，可考虑用磷酸钾补磷。

2. 葡萄糖和胰岛素

补液 1 ~ 2 小时后开始胰岛素治疗。胰岛素用量是 0.1 U/（kg·h），持续输注直至 DKA 被纠正（pH > 7.3，碳酸氢根 > 15 mmol/L，或阴离子间隙 < 12 mmol/L）；对于纠正 DKA 后对胰岛素非常敏感的婴幼儿，剂量减至 0.05 U/（kg·h）；当酸中毒纠正后且血糖 < 11.1 mmol/L 及患者能口服液体时，胰岛素改为皮下注射。当血糖降到 16.7 mmol/L 或以 > 5 mmol/（L·h）速度下降时，加用 5% 葡萄糖，然后调整葡萄糖浓度以维持血糖在 8.4 ~ 13.9 mmol/L。

参考文献

[1] WESTERBERG D P. Diabetic ketoacidosis：evaluation and treatment [J]. American Family Physician, 2013, 87 (5)：337 – 346.

[2] PINHAS-HAMIEL O, DOLAN L M, ZEITLER P S. Diabetic ketoacidosis among obese African-American adolescents with NIDDM [J]. Diabetes Care, 1997, 20 (4)：484 – 486.

[3] KLINGENSMITH G J, TAMBORLANE W V, WOOD J, et al. Diabetic ketoacidosis at diabetes onset：still an all too common threat in youth [J]. J Pediatr, 2013, 162 (2)：330 – 334, e331.

[4] WOLFSDORF J, GLASER N, SPERLING M A. Diabetic ketoacidosis in infants, children, and adolescents：a consensus statement from the american diabetes association [J]. Diabetes Care, 2006, 29 (5)：1150 – 1159.

[5] DABELEA D, REWERS A, STAFFORD J M, et al. Trends in the prevalence of ketoacidosis at diabetes diagnosis：the search for diabetes in youth study [J]. Pediatrics, 2014, 133 (4)：e938 – 945.

[6] PRONINA E A, PETRAIKINA E E, ANTSIFEROV M B, et al. A 10-year (1996 – 2005) prospective study of the incidence of type 1 diabetes in moscow in the age group 0 – 14 years [J]. Diabetic Medicine, 2008, 25 (8)：956 – 959.

[7] KHAWARI M, SHALTOUT A, QABAZARD M, et al. Incidence and severity of ketoacidosis in childhood-onset diabetes in Kuwait. [J]. Diabetes Research and Clinical Practice, 1997, 35 (2 – 3)：123 – 128.

[8] USHER-SMITH J A, THOMPSON M J, SHARP S J, et al. Factors associated with the presence of diabetic ketoacidosis at diagnosis of diabetes in children and young adults：a systematic review [J]. BMJ, 2011, 343：d4092.

[9] KITABCHI A E, UMPIERREZ G E, MILES J M, et al. Hyperglycemic crises in adult patients with diabetes [J]. Diabetes Care, 2009, 32 (7)：1335 – 1343.

[10] FLOOD R G, CHIANG V W. Rate and prediction of infection in children with diabetic ketoacidosis [J]. The American Journal of Emergency Medicine, 2001, 19 (4)：270 – 273.

[11] FEARON D M, STEELE D W. End-tidal carbon dioxide predicts the presence and severity of acidosis in children with diabetes [J]. Academic Emergency Medicine, 2002, 9 (12)：1373 – 1378.

[12] GILHOTRA Y, PORTER P. Predicting diabetic ketoacidosis in children by measuring end-tidal CO_2 via non-invasive nasal capnography [J]. J Paediatr Child Health, 2007, 43 (10)：677 – 680.

[13] DHATARIYA K K. Diabetic ketoacidosis [J]. BMJ, 2007, 334 (7607)：1284 – 1285.

[14] KUPPERMANN N, GHETTI S, SCHUNK J E, et al. Clinical trial of fluid infusion rates for pediatric diabetic ketoacidosis [J]. N Engl J Med, 2018, 378 (24)：2275 – 2287.

[15] BAKES K, HAUKOOS J S, DEAKYNE S J, et al. Effect of volume of fluid resuscitation on metabolic

normalization in children presenting in diabetic ketoacidosis: a randomized controlled trial [J]. The Journal of Emergency Medicine, 2016, 50 (4): 551 – 559.

[16] WORLY J M, FORTENBERRY J D, HANSEN I, et al. Deep venous thrombosis in children with diabetic ketoacidosis and femoral central venous catheters [J]. Pediatrics, 2004, 113 (1 Pt 1): e57 – 60.

[17] GLASER N S, WOOTTON-GORGES S L, BUONOCORE M H, et al. Subclinical cerebral edema in children with diabetic ketoacidosis randomized to 2 different rehydration protocols [J]. Pediatrics, 2013, 131 (1): e73 – 80.

[18] FELNER E I, WHITE P C. Improving management of diabetic ketoacidosis in children [J]. Pediatrics, 2001, 108 (3): 735 – 740.

[19] FISHER J N, KITABCHI A E. A randomized study of phosphate therapy in the treatment of diabetic ketoacidosis [J]. J Clin Endocrinol Metab, 1983, 57 (1): 177 – 180.

[20] WILSON H K, KEUER S P, LEA A S, et al. Phosphate therapy in diabetic ketoacidosis [J]. Archives of Internal Medicine, 1982, 142 (3): 517 – 520.

[21] KLOCKER A A, PHELAN H, TWIGG S M, et al. Blood beta-hydroxybutyrate vs. Urine acetoacetate testing for the prevention and management of ketoacidosis in type 1 diabetes: a systematic review [J]. Diabetic Medicine, 2013, 30 (7): 818 – 824.

[22] EDGE J A, HAWKINS M M, WINTER D L, et al. The risk and outcome of cerebral oedema developing during diabetic ketoacidosis [J]. Arch Dis Child, 2001, 85 (1): 16 – 22.

[23] GLASER N, BARNETT P, MCCASLIN I, et al. Risk factors for cerebral edema in children with diabetic ketoacidosis. [J]. N Engl J Med, 2001, 344 (4): 264 – 269.

第二十章 过 敏 反 应

过敏反应（anaphylaxis）是一种急性、致命性的全身反应，可迅速进展为呼吸道梗阻和心血管衰竭。过敏反应可能与其他过敏性情况有关，常见的诱因包括食物过敏原、药物、昆虫蜇伤、造影剂、乳胶暴露，病史是诊断过敏反应及其病因的重要工具。本文主要参考的权威指南为美国变态反应哮喘及免疫学会/美国变态反应哮喘免疫学院（AAAAI/ACAAI）关于过敏反应的急诊临床手册[1]。

第一节　实验室检查

如果病史已经很确切，则实验室检查是不必要的[1]。

一、确诊试验

过敏反应发病时，用于确诊的最重要的试验有血清类胰蛋白酶、起病 30 ～ 60 分钟内血浆组胺、24 小时尿组胺代谢产物、尿前列腺素 D2[1,2]。

二、病因诊断试验

对于有可疑过敏反应病史的患者，用于病因诊断的实验室检查包括皮肤过敏试验、体外试验（过敏原特异性 IgE）或激发试验[1]。

1. 食物过敏反应

如果在可疑或明确过敏原接触后出现相关症状体征，无须实验室检查即可做出诊断。诊断并非依赖血清类胰蛋白酶升高。对于难以解释的过敏反应或对红肉迟发型全身性过敏反应，特别是有蜱叮咬病史的患者，检测寡糖 α - 半乳糖（oligosaccharide alpha-gal）特异性 IgE 抗体（AAAAI/ACAAI 推荐，C 水平）。

2. 药物过敏反应

对可能出现青霉素过敏反应的患者进行皮肤测试，测试主要（苯青霉酰多赖氨酸）和次要（青霉素 G）青霉素成分（阴性预测值 95% ～ 99%）（AAAAI/ACAAI 强推荐，B 水平）。对于生物制剂过敏的患者，考虑皮肤试验（AAAAI/ACAAI 强推荐，C 水平）。

3. 乳胶过敏反应

推荐首选血清乳胶特异性 IgE，但如果临床可能性较大时，实验检查阴性仍不能排除乳胶过敏。对于高危患者，或临床上存在乳胶过敏病史而 IgE 试验阴性的患者，考虑使用乳胶提取物进行皮肤点刺试验[3]（AAAAI/ACAAI 无推荐，C 水平）。

4. 针昆虫过敏反应

不推荐常规进行体外或皮肤毒液特异性 IgE 抗体试验（AAAAI/ACAAI 强推荐，A 水平）。考虑基线血清类胰蛋白酶水平以排除肥大细胞增多症（AAAAI/ACAAI 强推荐，A 水平）。如果需要评估针昆虫过敏，进行毒液皮肤试验（对诊断很敏感），但体外试验仅作为一个替补试验（AAAAI/ACAAI 强推荐，A 水平）。如果是火蚁或针昆虫，建议用虫整体提取物进行皮肤试验（AAAAI/ACAAI 推荐，B 水平）。因为高达 25% 成人对毒液过敏无临床表现，因此病史是至关重要的（AAAAI/ACAAI 强推荐，B 水平）。过敏试验的程度不能可靠地预示昆虫针刺的反应严重度（AAAAI/ACAAI 推荐，B 水平）。检测血清类胰蛋白酶基线水平，如果升高，进行骨髓检查以排除肥大细胞增多症。

5. 围手术期过敏反应

由于患者不能交流、缺乏皮肤症状且有几种药物同时应用的情况，因此，诊断困难（AAAAI/ACAAI 推荐，B 水平）。对于可疑神经肌肉阻滞剂、β-内酰胺酶抗菌药物或苯巴比妥类药物过敏，建议皮肤试验（AAAAI/ACAAI 推荐，C 水平）。

6. 精液过敏反应

取男性伴侣新鲜完整精浆或其成分进行皮肤试验可确立诊断，需要排除对天然乳胶避孕套或能通过精液的药物或食物成分过敏（AAAAI/ACAAI 推荐，D 水平）。

7. 运动过敏反应

鉴别病史中潜在的共同诱发因素，评估相关食物过敏原导致的过敏；运动试验不能稳定地重现症状，因此，不是一个有价值的诊断试验（AAAAI/ACAAI 推荐，C 水平）。

8. 其他过敏反应

如果过敏反应是由于肥大细胞增多症、肥大细胞激活综合征或单克隆肥大细胞激活综合征所致，对于符合肥大细胞疾病诊断标准的患者，建议进行骨髓活检，应用肥大细胞类胰蛋白酶抗体免疫组化染色；骨髓血流式细胞仪检查在 CD117 阳性肥大细胞上证实 CD2、CD25 共同表达，或骨髓活检标本免疫组化分析可提供对系统性肥大细胞增多症诊断的有用而敏感的信息（AAAAI/ACAAI 推荐，B 水平）。

对于特发性过敏反应或昆虫叮咬过敏的患者，如果存在以下任何 1 项，应进行系统性肥大细胞增多症评估（AAAAI/ACAAI 强推荐，D 水平），包括：皮肤型肥大细胞增多症；不能解释的器官肿大；不能解释的血细胞减少或血小板减少症；反复发作的重度过敏反应；在没有全身性过敏反应的情况下，血清类胰蛋白酶水平升高。

三、鉴别诊断试验

有助于鉴别诊断的实验室检查包括：①测 C4 浓度，有助于排除遗传性神经性水肿或获得性 C1 抑制因子缺乏症。②对于嗜铬细胞瘤：神经肽（如嗜铬粒蛋白 A）、24 小时尿儿茶酚胺、血清邻苯酚、CT、MRI、单光子发射计算机断层扫描（应用奥曲肽或喷曲肽与肿瘤结合）。③对于类癌综合征：血清素、尿 5 - 羟吲哚乙酸。④对于分泌血管活性多肽的胃肠肿瘤，进行血清血管肠激素多肽板检查［如胰抑制素、胰腺激素、血管肠多肽（vasoactive intestinal peptide，VIP）、P 物质］。⑤对于有青霉素过敏史的成人，青霉素皮肤试验对 IgE 介导的青霉素过敏反应的阴性预测值 >99%[1,3]。

第二节　诊　断

过敏反应常见症状包括神经性水肿、荨麻疹、瘙痒、脸红、皮疹、呼吸急促、吞咽困难、心悸、流涕、呕吐、腹泻、腹部绞痛、濒死感、头晕目眩、晕厥、头痛。过敏反应的常见体征有意识水平下降、低血压、呼吸困难、喘鸣、喘息、广泛或局部红疹、荨麻疹和/或神经性水肿。对于过敏反应的患者，应立即评估呼吸道、呼吸、循环及意识水平，并迅速作出诊断及处理。

有以下情况之一者，可诊断为过敏反应：

（1）不管是否接触过敏原，出现急性皮肤或黏膜反应（如荨麻疹、瘙痒、脸红、口腔肿胀、神经性水肿），并至少具有以下 3 项中之 1 项：

1）呼吸功能不全（呼吸困难、喘鸣、喘息、低氧血症）。

2）血压下降或终末器官低灌注体征。

3）终末器官功能不全症状（如肌张力减退、晕厥、尿失禁）。

（2）接触可疑过敏原后，快速（数分钟到数小时）出现以下 4 项中的 2 项以上者：

1）累及皮肤或黏膜组织。

2）呼吸功能不全。

3）血压下降或终末器官功能不全症状（如肌张力减退、晕厥、尿失禁）。

4）持续的胃肠症状（如呕吐、腹部绞痛）。

（3）接触已知过敏原后（数分钟至数小时）收缩压降低超过 30%。

不同年龄低血压标准不同：成人，收缩压 <90 mmHg；11 ~ 17 岁，收缩压 <90 mmHg；1 ~ 10 岁，收缩压 <［70 +（2×岁数）］mmHg；1 个月至 1 岁，收缩压 <70 mmHg；足月儿（0 ~ 28 天），收缩压 <60 mmHg。

有些患者可能不会出现上述 3 项的任何 1 项（如接触可疑过敏原后仅表现为单个系统症状）。

第三节 治　　疗

一、紧急处理

（一）发病时处理（AAAAI/ACAAI 强推荐，D 水平）[4]

1. 常规处理

肌内注射肾上腺素（推荐剂量：成人 0.3 ～ 0.5 mg，儿童 0.01 mg/kg，每 5 ～ 15 分钟重复 1 次。如无效，最多注射 3 次）；尽可能消除过敏原；维持呼吸道通畅，评估气道、呼吸、循环和疾病发展趋势，如果有必要，使用最有效而又尽可能非侵入性的方法维持呼吸道通畅；必要时，进行心肺复苏。

2. 辅助治疗

成人或青少年采取斜卧位（AAAAI/ACAAI 推荐，C 水平），婴幼儿采取舒适体位，孕妇采取左侧卧位（AAAAI/ACAAI 推荐，C 水平）。面罩吸氧，8 ～ 10 L/min；当出现循环衰竭或对肾上腺素治疗无效时，应静脉补液（AAAAI/ACAAI 强推荐，C 水平）。

3. 其他治疗措施

雾化吸入（如舒喘宁）；如果患者正在口服 β - 肾上腺受体阻滞剂或对肾上腺素治疗无效，可静脉注射胰高血糖素 1 ～ 5 mg（AAAAI/ACAAI 强推荐，C 水平）；如果肾上腺素肌内注射无效，改输注，速度 2 μg/min，逐渐增加至 10 μg/min；对于难治性患者，不能通过静脉输注时，可通过骨髓补液和输注肾上腺素。

4. 紧急救援系统

使用肾上腺素后，如果无效或为重度过敏反应，则应启动紧急救援系统（AAAAI/ACAAI 强推荐，C 水平）。

5. 难治性过敏反应

应采取高级呼吸道维持，如声门上气道、气管内插管、环甲软骨切开术（对明显喘鸣患者、严重喉水肿或辅助通气不成功者）；对于其他治疗无效患者，应用血管升压药（如多巴胺）；可供选择的辅助治疗（有效性未证实）还包括抗组胺药物、皮质激素。

（二）指南推荐

查找严重或致命过敏反应的潜在高危因素（AAAAI/ACAAI 中等推荐，C 水平）[4]，如花生或坚果（特别是在青少年）、心血管疾病史、哮喘病史、肾上腺素使用延迟、双相过敏反应的病史、高龄患者、肥大细胞病。

二、治疗场所

AAAAI 及 ACAAI 联合推荐：

1. 急诊科

过敏反应在急诊科处理后（AAAAI/ACAAI 中等推荐，C 水平）[4]：

（1）应观察 4～8 小时。

（2）如果有重度过敏反应的高危因素，观察时间应延长，如有哮喘、双相过敏反应或延迟过敏反应病史。

2. 在非急诊科

（1）观察时间应个体化（AAAAI/ACAAI 强推荐，C 水平）[1]。

（2）对于有重度过敏反应高危因素病史的患者，观察时间应延长（AAAAI/ACAAI 强推荐，C 水平）[1]。

（3）应考虑如下情况[3]：

1）过敏反应的严重性及持续时间。

2）患者住地到最近急诊中心的距离。

3）患者对治疗的反应。

4）过去过敏反应的发病模式（如延迟过敏反应或双相过敏反应）。

5）合并症。

6）双相过敏反应的可能性：发生率为 1%～23%，起始相到第 2 相所需时间最常见是 10 小时[3]。

3. 观察期应延长或收住院

如出现以下情况者，观察期应延长或收住院[1]：

1）过敏原已经吸收。

2）需要肾上腺素超过 1 个剂量以上。

3）咽部水肿。

4）症状严重或持续时间延长（如喘息、低血压）。

1 项系统综述[5]（Ⅱ）共 8 个观察性研究，57 例患者，结果显示，大部分双相过敏反应在 8 小时内出现，但也可长达 72 小时后出现。

三、水、电解质

1. 生理盐水补液

如果出现循环衰竭或肌内注射肾上腺素无效等情况，给予生理盐水补液（AAAAI/ACAAI 强推荐，C 级）[1]

2. 低血压患者

予生理盐水快速输注。成人，第 1 个 5 分钟 5～10 mL/kg；儿童，第 1 小时最快 30 mL/kg。

3. 血压正常患者

常需要快速补液，初始生理盐水以适当的速度输注以维持静脉通道（如 125 mL/h）。

4. 盐水类型和剂量

生理盐水是首选。选择生理盐水，而不选择胶体液。乳酸林格氏液可引起酸中毒；葡萄糖可快速从循环内渗出到间质。心脏病或慢性肾病的患者，应注意避免液体过负荷[3]。

5. 大号输液管

如果患者出现循环衰竭，应用大号输液管以便经静脉或骨髓输注大量液体（AAAAI/ACAAI 强推荐，B 级）[4]。

6. 骨髓通道

如果医生技术熟练且不能建立静脉通道时可以快速建立骨髓通道，骨髓输液需加压[3]。

四、药物

（一）肾上腺素

肾上腺素是治疗过敏反应的一线药物（AAAAI/ACAAI 强推荐，B 水平）[4]，对于一些没有完全符合过敏反应诊断标准的患者（如可疑过敏原接触史，仅出现个别症状的患者），早期使用肾上腺素是有益的[1]，诊断过敏反应后应立即肌内注射肾上腺素（AAAAI/ACAAI 强推荐，B 水平）[4]，根据病情，每5～15分钟重复给药1次，以控制症状和升高血压[1]。

疑似过敏反应急诊处理后，给患者提供一个合适的肾上腺素注射器，作为过敏反应专科治疗前的过渡措施[2]。有下述情况者，提供自助注射肾上腺素及使用说明以备急用[1]：有过敏反应病史（AAAAI/ACAAI 强推荐，C 水平）、过敏反应高危者（AAAAI/ACAAI 强推荐，C 水平）、系统性肥大细胞增多症、单克隆肥大细胞激活综合征及肥大细胞激活综合征患者（AAAAI/ACAAI 强推荐，D 水平）。

未发现评价肾上腺素自助注射器治疗过敏反应的随机对照试验。对于将来要用肾上腺素自助注射器的青少年，与用虚假的自助注射器实践练习比较，在监督下使用带针头的空注射器进行实践练习效果更好，可改善将来自助注射的舒适性[6]（Ⅱ）。

肾上腺素肌肉注射无效者，应 iv（AAAAI/ACAAI 中等推荐，C 级）[4]；治疗心肺骤停，予大剂量肾上腺素[1]，成人予 1∶10 000 溶液 1 mg，iv，如病情无好转，3～5分钟可重复给药；儿童予 1∶10 000 溶液，0.01 mg/kg，如病情无好转，3～5分钟可重复给药。未发现肾上腺素治疗过敏反应的随机或准随机对照试验。据报道，与皮下注射比较，肾上腺素肌内注射达到最高血浆浓度速度更快[7]（Ⅲ）。

当患者对肌内注射肾上腺素无效或静脉通道不适用时，可建立骨髓通道（AAAAI/ACAAI 中等推荐，D 级）[4]。据报道，其他成功途径还包括肾上腺素吸入，舌下给药，气管内给药[1]。但有证据显示院外吸入肾上腺素治疗过敏反应可能无效[8]（Ⅲ）。

（二）抗组胺药物

在过敏反应的初始治疗中，不要首选 H1 或 H2 受体拮抗剂，因为其起效较肾上腺素慢，仅作为肾上腺素的辅助用药（AAAAI/ACAAI 强推荐，B 级）[1]；澳大利亚临床免疫学和变态反应协会反对使用抗组胺药物治疗过敏反应，认为过敏反应的唯一治疗方法是立即使用肾上腺素。

抗组胺药物仅为二线药，作为肾上腺素的辅助用药[1,4]：

1．H1 受体拮抗剂

苯海拉明：成人 25 ～ 50 mg，儿童 1 mg/kg（最大剂量 50 mg）肌内注射或静脉注射（10 ～ 15 分钟）。

2．H2 受体拮抗剂

雷尼替丁：成人 1 mg/kg、儿童 12.5 ～ 50 mg 肌内注射或缓慢静脉注射；也可用 5% 葡萄糖稀释成浓度不大于 2.5 mg/mL（20 mL）液体静脉注射（时间 > 5 min）[3]。静脉注射西咪替丁可能增加低血压发生率。

可以口服时，优先选择无或少镇静作用的抗组胺药（如西替利嗪），而不选择有镇静作用的抗组胺药（如苯海拉明或氯苯那敏），以避免嗜睡或认知功能受损。

H1 受体拮抗剂不能预防或减轻上呼吸道梗阻、低血压或休克；口服后起效时间为 1 ～ 3 小时；第一代有镇静作用的 H1 受体拮抗剂（包括苯海拉明、氯苯那敏、异丙嗪）对于注射肾上腺素后仍残留荨麻疹时，作为辅助药是有一定作用的[9]，但可能损害对症状的自我认知能力。

未发现评价 H1 受体拮抗剂物治疗过敏反应的随机对照研究[10]，治疗轻度急性荨麻疹方面，与苯海拉明单独静脉注射相比，雷尼替丁和苯海拉明联合使用更有效[11]（I）。

（三）血管升压药

1．对于补液及肾上腺素注射无效的低血压

有心脏监护的情况下，考虑血管升压药输注；在患者到达重症监护病房前，可考虑延迟使用血管升压药。多巴胺 2 ～ 20 μg/（kg·min），也可选用去甲肾上腺素[1,3]。

2．胰高血糖素

当患者已经应用 β 受体阻滞剂，此时又需要使用血管升压药时，考虑胰高血糖素（AAAAI/ACAAI 强推荐，C 水平）[1]，胰高血糖素剂量：成人 1 ～ 5 mg（儿童 20 ～ 30 μg/kg，最大 1 mg）静脉注射（ > 5 min），然后 5 ～ 15 μg/min 速度滴定，直到起效。在昏睡和反应差的患者，由于呕吐和吸入的风险，应注意保护气道；双侧斜卧位可提供足够的气道保护。同时应予等张液扩容[3]。

（四）糖皮质激素

在过敏反应的初始治疗中，皮质激素起效慢，故不应首选，仅作为肾上腺素的辅助用药（AAAAI/ACAAI 强推荐，B 级）[1]；全身应用激素的治疗作用并不明显，但可以

防止复发或恶化[1]；关于应用皮质激素预防双相过敏反应或迟发反应的相关证据无一致性[1]。

糖皮质激素剂量：成人，氢化可的松200 mg，iv，甲基强的松龙50 ～ 100 mg，iv，或等量强的松口服。儿童，甲基强的松龙 1 mg/kg，iv（最大剂量 50 mg），氢化可的松，iv（剂量不超过 100 mg），或相等剂量强的松口服[12]。

未发现评价糖皮质激素治疗过敏反应的相关研究。

（五）其他药物

支气管痉挛，可吸入 β 受体激动剂，必要时重复（AAAAI/ACAAI 推荐，B 级）[1]。

第四节 随 访

过敏反应急诊治疗后应观察 4 ～ 8 小时，如果有重度过敏反应病史如哮喘、双相过敏反应或迁延性过敏反应者，观察时间要延长（AAAAI/ACAAI 强推荐，B 级）；应开出自助注射肾上腺素处方（AAAAI/ACAAI 强推荐，C 级）；制定如何、何时使用肾上腺素的行动计划（AAAAI/ACAAI 强推荐，C 级）；建议患者看变态反应专科（AAAAI/ACAAI 中等推荐，C 级），同时，加强患者预防策略宣教[1,4]。

第五节 预 后

围手术期过敏反应的死亡率是 1.4% ～ 6.0%，脑损伤的发生率是 2%[1]。在过敏反应死亡病例中，食物过敏原占 30%[3]。在食物性过敏反应中，与死亡相关的高危因素包括青少年或年轻人、过敏病史、花生或坚果过敏、哮喘病史、缺乏皮肤症状、肾上腺素使用延迟（AAAAI/ACAAI 推荐，C 水平）[1]。

加重过敏反应的高危因素[9]：

1. 年龄相关的因素

婴儿：未做出诊断，无适当的肾上腺素自助注射剂量；青少年和年轻人：冒险行为；老年人：受教育的程度及毒液介导的过敏反应。

2. 合并症

哮喘及其他呼吸道疾病，特别是重度或未控制的呼吸道疾病；心血管疾病如高血压；肥大细胞增多症和克隆肥大细胞性疾病；过敏性鼻炎和湿疹（与食物、运动有关，乳胶过敏）；抑郁症或其他精神疾病（可能损害对疾病的认识）；甲状腺疾病（有些患者合并特发性过敏反应）。

3. 同时使用药物或化学物品

可加重病情的药物包括：β 受体阻滞剂，血管紧张素转换酶抑制剂（angiotensin converting enzyme inhibitors，ACEI）。可损害对疾病认知的化学物品包括：镇静剂/安眠药、抗抑郁药物、酒精、吸毒。β 受体阻滞剂可加重过敏反应，或使过敏反应更难以治疗[1]，其原理包括：对肾上腺素反应迟钝，增加支气管痉挛的风险，降低心脏收缩力，心动过缓，严重低血压。

4. 双相过敏反应

约23%患者有双相过敏反应[1]，从初始相到第 2 相发病，大部分在 10 小时内（1～72 小时），在致命和重度的食物过敏中，高达 25% 患者出现双相过敏反应（AAAAI/ACAAI C 级）[3]。在儿童过敏反应，双相过敏反应发生率约 6%[13]（Ⅱ），高危因素包括食物过敏（皮肤试验阳性）、异位性皮炎、荨麻疹/神经性水肿[14]（Ⅱ），对双相过敏反应的预防治疗时间不应超过 2～3 天[15]。

第六节　预　　防

一、过敏原免疫疗法

过敏原免疫疗法由受过专业培训的专业人员开展，治疗后应该观察 30 分钟以上，并且要在能提供适当治疗和风险最小化的场所进行（AAAAI/ACAAI 推荐，C 水平）[1]。

注射过敏原免疫疗法引起致命或重度过敏反应的风险较低（AAAAI/ACAAI 推荐，C 水平）[1]。对于哮喘患者，发生重度全身过敏反应风险较高，故应评估哮喘的控制情况（AAAAI/ACAAI 推荐，C 水平）。在进行毒液过敏反应的免疫疗法时，如果还要同时治疗高血压，应考虑替换正在使用的 ACEI 和 β 受体阻滞剂（AAAAI/ACAAI 推荐，C 水平）。对正在使用 β 受体阻滞剂的患者，如果经过评估，认为益处超过风险时，才开始或继续使用注射过敏原免疫疗法（如患者对膜翅目昆虫过敏）（AAAAI/ACAAI 推荐，C 级）。服用 β 受体阻滞剂的患者，其过敏反应的治疗更困难（AAAAI/ACAAI C 级），但 β 受体阻滞剂是否增加重度全身性过敏反应风险尚无定论（AAAAI/ACAAI 无推荐，B 级）[3]。

1. 毒液免疫治疗

对膜翅目昆虫出现全身过敏的患者进行毒液免疫治疗（AAAAI/ACAAI 强推荐，A 水平）。对于针昆虫过敏患者，过敏原（适当的带刺昆虫毒液）免疫治疗疗效高达 80%～90%[1]。大部分患者 5 年后出现对膜翅目昆虫严重过敏的残留风险降低（< 5%），此时可停止免疫治疗。

2. 口服免疫治疗

对于食物过敏，口服免疫治疗仅是一种要求专业人员监督，并在专业场所进行的研究方法[9]。

有研究显示，在乳胶过敏医务人员中，乳胶舌下免疫疗法可以治疗乳胶过敏，但全身性过敏反应发生率很高[16]（Ⅱ）。

二、食物过敏反应预防

在长期的治疗中，避免食物过敏原是关键（AAAAI/ACAAI 强推荐，C 水平）。建议对 α-半乳糖过敏的患者避免食用所有哺乳动物肉类（AAAAI/ACAAI 推荐，C 水平）。给所有患者 2 个肾上腺素自助注射器，以备急用（AAAAI/ACAAI 推荐，B 水平）。在食物过敏方面，没有比较脱敏治疗风险与疗效的相关证据，因此不能把脱敏治疗作为预防措施（AAAAI/ACAAI 推荐，A 水平）[1]。

三、药物过敏反应预防

1. 脱敏

对下列因素过敏的患者，如果有需要，对患者脱敏诱导临时耐受[1]。

（1）药物（AAAAI/ACAAI 推荐，C 水平）。

（2）生物制剂，且没有其他的治疗替代方法（需要注意的是，重复脱敏应根据两次输注间隔而定）（AAAAI/ACAAI 强推荐，C 水平）。

2. 对于正在使用奥玛珠单抗的患者

（1）给予自助肾上腺素注射器，建议用药前和用药后 24 小时都要携带（AAAAI/ACAAI 强推荐，D 水平）[1]。

（2）前 3 次注射，要观察 2 小时，以后的每次注射观察 30 分钟（AAAAI/ACAAI 强推荐，C 水平）[1]。

3. 有青霉素过敏史患者的抗生素选择

（1）如果青霉素皮试阴性，对青霉素过敏患者使用头孢菌素是安全的（AAAAI/ACAAI B 级）。

（2）有青霉素过敏史患者，青霉素皮试阳性时，可以进行如下处理（AAAAI/ACAAI C 级）[3]：

1）使用非 β-内酰胺类抗生素代替。

2）分级使用头孢菌素。

3）快速脱敏使用头孢菌素。

四、术期过敏反应预防

使用抗组胺药物和皮质激素不能预防围手术期过敏反应，但可用于特定人群，如可预防造影剂过敏或特发性过敏反应（AAAAI/ACAAI 推荐，C 水平）[1]。

五、乳胶过敏反应预防

随着手术乳胶产品使用的减少，乳胶过敏反应发生率正在减少；对于乳胶过敏高风险的患者，避免接触更重要。外科手术或术中常用的含乳胶物品包括：面罩、静脉输液袋、麻醉袋和管子、输液套件、血压袖带、导管、气管插管、手套、注射器等[1]。

六、运动过敏反应预防

对于运动过敏反应，预防用药无效（AAAAI/ACAAI 推荐，D 水平）。如果是与特殊食物有关的运动过敏反应，则避免餐后立即运动（AAAAI/ACAAI 强推荐，C 水平），尽可能避免过敏食物，进食后 4 ~ 6 小时不要运动。运动过敏反应患者，应该携带肾上腺素，穿着/携带（运动过敏反应）身份标志，并且运动中有人陪伴，要确保陪伴人员熟悉使用肾上腺素自助注射器，在出现症状征兆时，立即停止运动，运动会加重伤害（AAAAI/ACAAI 强推荐，D 水平）[1]。

七、造影剂过敏反应预防

1. AAAAI/ACAAI 推荐
有造影剂过敏反应病史者，推荐强的松及苯海拉明（AAAAI/ACAAI 强推荐，D 级）；在暴露造影剂前，应用强的松和抗组胺药物（AAAAI/ACAAI 推荐，C 级）[1]。

2. 欧洲泌尿生殖道放射指南推荐
评估造影剂过敏的过去史，有造影剂过敏史者，考虑使用皮质激素预防[17]。

3. 美国心脏病学院基金会/美国心脏协会/美国心血管造影和介入学会（ACCF/AHA/Society for Cardiovascular Angiography and Intervention，ACCF/AHA/SCAI）推荐
对于有确切造影剂过敏病史的患者，要确保在再次使用造影剂之前接受适当的皮质激素和抗组胺药物预防治疗（ACCF/AHA I 级，B 水平）。对于对甲壳类或海洋食物过敏的患者，造影剂过敏的预防无效（ACCF/AHA III 级，无效，C 水平）[18]。

研究也显示，提前使用抗组胺药或皮质激素，均可降低静脉注射造影剂过敏反应的风险[19]（II）。

八、特发性过敏反应预防

特发性过敏反应发作≥6 次/年，或 2 个月内发作≥2 次，推荐进行药物预防。药物包括糖皮质激素和抗组胺药（AAAAI/ACAAI 推荐，C 水平）[1,9]。

参考文献

[1] LIEBERMAN P, NICKLAS R A, RANDOLPH C, et al. Anaphylaxis—a practice parameter update 2015 [J]. Annals of Allergy, Asthma & Immunology, 2015, 115 (5): 341 – 384.

[2] DZINGINA M, STEGENGA H, HEATH M, et al. Assessment and referral after emergency treatment of a suspected anaphylactic episode: summary of nice guidance [J]. BMJ, 2011, 343: d7595.

[3] LIEBERMAN P, NICKLAS R A, OPPENHEIMER J, et al. The diagnosis and management of anaphylaxis practice parameter: 2010 update [J]. The Journal of Allergy and Clinical Immunology, 2010, 126 (3): 477 – 480, e471 – 442.

[4] CAMPBELL R L, LI J T, NICKLAS R A, et al. Emergency department diagnosis and treatment of anaphylaxis: a practice parameter [J]. Annals of Allergy, Asthma & Immunology, 2014, 113 (6): 599 – 608.

[5] LIEBERMAN P. Biphasic anaphylactic reactions [J]. Annals of allergy, Asthma & Immunology, 2005, 95 (3): 217 – 226, 258.

[6] SHEMESH E, D'URSO C, KNIGHT C, et al. Food-allergic adolescents at risk for anaphylaxis: a randomized controlled study of supervised injection to improve comfort with epinephrine self-injection [J]. The Journal of Allergy and Clinical Immunology in Practice, 2017, 5 (2): 391 – 397. e394.

[7] SIMONS F E, ROBERTS J R, GU X, et al. Epinephrine absorption in children with a history of anaphylaxis [J]. The Journal of Allergy and Clinical Immunology, 1998, 101 (1 Pt 1): 33 – 37.

[8] SIMONS F E, GU X, JOHNSTON L M, et al. Can epinephrine inhalations be substituted for epinephrine injection in children at risk for systemic anaphylaxis? [J]. Pediatrics, 2000, 106 (5): 1040 – 1044.

[9] SIMONS F E. Anaphylaxis [J]. The Journal of Allergy and Clinical Immunology, 2010, 125 (2 Suppl 2): S161 – 181.

[10] SHEIKH A, TEN BROEK V, BROWN S G, et al. H1-antihistamines for the treatment of anaphylaxis with and without shock [J]. Cochrane Database Syst Rev, 2007, 1: Cd006160.

[11] LIN R Y, CURRY A, PESOLA G R, et al. Improved outcomes in patients with acute allergic syndromes who are treated with combined H1 and H2 antagonists [J]. Annals of Emergency Medicine, 2000, 36 (5): 462 – 468.

[12] SIMONS F E, ARDUSSO L R, BILO M B, et al. World Allergy Organization anaphylaxis guidelines: summary [J]. The Journal of Allergy and Clinical Immunology, 2011, 127 (3): 587 – 593. e581 – 522.

[13] LEE J M, GREENES D S. Biphasic anaphylactic reactions in pediatrics [J]. Pediatrics, 2000, 106 (4): 762 – 766.

[14] CIANFERONI A, NOVEMBRE E, PUCCI N, et al. Anaphylaxis: a 7-year follow-up survey of 46 children [J]. Annals of Allergy, Asthma & Immunology, 2004, 92 (4): 464 – 468.

[15] CHIPPS B E. Update in pediatric anaphylaxis: a systematic review [J]. Clin Pediatr (Phila), 2013, 52 (5): 451 – 461.

[16] BUYUKOZTURK S, GELINCIK A, OZSEKER F, et al. Latex sublingual immunotherapy: can its safety be predicted? [J]. Annals of Allergy, Asthma & Immunology, 2010, 104 (4): 339 – 342.

[17] MORCOS S K, THOMSEN H S, WEBB J A. Prevention of generalized reactions to contrast media: a consensus report and guidelines [J]. European Radiology, 2001, 11 (9): 1720 – 1728.

[18] LEVINE G N, BATES E R, BLANKENSHIP J C, et al. 2011 ACCF/AHA/SCAI guideline for percutaneous coronary intervention: a report of the American College of Cardiology Foundation/American Heart

Association Task Force on practice guidelines and the Society for Cardiovascular Angiography and Interventions [J]. Circulation, 2011, 124 (23): e574 – 651.

[19] TRAMER M R, VON ELM E, LOUBEYRE P, et al. Pharmacological prevention of serious anaphylactic reactions due to iodinated contrast media: systematic review [J]. BMJ, 2006, 333 (7570): 675.